Nana

Eine Skandalfigur zwischen
Mythos und Wirklichkeit

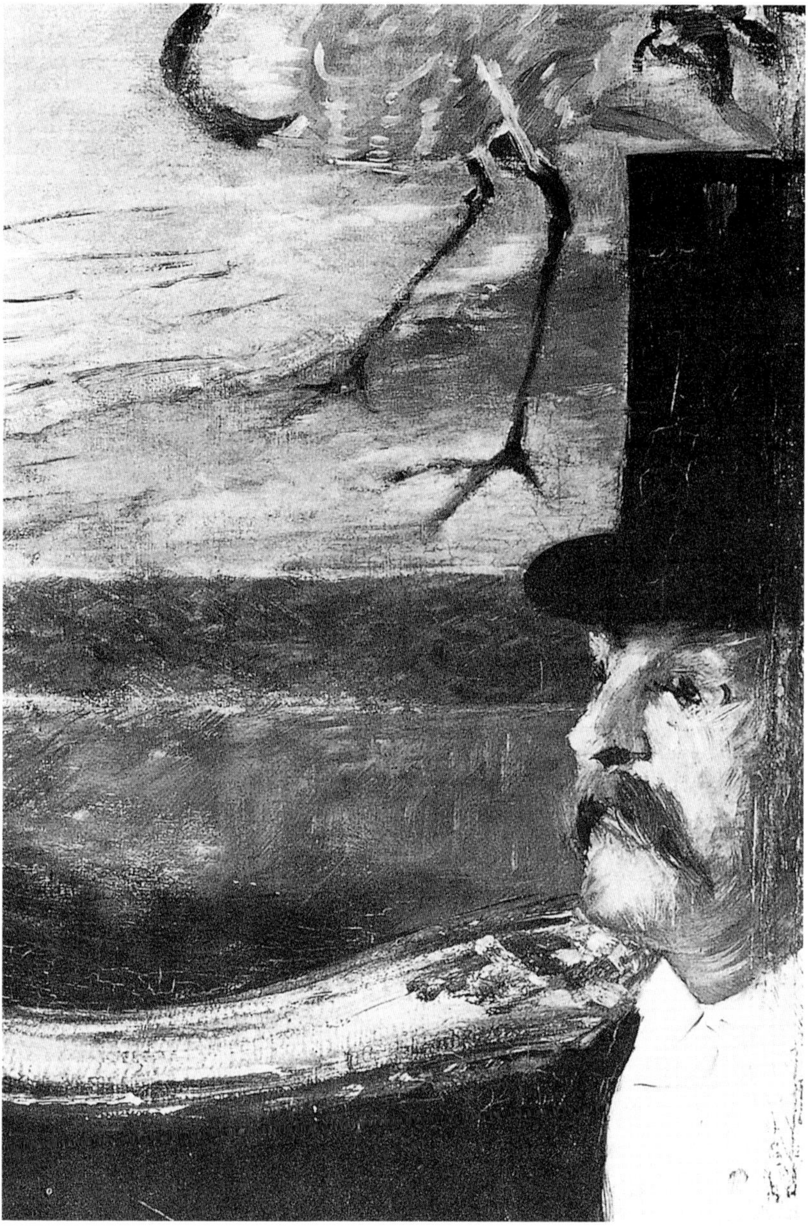

Werner Hofmann

Nana

Eine Skandalfigur zwischen Mythos und Wirklichkeit

DUMONT

Umschlagvorderseite und Frontispiz, S. 2:
Edouard Manet, *Nana* (Ausschnitte), 1877. Öl auf Leinwand, 154 × 114 cm, Hamburger Kunsthalle

Die Deutsche Bibliothek – CIP-Einheitsaufnahme

Hofmann, Werner:
Nana : eine Skandalfigur zwischen Mythos und Wirklichkeit / Werner Hofmann. - Überarb. Neuausg. - Köln : DuMont, 1999
ISBN 3-7701-4801-0

Zuerst erschienen als DuMont-Dokumente-Band

Umschlaggestaltung: Groothuis + Malsy, Bremen
Satz, Druck und buchbinderische Verarbeitung: B.o.s.s Druck und Medien GmbH, Kleve

Printed in Germany ISBN 3-7701-4801-0

Inhalt

7 Vorwort

11 I Übergriff als Methode

11 1 Eine Umfrage
11 2 Positivistische Vorurteile
13 3 Burckhardt und Zola

25 II Die Bildstruktur

25 1 Lückenlose Homogenität?
26 2 Durantys Fragmentästhetik
30 3 Eine Dreieckssituation
33 4 Die erste Schaustellung

35 III Manet, Zola und die ›Olympia‹

35 1 Manets Gemälde und Zolas ›L'Assommoir‹
37 2 Zola verteidigt Manet
42 3 Venus profaniert
46 4 Manets Priorität

48 IV Die Bildidee im Werk Manets

48 1 Manet und Tizian
55 2 Die ›Überraschte Nymphe‹ (1861) und die ›Musik in den Tuilerien‹ (1861)
59 3 Der Flaneur und die Flaneuse
66 4 ›Das Frühstück im Freien‹ (1863)
70 5 Zwei Bildnisse: ›Astruc‹ (1863) und ›Zola‹ (1867–68)
72 6 ›Der Balkon‹ (1868–69)
74 7 Die siebziger Jahre

85 V Das Fleisch und das Gold

85 1 Marx über die Prostitution
87 2 Girodet, Ingres, Moreau und Manet (Danae, Sphinx und Olympia)
92 3 Ingres, Haussoullier und Couture
97 4 Delacroix (›Le Lever‹) – Zur Genesis des Zylinderherrn
103 5 Cézanne: ›Eine moderne Olympia‹, ›Das Ewig Weibliche‹
111 6 Courbet und Proudhons ›Pornokratie‹
113 7 Moreau, Degas und Toulouse-Lautrec
130 8 ›Allégorie réelle‹ – Manet und der Salon von 1877

135 VI Manet und die Tageskunst

135 1 Die Fragwürdigkeit der Geschmacksnormen
137 2 Manet zwischen Salonkunst und Boulevard-Imagerie
146 3 Protokolle der großstädtischen Fauna
150 4 Empirie gegen Dogmen
155 5 Manet und ›La Vie moderne‹
167 6 Manets Kokottenporträts
175 7 Fazit

177 VII Der Heroismus des modernen Lebens

177 1 Die alten Muster und die Modernität
178 2 Nana: Mythos und Wirklichkeit
181 3 Zola: der vermenschlichte Mythos
185 4 Zolas erste ›femme fatale‹
185 5 Manet: der Mensch als Zuschauer und Schauspieler

192 Editorische Notiz des Verlages
192 Anmerkungen
204 Verzeichnis der Schwarzweißabbildungen
208 Verzeichnis der Farbtafeln
209 Photonachweis
210 Personenregister

Vorwort

1.

Wie sieht ein Meisterwerk aus, welchen Merkmalen verdankt es seinen hohen Rang? Solche Fragen werden heute nur zögernd gestellt und vorsichtiger beantwortet als zu Zeiten, da das Kunsturteil selbstgewiß auftrat, gestützt auf unumstößlich geglaubte Maßstäbe. Damit ist es zu Ende, seit das sakrosankte Wertgebäude der klassischen Ästhetik ins Wanken geriet. Es waren die Künstler selbst, die sich über das zur Formel erstarrte ›höchste Schöne‹ und das ›Beau idéal‹ hinwegsetzten. Dieser Vorgang ist dem kontroversen Kunstgeschehen des 19. Jahrhunderts mehrfach zu entnehmen: in Skandalbildern und -skulpturen unterschiedlicher Art, in polemischen Kunstdebatten über das Wahre, Gute und Schöne, und in fortdauernden Geschichtsrevisionen. Erst seit damals kann das Urteil über ein Kunstwerk aus Verachtung in Bewunderung umschlagen. So erging es auch Manets ›Nana‹. Aus einem Skandalon wurde allmählich ein Meisterwerk.

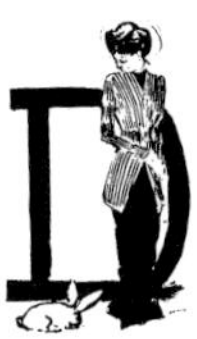

Die Jury des Pariser Salons von 1877, der alljährlichen Revue der Gegenwartskunst, wies das Gemälde zurück. (Manets Porträt des Sängers Faure, heute in Essen, wurde angenommen.) Das gewagte Thema erregte Anstoß. Darauf stellte Manet das Bild im Schaufenster eines Nippes-Geschäftes am Boulevard des Capucines aus, wo es Aufsehen und leidenschaftliche Diskussionen auslöste, welche angeblich sogar die Polizei auf den Plan riefen. Die Kritiker, mit ihren umfangreichen Salon-Rezensionen beschäftigt, ließen *Nana* unbeachtet. Die einzige Kritik, ein Aufsatz über ›La Nana de Manet‹ in der Brüsseler Zeitschrift ›L'Artiste‹ (13. Mai 1877), stammt von Joris-K. Huysmans, die einzige Reaktion eines Karikaturisten von Robida (Abb. 73).

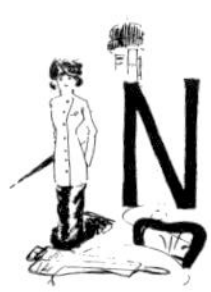

Nach der Schaustellung im Schaufenster kehrte Nana ins Atelier des Malers zurück und wurde 1884 auf der Nachlaßauktion von einem Dr. Robin für 3000 F. ersteigert. Auf der Vente Garnier (1894) kaufte Pellerin das Bild für 9000 F. »Gesalzene Preise«, notierte Lichtwark, als 1910 einige Spitzenwerke der berühmten Pariser Sammlung von Cassirer in Berlin angeboten wurden. Die *Bar aux Folies-Bergère* und *Nana* kosteten damals je 200 000 F., das *Frühstück im Atelier* 300 000 F. Lichtwark konnte nur die Faure-Skizze für die Hamburger Kunsthalle zum bescheidenen Preis von 20 000 M erwerben, die *Bar* ging zu Baron Hatvany nach Budapest, das *Frühstück* sicherte sich Tschudi für München, die *Nana* erwarb der Hamburger Sammler Th. Behrens, als dessen Leihgabe sie 1912 auf der großen Ausstellung ›Ein Jahrhundert französischer Malerei‹ in St. Petersburg zu sehen war.

Für 150 000 Goldmark wurde die Dame 1924 der Hamburger Kunsthalle angeboten, als die Familie Behrens durch die Nachkriegsinflation in finanzielle Bedrängnis geraten war und sich von einigen wichtigen Werken trennen mußte. Gustav Pauli erkannte die einmalige Chance, beantragte Sondermittel für den Ankauf und versuchte, in Zeitungsaufsätzen die Öffentlichkeit für seinen Plan zu gewinnen. Widerstände kamen von den Deutschnationalen – Pauli erinnerte sie an die Frankophilie Friedrichs des Großen – und den Sparsamkeitsfanatikern aus dem Lager der Gewerbetreibenden – ihnen entgegnete Staatsrat Lippmann mit dem kaufmännischen Argument, eine solche Kapitalanlage ließe sich »jeder Zeit für einen viel höheren Wert wieder ... veräußern«. Die Finanzdeputation entschied sich mit 8 gegen 5 Stimmen für den Ankauf. Im Bürgerausschuß setzte Bürgermeister Petersen (SPD) Einstimmigkeit durch. Als die Kritiker auch dann nicht verstummten, stellten sich Liebermann, Meier-Graefe, Waldmann, Scheffler und Adolph Goldschmidt, der große Mittelalterkenner unter den deutschen Kunsthistorikern, hinter Gustav Paulis Erwerbung. 1925 bot das New Yorker Metropolitan Museum 600 000 M für das Bild, worauf ein namhafter Politiker (von der Fraktion der Pfeffersäcke) riet, »nicht sofort ab(zu)lehnen sondern ernsthaft (zu) prüfen«.

Eine weitere Prüfung mußte *Nana* bestehen, als zehn Jahre später die Verfechter der deutschen Werte zur kulturpolitischen Offensive gegen das Undeutsche antraten. Wieder wurde das alte Lied angestimmt. Schon 1906 hatte der Kunsthistoriker Henry Thode dieses Undeutsche in Frankreich ausgemacht und mit dem Niedrigen, Schamlosen und Perversen gleichgesetzt. In Peter-Klaus Schusters Untersuchung von Fontanes ›Effi Briest‹ (*Ein Leben nach christlichen Bildern,* Tübingen 1978) finde ich den Hinweis auf eine Stelle, die diese Mentalität treffend glossiert. Für den alten Landrat Güldenklee ist das Paris des Zweiten Kaiserreichs ein neues Babel und die Kaiserin Eugénie »das Weib von Babel«. Nicht anders beurteilten Victor Hugo, Proudhon, Flaubert und die professionellen Pariser Satiriker (vgl. Abb. 46) das Schauspiel der öffentlichen Unzucht – allerdings ohne die biedermännische Pose, in der sich Fontanes Sittenapostel gefällt: »›Ich mag mich nicht deutlicher ausdrücken, denn ich weiß‹, und er verneigte sich gegen Effi, ›was ich deutschen Frauen schuldig bin‹«.

Als die Nazis sich anschickten, die »Säuberung des Kunsttempels« zu organisieren, griff der Besitzer eines Unternehmens für Schiffs- und Kesselreinigung(!) die Nana-Erwerbung wieder auf und beantragte Aufklärung darüber, wie die »früheren Machthaber mit dem Gelde des Volkes umgegangen sind«, und die Entfernung des »Schmutzes« aus der Hamburger Kunsthalle. Der Erste Bürgermeister Krogmann wies den Antrag mit ruhiger Sachlichkeit zurück: »Über den Wert oder Unwert eines Gemäldes wird es zweifellos immer verschiedene Ansichten geben, die aus der Zeit resultieren, in der ein solches Urteil abgegeben wird.«

2.

Krogmann hatte recht. Als Mitglied der Hitler-Partei konnte er es sich offenbar leisten, die deutschtümelnde Entrüstung mit dem Hinweis auf die zeitbedingte Gültigkeit von Kunsturteilen zu beruhigen. Wahrscheinlich ohne sich darüber Rechenschaft abzulegen, setzte der Bürgermeister etwas von der Toleranz in den politischen Alltag der Diktatur um, die ein Hamburger Gelehrter, Aby Warburg (1866–1929), eben noch in seiner Forschungsmethode praktiziert hatte. Auf welcher Seite und in welchem Umfang Krogmann 1933 an der Verbringung von Warburgs »Kulturwissenschaftlicher Bibliothek« nach London beteiligt war, ist nicht geklärt.

Warburgs Analysen setzten beim Einzelwerk an und stellten es in verschiedene Bezugssysteme. Die Kontextualisierung erbringt offene Deutungsmuster, die vertikal durch verschiedene Höhenlagen (Modi) reichen. Die geschlossene Hierarchie formaler und inhaltlicher Ranghöhen, auf die Stilkritik und Moduslehre sich stützten, wird geöffnet, Hoch- und Gebrauchskünste gehen ineinander über. Mein Versuch über Manets *Nana* ist Warburg in dem Maße verpflichtet, in dem er das Bild einem offenen, fluktuierenden Kontext einfügt, der den Akademismus der Konservativen ebenso umfaßt wie die Salonmalerei, die Avantgarde wie die Bilderschwemme der Trivialkunst in den Boulevardblättern. Kunstgeschichte wird zu einer Geschichte des Bildes und der unterschiedlichen Bildbedürfnisse.

Quellen aus den verschiedensten Bereichen werden herangezogen, nicht um dem Gemälde Manets seinen Rang zu bestreiten, sondern um ihn zu begründen. Daraus läßt sich eine hypothetische Antwort auf die eingangs gestellte Frage erschließen. Zu den Merkmalen eines Meisterwerks zählt aus heutiger Sicht die *komplexe Verdichtung* formaler und inhaltlicher Elemente. Seit handwerkliche Akribie, formale Idealisierung und inhaltliche Würde nicht mehr als verbindliche Wertgarantien gelten, bemißt sich der Rang eines Werkes an der Mehrsinnigkeit seiner Syntax, die verschiedene Höhenlagen (Modi) und Bedeutungszonen zusammenführt. Manets Bild zeigt das auf exemplarische

Weise: Es ist als Zeitdokument den Trivialmythen verhaftet, zugleich aber reicht es in die alten Mythen zurück. Wieder einmal bewährt sich die Formel von der ›allégorie réelle‹, die Courbet für sein *Atelier* prägte.

3.

Im vergangenen Jahr durfte Nana als Statistin an der Ausstellung ›Manet – Monet, La Gare Saint-Lazare‹ teilnehmen. Für die Problemgeschichte des Bildes hat diese Ausleihe nichts erbracht. Dafür wurde die Leinwand von den Restauratoren der National Gallery of Art in Washington durchleuchtet. Die mir von H. R. Leppien zugänglich gemachte Analyse hat vor allem zwei Ergebnisse erbracht. Manet setzte seine Bildidee direkt und ohne Vorzeichnung auf die Leinwand; und er fügte den Zylinderherrn erst während des fortgeschrittenen Malprozesses hinzu. Damit wird die zeitgenössische Überlieferung bestätigt (vgl. S. 26). Dieser Befund bekräftigt den Montage-Aspekt, auf dem meine Bildanalyse und deren Folgerungen beruhen.

Die erste Fassung dieses Buches hieß ›Nana: Mythos und Wirklichkeit‹. Sie entstand im Anschluß an die themenanalytische Ausstellung, die ich 1973 für die Hamburger Kunsthalle konzipierte. Die veränderte Neuausgabe ist dem Verlag zu danken: Gottfried Honnefelder hat sie angeregt, Maria Platte hat sie auf den Weg gebracht, von Yvonne Paris als Lektorin wurde die Herstellung betreut. Acht Farbtafeln sind hinzugekommen. Die anderen Abbildungen wurden dem Text so eingefügt, daß Wort und Bild ständig aufeinander verweisen. So ist, in meinen Augen, ein neues Buch entstanden. Allen, die daran mitgewirkt haben, spreche ich meinen Dank aus.

Hamburg, im März 1999 W. H.

Jean-Louis Forains Initialen begleiteten zwei Aufsätze über Zolas ›Nana‹ in der Zeitschrift ›La Vie moderne‹ (N: 18. Oktober 1879, D, E, F, K: 21. Februar 1880).

I Übergriff als Methode

NANA. n. f. (1849, de *Anna*). *Pop.* Maitresse.
Un Jules et sa nana. – Femme. *Une belle nana.*
(Le Petit Robert, 1967)

NANA. griech. Nanaea. Babylonische Venus.
(La Grande Encyclopédie, um 1874)

1 Eine Umfrage

Das Bild, das uns auf den folgenden Seiten beschäftigen wird, hängt seit 1924 in der Hamburger Kunsthalle. Schüler und Schülerinnen des 13. Schuljahrs eines Hamburger Wirtschaftsgymnasiums wurden 1973 unvorbereitet vor das Original geführt, nach ihren Eindrücken gefragt und um Titelvorschläge gebeten. Die Eindrücke reichten von ›gestellt‹ bis ›Satire‹, die Titelvorschläge lauteten: ›Abendtoilette eines Ehepaars‹, ›Studie einer Ehe‹, ›Warten‹, ›Im Bordell‹, ›Die Keuschheit der Moralisten‹. Eine der formalen Bildanalysen endete unvermittelt mit zwei Assoziationsreihen, die nicht näher erläutert wurden:

›Spiel – Frau → Eitelkeit
Skelett – Frau → Dirne Tod.‹

Die Befragung ergab, daß das Bild vieldeutig ist und zwischen den Kategorien von Genre, Satire und Allegorie steht. Unsere Untersuchung will diese Vieldeutigkeit nicht beseitigen, sondern begründen und damit vertiefen.

2 Positivistische Vorurteile

Was Jacob Burckhardt 1874 über das Scheuklappendenken der Kunstgeschichte bemerkte, verdient unsere Erinnerung. 1874 sprach er in einem Vortrag die Überzeugung aus, »daß die Kunst selbst, als aktive Kraft, von unsern Definitionen ohnehin keine Notiz nimmt und den Beschauer überraschen kann mit stets neuen Übergängen und Wandlungen, welche die genaue Trennung nach Gattungen unmöglich machen«[1]. Wir versuchen diesen Gedanken weiterzudenken. Die Forschung sollte sich nicht nur mit der Einsicht abfinden, daß Kunstwerke über Kategorien und Bedeutungsschubladen hinweggreifen, sie sollte sich nicht scheuen, diese ›Übergriffe‹ aufzuspüren und zu legitimieren. Das setzt den Mut zur Überwindung ideologischer und wissenschaftlicher Klischees voraus. Ein solches Unterfangen erweist sich dann am schwierigsten, wenn es einer von der Fortschrittspartei proklamierten und tabuisierten ›idée reçue‹ gegenübertritt. So ist die Denk- und Anschauungsschablone beschaffen, in der die sogenannte reine Malerei des 19. Jahrhunderts von ihren Bewunderern konserviert wird: gemäß diesem Urteil verhielten sich die reinen Maler gleichgültig gegenüber den Sachinhalten. Für sie ist der Gegenstand nur ein Vorwand, indes die Mittelmäßigen mit literarischen oder allegorischen Krücken sich ein Bildungsalibi besorgen. Manets Werk ist einer der Stützpunkte dieser Auffassung, die sich das Kunstgeschehen des 19. Jahrhunderts mit schroffen Trennungslinien zurechtschnitt. Zola hat damit angefangen. Schon 1867 bescheinigte er dem Maler, er habe, im Gegensatz zu vielen anderen, niemals die Dummheit begangen, philosophische oder andere Ideen in seinen Bildern unterzubringen. Manet, so schärfte es Zola den ablehnenden Zeitgenossen ein, sei nicht als Moralist oder Literat, sondern als Maler zu beurteilen[2]. Das Kind wurde mit dem Bad ausgeschüttet. Der kategorische, durchaus notwendige Hinweis auf Manets Malerqualitäten versteifte sich alsbald zum Postulat einer formalistisch einsinnigen, inhaltsblinden Analyse, die schließlich den Sachinhalt als bloßen Vorwand »für die Schönheit des im Kunstwerk auszubreitenden Materials«[3] begriff. Die Behauptung, es gehe diesem Maler nur um die schöne Oberfläche, nötigt seit Zola[4] zu dem Schluß, Manet habe Menschen wie Stilleben gemalt[5]. Die einen sehen darin einen Vorzug, die andern leiten davon den Vorwurf der Puppenstarre, der Sinnentleerung und Vertotung ab.

Zolas Eifer war der eines Vorkämpfers für die naturalistische Gleich-Gültigkeit aller Wahrnehmungsinhalte. Was er als Journalist mit polemischer Verve verfocht, beschäftigte zur gleichen Zeit auch die Kunsthistoriker. So sah Justi Velázquez, so Burckhardt Rembrandt. So wollte man damals sehen, denn Realismus und Tatsachenpositivismus waren Trumpf. Als Justi, aufs Jahr genau Manets Generationsgefährte, 1872/73 zum ersten Mal nach Spanien reiste (sieben Jahre nach Manet), rechnete er zu den malerisch »dankbarsten Motiven«, die sich fortwährend dem Auge des Spaziergängers bieten, den Kehricht und die Küchenabfälle.[6] Manet fand allein schon die spanische Küche abscheulich. Es scheint, daß das Interesse an drastischen Lokalfarben bei dem deutschen Kunsthistoriker stärker ausgeprägt war als bei dem Pariser Maler, der seine Begeisterung auf das Spanienbild konzentrierte, das ihm im Werk des Velázquez vorgeformt begegnete. Der Bilderwelt, nicht dem Straßenerlebnis entnahm er den Anstoß zu seinen Bettlern und Lumpensammlern.

Beide, Justi und Manet, bewunderten den Maler der *Meninas,* dennoch war der Kunsthistoriker blind für das, was sein Pariser Zeitgenosse dem großen Vorbild schuldete: »Manet entwarf vielversprechende Skizzen, nach echten, sehr persönlichen Eindrücken; aber wenn er zu dem im ersten Feuer hingeschleuderten

Brouillon zurückkehrte, pflegte er die begonnene Arbeit zu verderben; seine Kraft hatte sich in jenem Anlauf erschöpft; so gewöhnte er sich, sie liegenzulassen, und überredete sich, das sei ihr definitiver Zustand.« So äußerte sich der Bonner Ordinarius 1902 in einem Vortrag über ›Amorphismus in der Kunst‹. Justis prinzipieller Einwand gegen die Modernen zielt auf deren Skizzenhaftigkeit, er spricht von unverständlichen »wunderlichen Klecksereien«. Obschon er einräumen muß, daß auch große Meister – Michelangelo, Tizian, Rembrandt, Hals – bis an »die äußersten Grenzen des Skizzenhaften« gehen, hütet er sich, an ihre Adresse »einen Tadel auszusprechen«. »Die Altersmanier ist nichts weiter als eine Anpassung an die abnehmende Sehkraft.« Als Zeugnis eines physiologischen Defekts wird sie vom Positivisten begriffen und geduldet. Der Kunsthistoriker sieht, was er sehen will, und wählt danach seine Maßstäbe: was er den alten Meistern konzediert, kreidet er den Modernen als nicht legitime künstlerische Absicht an. (Auch Zola wird Manet Skizzenhaftigkeit vorwerfen.)

3 Burckhardt und Zola

Burckhardt sieht das Problem anders. Sein Rembrandt-Vortrag[7] – 1877, im Jahr von Manets *Nana*, gehalten – arbeitet mit denselben Argumenten, die Zola ein Jahrzehnt früher auf Manet anwandte. Es geht beiden Kritikern vornehmlich um drei Probleme: die Bedeutung der Bildinhalte, das zeichnerische Vermögen oder Unvermögen und die Verselbständigung der Farbe zur ›Lichtmalerei‹. Keineswegs im Einklang mit seinem Wort über die Vergeblichkeit kunsthistorischen Festschreibens, spottet Burckhardt über die »Phantasten« – anderswo nennt er sie die »Herren Kommentatoren«[8] –, die vor Rembrandts *Anatomie des Dr. Tulp* (Manet hatte sie 1856 kopiert, s. Abb. 4) »vom Gegensatz von Leben und Tod und dergleichen« reden, »während das Bild ganz ebenso vorzüglich sein könnte, wenn Tulp etwas an einer seltenen Pflanze aus Java zu demonstrieren hätte, statt an einer Leiche«[9]. Auch Zola behauptete 1867, Manets Bildinhalte seien austauschbar. Als er für ein Bild eine nackte Frau brauchte, habe er Olympia genommen, die erstbeste; auf der Suche nach hellen und lichterfüllten Flecken verfiel er sodann auf den Blumenstrauß, und die Negerin und die Katze habe er ins Bild gesetzt, weil er ein paar dunkle Akzente benötigte. Was das alles zu bedeuten habe, wisse weder der Maler noch er, sein Interpret[10] (Ft. 3). Dieser Interpret, scheint uns, hat sich seine Ignoranz selbst zuzuschreiben, denn einige Seiten früher wandte er sich energisch gegen die Vermutung, Baudelaire – an den Katze und Negerin denken lassen – habe Manet Ideen geliefert[11].

Anders als Justi legt Burckhardt an den alten Meister keinen Sondermaßstab. Was er an Rembrandt bemängelt, sind Merkmale, auf die zur gleichen Zeit auch die Manet-Kritik hinweist. Zola zieht daraus positive, das akademische Lager negative Schlüsse. In Burckhardts Fehlerkatalog geben handwerkliches, vor allem zeichnerisches Unvermögen und mangelnde Ehrfurcht vor den klassischen Bildungswerten den Ausschlag. Rembrandts Stärke zeige sich darin, wie er den Gegenstand dem Licht und der Luft, zwei »elementaren Großmächten«, unterordne, er schaue die Dinge als Lichtvisionen, ihr Sachinhalt sei ihm gleichgültig. Seine Schwächen verrate er in der ungeschickten Anordnung, in mangelhaften Proportionen und perspektivischen Unrichtigkeiten, das Modellzeichnen bereite ihm Schwierigkeiten. Frevlerisch nennt Burckhardt Rembrandts Umgang mit der antiken Mythologie. Namenlose Häßlichkeit beleidige überall das Auge, Ausnahmen seien so selten wie die melodischen Stellen in Wagners Musik. Das ist der Tenor, auf den auch die Gegner Manets ihre Argumente abstimmen. Seine Freunde und Bewunderer sehen ihn anders – es ist kein Zufall, daß einige von ihnen, wie Zola[12], Baudelaire, Mallarmé und Huysmans, auch für Wagner Partei ergreifen. Zola verwirft das Kriterium des geschickten Pinsels und fordert vom Kunstwerk, daß es einen »menschlichen Akzent«, einen »lebendigen Winkel« der Schöpfung enthalte, wobei offen bleibt, ob diese »neue Manifestation der Menschheit angesichts der Wirklichkeit der Natur« als Sach- oder als Forminhalt (d. h. als formale Subjektivität) aufzufassen ist. Zola verteidigt Manets Strenge und seine harten Gegensätze; wo Beckmesser Steifheit und Ungelenkheit bekritteln, spricht er von trockener Eleganz.[13] Daß Manet sich vom klassischen Formendogma losgesagt hat, das die malenden Antiquare bevormundet, wird ihm selbstverständlich als Verdienst angerechnet. Gewiß hätte Zola Burckhardts Credo unterschrieben und auf Manet angewandt: »Das Wichtige, das Ausschlaggebende ... ist das ewig neue Wie«, denn die Kunst kann unabhängig von ihren Gegenständen sein, heute wie in der alten Kunst kommt es mehr auf das Wie als auf das Was an.[14]

Doch wie vertragen sich mit diesem Freibrief die Vorwürfe, die Rembrandt ungeachtet seiner genialen Lichtmalerei schließlich doch einstecken muß? Wie der harte Tadel, der dem Künstler grundsätzlich das Recht auf Einseitigkeit abspricht? Am Ende seines Vortrages dekretiert Burckhardt: »Es ist nicht wahr, daß die Gegenstände der Malerei ein bloßer Vorwand sein dürfen, damit eine einzige Eigenschaft, welche noch nicht zu den höchsten gehört, ein souveränes Gaukelspiel aufführe.« Letztlich mißt Burckhardt also am Was, nicht am Wie. Er gibt vor zu wissen, was die Kunst will: »Die Kunst ... will vor allem schöne, große, mächtige Erscheinung sein ...«, deshalb strebt sie über das bloße Tatsächliche, »wenn es weiter nichts als dieses gewesen ist«, hinaus, deshalb verlangt es sie nach jener hohen, idealen Bilder- und Gestaltenwelt, »welche die Völker und ihre Dolmetscher, die Dichter, geschaffen haben, im Anschluß an ihre Religionen, Mythen, Urgeschichten, Sagen und Märchen«.[15] Von diesem hohen Streben scheint Burckhardt den realistischen Maler auszunehmen, denn dieser hält sich in den Niederungen des Tatsächlichen auf, das nicht über sich hinausweist. Er vermag nicht das Ganze zu sehen, sein Können verengt sich, wird darum einseitig und speziell.

Wieder stößt Zola in dasselbe Horn, wenn er 1880 mit der »Vorläufigkeit« der Impressionisten ins Gericht geht: »Das große Unglück ist, daß keiner von den Künstlern dieser Gruppe die neue Ausdrucksweise, die sich in ihren Werken verstreut findet, machtvoll und endgültig zu formulieren vermochte. Die Formel ist da, bis ins Unendliche verfeinert, aber keiner von ihnen hat sie als Meister gehandhabt. Sie sind alle Vorläufer. Das Genie ist nicht aufgestanden. Wir können ihre Absichten sehen und ihnen zustimmen, doch suchen wir vergeblich das neue Meisterwerk ... Darum hat der Kampf der Impressionisten sein Ziel nicht erreicht; sie bleiben ihrem eigenen Vorhaben unterlegen, sie stammeln, unfähig, Worte zu finden.«[16] Wie Burckhardt blind war für Rembrandts neuartige Mythendeutungen, so sah Zola nicht, daß den Bildern, die Manet in eben jenen Jahren malte, ein zyklischer Gedanke, die bildhafte Summe des modernen Lebens, zugrunde lag. Im Herbst 1879 bot sich der Maler dem Seine-Präfekten für die Ausschmückung des Sitzungssaales des Pariser Rathauses an. Er schlägt vor, »eine Reihe Kompositionen zu malen, die, um mich eines heute allgemein gültigen Ausdrucks zu bedienen, der zugleich meine Absicht erschöpfend ausdrückt, den ›Bauch von Paris‹ darstellen sollen mit den verschiedenen Korporationen, kurz das gesamte öffentliche und kommerzielle Leben unserer Zeit. Ich hätte somit die Markthallen von Paris, die Eisenbahnen von Paris, die Brücken von Paris, das unterirdische Paris, das Paris der Rennen und der öffentlichen Gärten zu malen. Für den Plafond eine Galerie, auf der sich in den passenden Stellungen alle die Zeitgenossen aus dem Bürgerstande bewegen, die zur Größe und zum Reichtum von Paris beitragen oder beigetragen haben.«[17] Die Eingabe blieb unbeantwortet. Manet konnte sein ›opus magnum‹ nicht verwirklichen, doch besitzen wir einige Bilder – *Nana* (Ft. 1), *Skating, Le bon Bock, Un Bar aux Folies-Bergère* (Abb. 32) –, in denen sich der unerfüllt gebliebene Wunsch des Malers zwar bloß fragmentarisch mitteilt (sofern man die zyklische Abrundung vermißt), zugleich aber in einer Weise komprimiert, wie dies nur im isolierten Staffeleibild möglich ist.

Das Vorurteil, daß Realisten oder Impressionisten nur mit der Wiedergabe von Tatsachen und allenfalls, gestützt auf lichtmalerische ›Einseitigkeit‹, mit deren Entmaterialisierung im farbigen Flächengewebe beschäftigt sind, dieses

Vorurteil ist da und dort zu den Akten gewandert. Zwei Beispiele für viele: Heckschers Buch über die *Anatomie des Dr. Tulp* und Charles de Tolnays Untersuchungen über Velázquez' *Hilanderas* und die *Meninas* haben sich der Bedeutungsschichten bemächtigt, die Burckhardt vor hundert Jahren der Zuständigkeit der »Phantasten« überließ.[18] Die »Herren Kommentatoren« waren auch in Sachen Manet nicht müßig, so daß hier ebenfalls allmählich das »Was« gegenüber dem »Wie« zu seinem Recht kommt.[19] Unsere Untersuchung möchte diesen Blickpunkt bekräftigen und, anknüpfend an ›Das Irdische Paradies‹ (1960)[20], die Vielschichtigkeit bewußtmachen, die in Manets *Nana* steckt. In verschiedene künstlerische und außerkünstlerische Bezugssysteme gestellt, soll das Bild die Anwendungsmöglichkeiten der Strukturanalyse veranschaulichen[21]. Indem wir es auf die zeitgenössische Wirklichkeit und auf deren wunschbildliches Mythendenken projizieren, versuchen wir eine Methode zu exemplifizieren, die sich für die Schlüsselwerke des 19. Jahrhunderts empfiehlt, da sie die beiden entscheidenden Prozesse der Epoche – die Auflösung der klassischen Bildtradition und den Aufstieg der populären Überlieferung – in den Griff bekommt. Wir werden dem Bild nicht einen, sondern mehrere, vom jeweiligen Bezugsfeld abhängige Stellenwerte zuschreiben. Unser Verfahren will seinen Gegenstand nicht ein für alle Male eingrenzen und fixieren, es will ihn öffnen und seine Versetzbarkeit demonstrieren. (Manet ging ähnlich vor, als er in seinen Bildern die alten Meister zitierte oder mit wandernden Motiven arbeitete.)

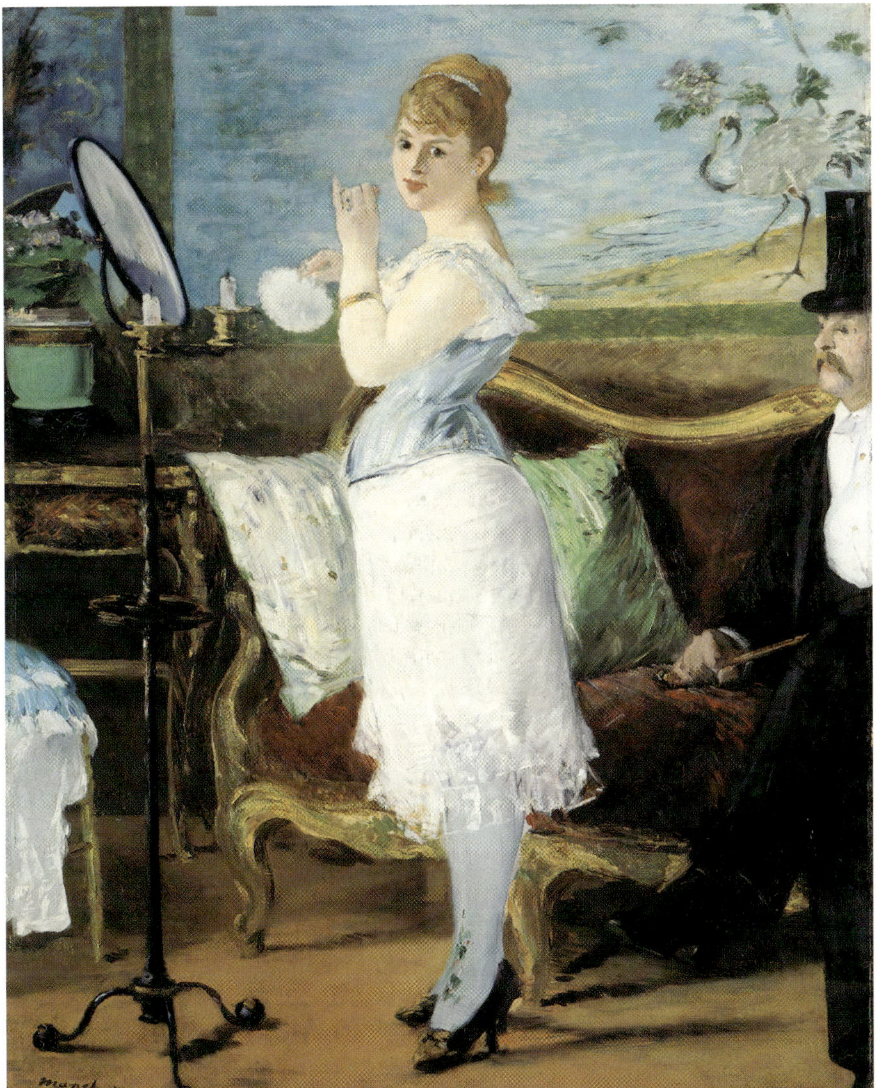

1 Edouard Manet, *Nana*, 1877. Hamburger Kunsthalle

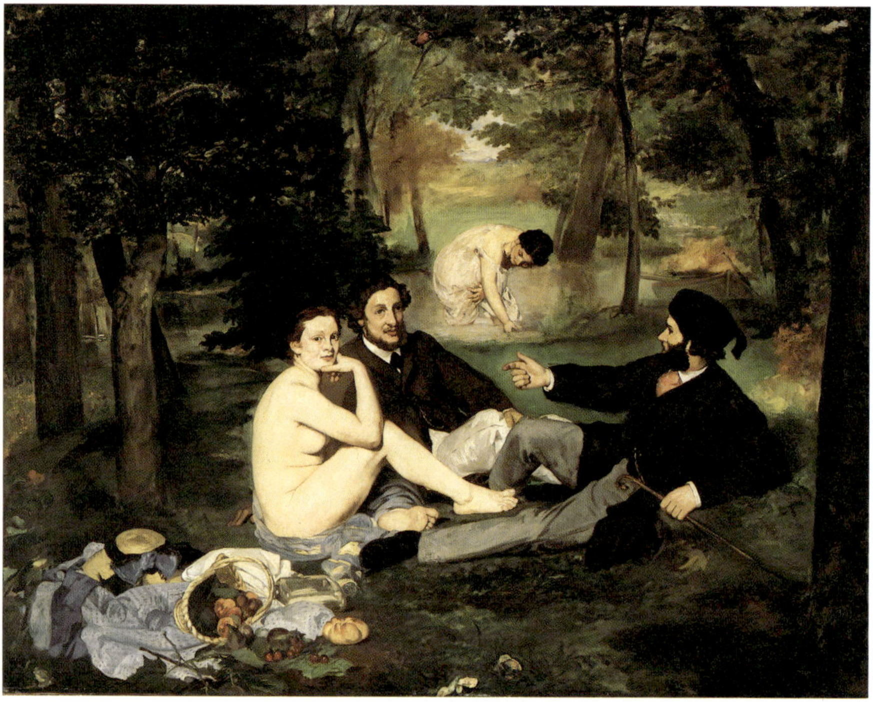

2 Edouard Manet, *Das Frühstück im Freien*, 1863. Musée d'Orsay, Paris

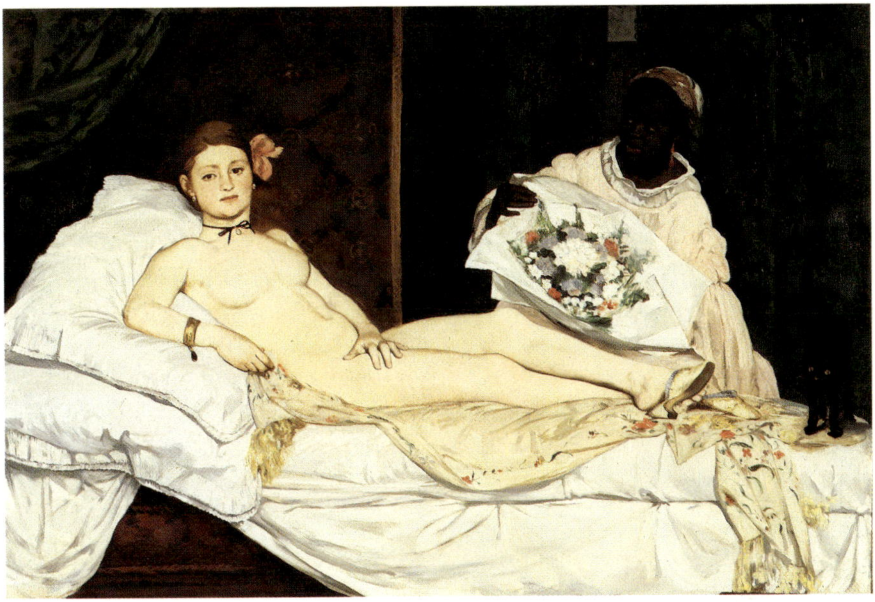

3 Edouard Manet, *Olympia,* 1863. Musée d'Orsay, Paris

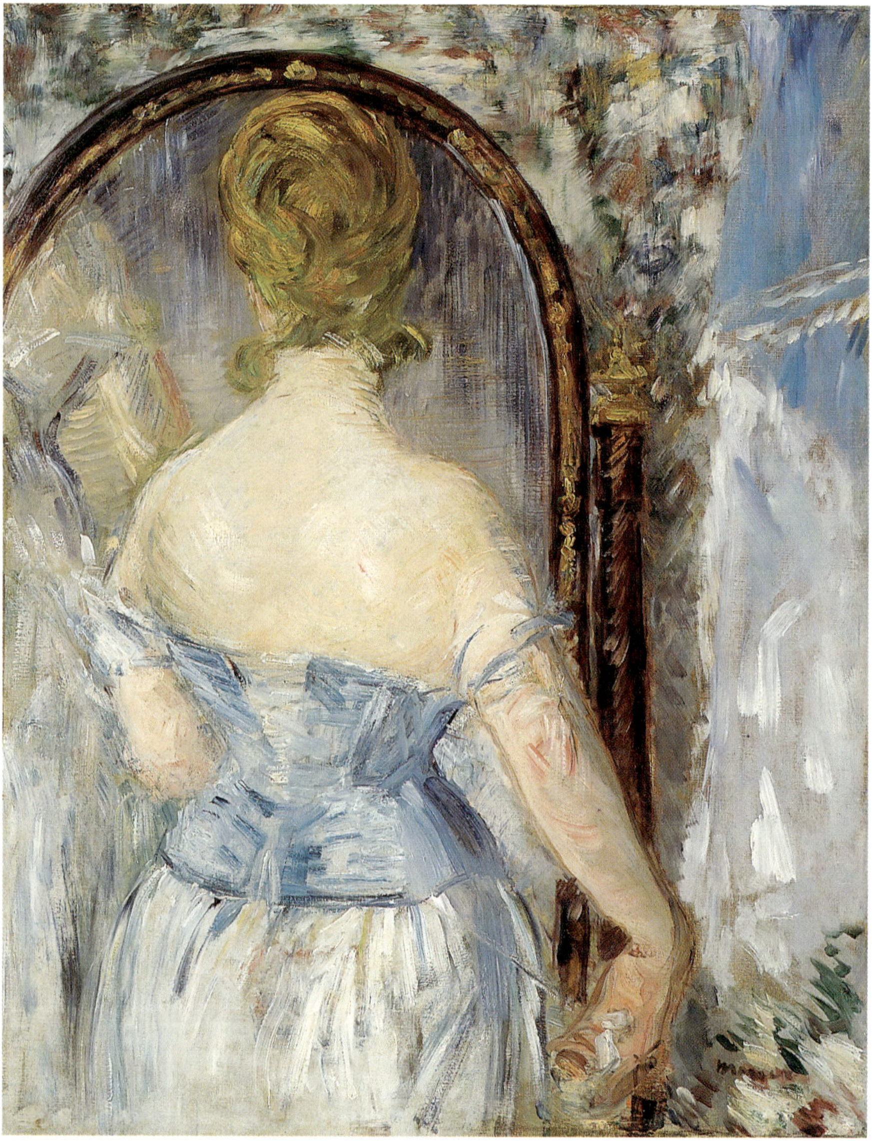

4 Edouard Manet, *Frau vor dem Spiegel,* 1876. Solomon R. Guggenheim Museum, New York, Thannhauser Collection

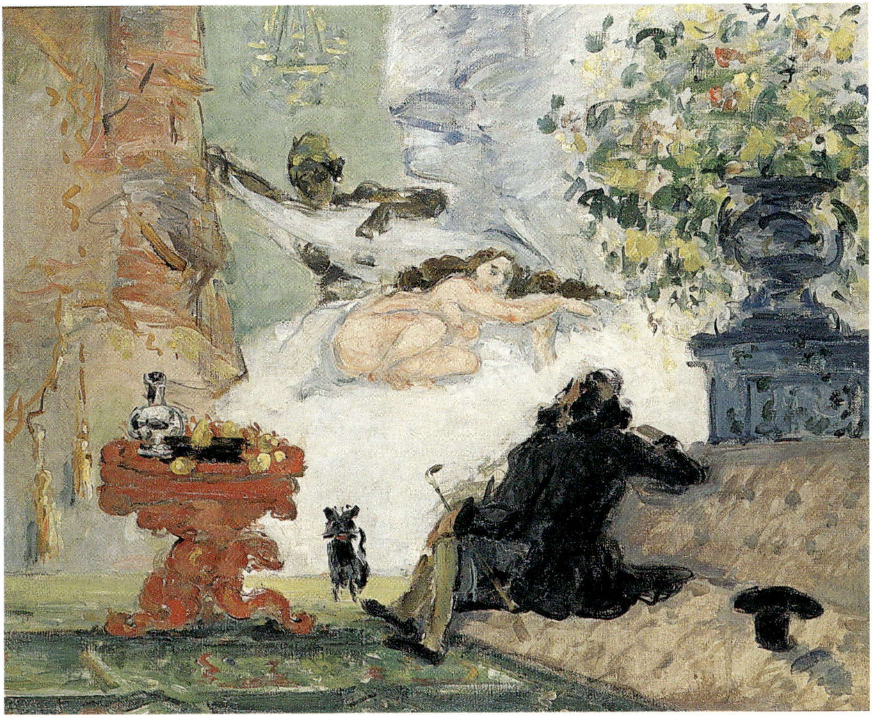

5 Paul Cézanne, *Eine moderne Olympia,* 1872–73. Musée d'Orsay, Paris

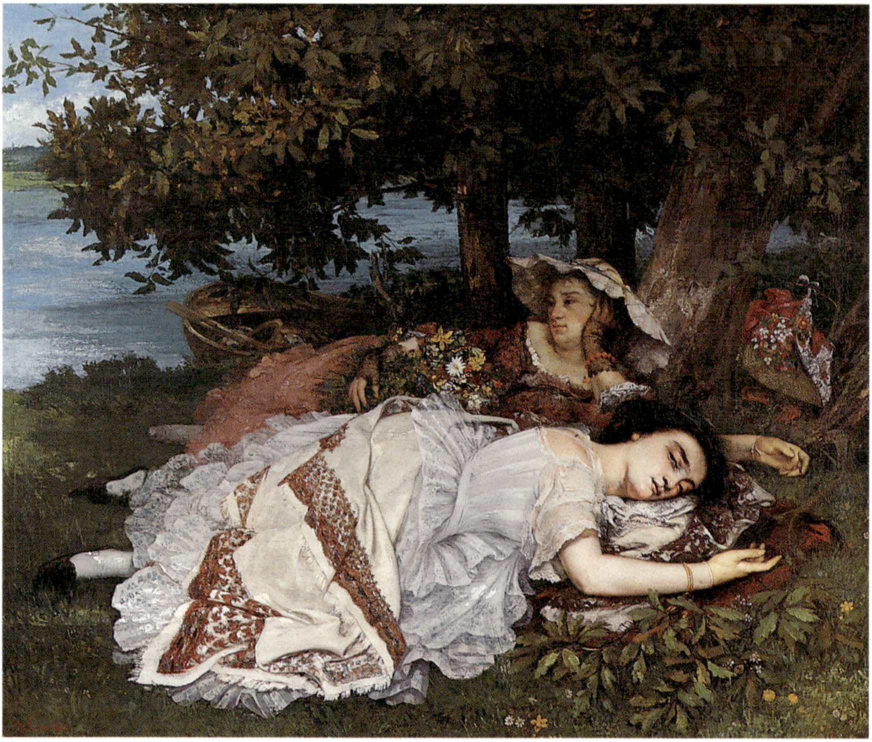

6 Gustave Courbet, *Demoiselles am Ufer der Seine,* 1856. Musée du Petit Palais, Paris

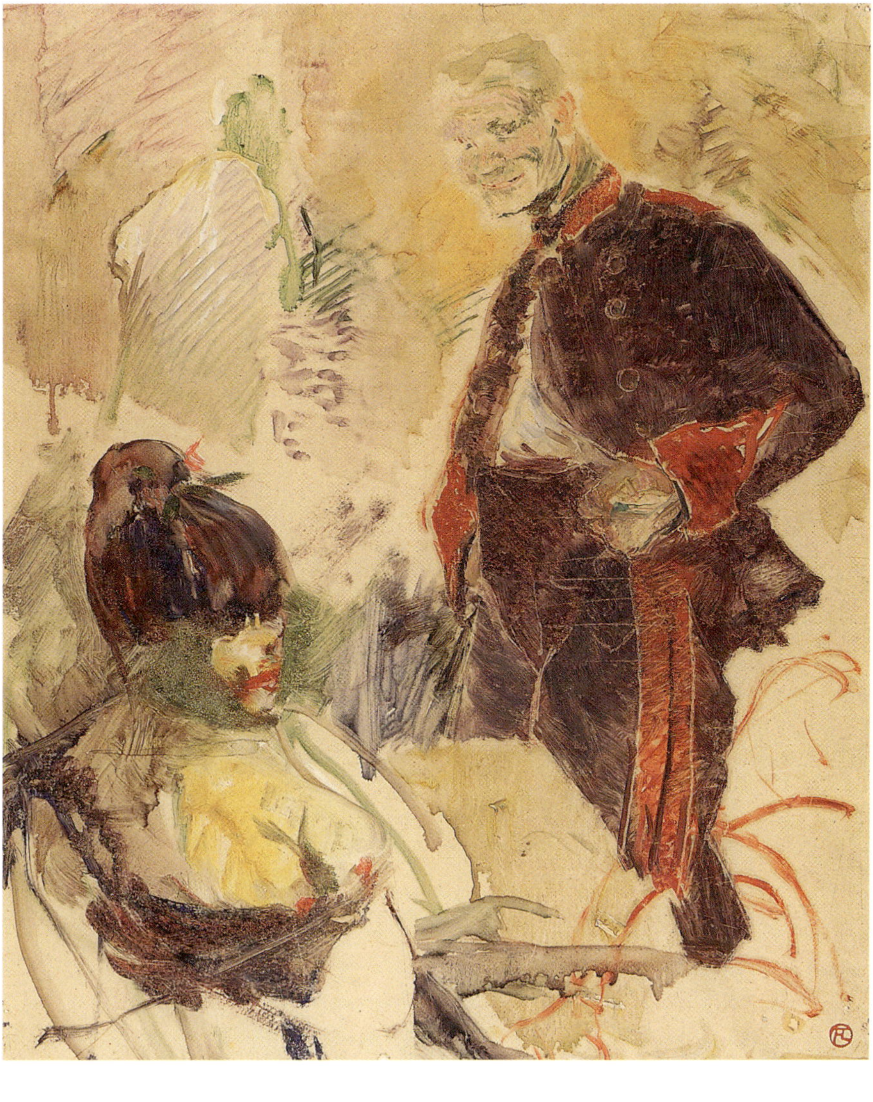

7 Henri Toulouse-Lautrec, *Artillerist und Frau,* 1886. Musée Toulouse-Lautrec, Albi

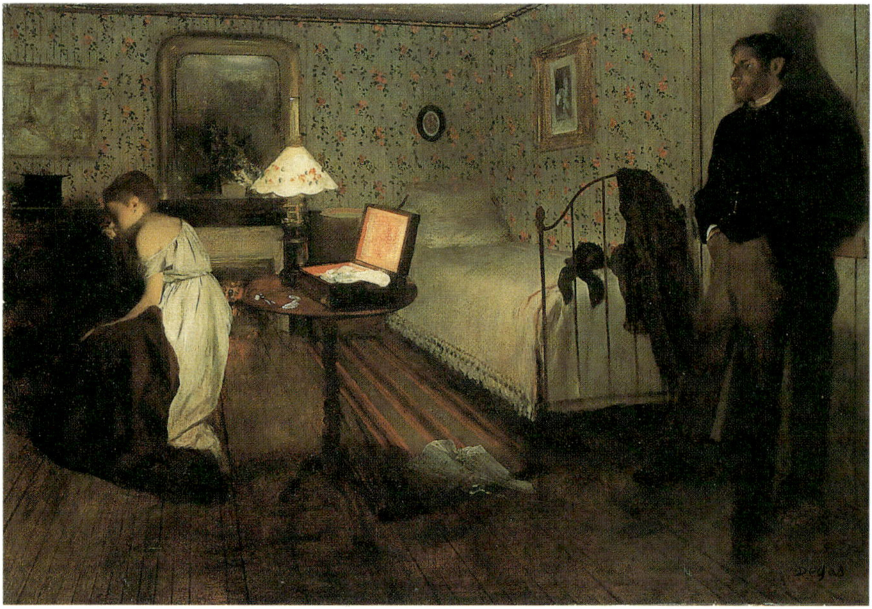

8 Edgar Degas, *Intérieur (Le Viol)*, 1868–69. Philadelphia Museum of Art, The Henry P. McIlhenny Collection in memory of Frances P. McIlhenny

II Die Bildstruktur

1 Lückenlose Homogenität?

Die Bildszene ist Ausschnitt eines Innenraumes, der von links Licht empfängt (Ft. 1). In der Mittelachse steht eine junge Frau in Unterrock und Mieder, hinter ihrem Rücken sitzt ein Herr in Abendanzug und Zylinder. Spiegel und Puderquaste deuten darauf hin, daß die Frau mit ihrer Toilette befaßt ist. In dem Augenblick, den der Maler festhält, scheint sie jedoch weniger mit sich selbst als mit dem Betrachter des Bildes beschäftigt. Dieser Blickwechsel wird von dem Zylinderherrn nicht zur Kenntnis genommen. Sein starrer Blick ist zwar auf die Taille der Frau gerichtet, zugleich aber wie abwesend auf eine Leere fixiert.

Was geschieht, welcher Art ist die Beziehung zwischen Mann und Frau? Die Antwort auf diese Fragen muß vorerst lauten: nichts geschieht. Keine äußere Handlung verbindet die beiden Gestalten, kein innerer Dialog zeichnet sich ab. Welche Schlüsse wir diesem oberflächlichen Eindruck entnehmen, hängt von den Kriterien unserer Erwartung ab. Wer von dem Bild eine klare, unmißverständliche Antwort verlangt, wird sich von diesem Nebeneinander geprellt fühlen und darin einen künstlerischen Mangel feststellen. Da dies der Maßstab der meisten zeitgenössischen Kritiker Manets war, tauchte in deren vernichtenden Urteilen immer wieder der Vorwurf der Zusammenhanglosigkeit auf[1]. Noch 1932 schrieb Christian Zervos, gewiß kein Anhänger der akademischen Salonmalerei, Manets Oberflächen seien tot und leer, die drei Gestalten auf dem *Balkon* (Abb. 25) Puppen ohne Ausdruck, zusammenhanglos vor einen beliebigen Hintergrund gestellt[2].

Diesem negativen Befund steht das Urteil derer gegenüber, die Manets formale Gestaltungsweise mit dem Prädikat der Zwangsläufigkeit und inneren Notwendigkeit versehen[3]. Ein solches Verfahren setzt sich über die konkreten historischen Gegebenheiten hinweg; einerseits steht es in der Nachfolge des von Zola praktizierten Rückzugs auf die abstrakten, sinnentleerten Farb- und Formwerte, zugleich aber versucht es, mit Hilfe genauester Gestalt- und Farbanalysen zur umfassenden, lückenlosen Sinndeutung des gesamten Bildgefüges vorzudringen. Wer so argumentiert, verkündet integrales Verstehen[4]. Dieses wieder setzt beim Künstler eine Vorstellungskraft voraus, die das Bild in einem Zug als vollendetes Ganzes zu konzipieren vermag. Entschlossen, der Flächenordnung sinnerfüllte Homogenität nachzuweisen, macht dieser Standpunkt jedes Detail, jede Farbnuance für bestimmte Gehalte verantwortlich. Demnach wäre, auf unser Bild bezogen, »in jeder Faser des Bildgewebes« das zentrale Motiv angelegt, die Spannung zwischen Fremdheit und Vereinigung. Wird hier nicht bewiesen, was man beweisen will, also ein vom Bildthema getragener Gesamteindruck insgeheim zum Rückgrat der Formanalyse gemacht und von dieser rationalisiert?

Unsere Frage stützt sich auf die folgenden Einwände. Die sachliche Information des Bildes spielt sich auf zwei Ebenen ab. Die Frau tritt uns als ein geschlossenes *Ganzes* entgegen, alles andere (vom Spiegel abgesehen) ist *Fragment*. Mit dem Kunstmittel der Fragmentierung wird in der Regel der Eindruck des Zufälligen und Ungeordneten, der spontan registrierten ›tranche de vie‹ bewirkt. Solchen Gestaltungsabsichten kann sich der von abstrakten Prämissen dekretierte Ganzheitsbegriff nicht stellen, er muß sie unterschlagen. Folglich verfehlt er die formale und inhaltliche Vielschichtigkeit des Bildgefüges. Eine alte Überlieferung berichtet, daß der Zylinderherr erst Modell saß, als das Bild schon ziemlich weit gediehen war[5]. Anstatt zu fragen, ob wir es hier vielleicht mit einer nachträglichen Erweiterung der Bildidee zu tun haben, beharrt G. Hopp auf der eigenen Bildbeschreibung, die zweifelsfrei ergeben haben will, daß der Herr »sicher und bedeutungsvoll in die Komposition eingeplant« ist.

Der zweite Einwand bekräftigt den ersten. Manet malte seine Bilder nicht ›aus einem Guß‹, vielmehr bediente er sich oft eigener oder fremder Wandermotive, die in verschiedenen formalen Bezugssystemen jeweils einen besonderen Stellenwert bekommen: einmal nimmt er einen Teil aus einem größeren Zusammenhang, das andere Mal fügt er eine isolierte Figur einer Gruppe ein. Das ist ein formelhafter Zug, dem man nicht vorschnell den Stempel der Einfallslosigkeit aufdrücken sollte, der aber ganz entschieden das Postulat der spontanen Ganzheitlichkeit widerlegt. Übrigens: wie verträgt sich die gestalthafte Unabänderlichkeit mit der Tatsache, daß Manet in den Graphiken nach seinen Bildern oft unbekümmert die Seiten verkehrt[6]?

2 Durantys Fragmentästhetik

Wir ziehen der deduzierten Ganzheitlichkeit einen anderen, induktiven Weg vor. Die Komposition wird aus zeitgenössischer Sicht befragt. Laut Tabarant[7] malte Manet das Bild im Herbst und im Winter 1876/77. Im Frühjahr 1876 hatte er eine Atelierausstellung der beiden von der Salonjury zurückgewiesenen Bilder – *Die Wäsche* und *Der Künstler (Gilbert-Marcellin Desboutin)* – zusammen mit anderen Werken veranstaltet. Bei dieser Gelegenheit besuchte ihn Méry

Laurent[8]. Sie zeigte Interesse und Verständnis für seine Arbeiten, ein Gespräch entspann sich, in dessen Verlauf Manet zu fachsimpeln begann: »Ja, es ist verteufelt schwer, ein Bild interessant zu machen mit so einem einzelnen Kerl darauf«, bemerkte er über die erste Fassung eines Advokatenporträts (JW 341) und fuhr fort: »Es kommt nicht nur darauf an, das Porträt zu malen, auch der Hintergrund muß sich ihm durchsichtig und lebendig anschmiegen, denn auch der Hintergrund muß leben. Ist der Hintergrund schwer und tot, so taugt das andere auch nichts.« Ein Brief, den Manet 1880 an Antonin Proust schrieb, ergänzt diese Überlegung: »Und doch läßt es sich kaum vorstellen, mein lieber Freund, wie schwierig es ist, eine einzige Figur auf die Leinwand zu setzen, und auf diese einzige Figur das Interesse so zu konzentrieren, daß sie lebendig und leibhaftig vor einem steht. Zwei Figuren zu malen, die aus dem Ineinandergreifen zweier Persönlichkeiten ihren Reiz gewinnen, ist dagegen ein Kinderspiel.« Anhand beider Aussagen läßt sich das formale Problem unseres Bildes darlegen: es spielt sich auf zwei ineinandergeschobenen Ebenen ab. Geht man von der unleugbar beherrschenden Stellung der Mittelgestalt aus, wird der Mann zur bloßen Randfigur, die sich bei den ›zufälligen‹ Interieurattributen einreiht. So gesehen kann von einem ›Ineinandergreifen zweier Persönlichkeiten‹ im herkömmlichen Sinne einer Partnerschaft keine Rede sein. Bei genauerer anschaulicher Überlegung wird deutlich, daß diese fragmentierte Randfigur nicht nur stärker akzentuiert ist als der übrige Umraum der Frau, sondern auch deutlich auf sie bezogen ist. Somit schlägt die Komposition letztlich wieder in das Zweifigurenbild um. Ihre Frage lautet: wie ist eine zwischenmenschliche Beziehung beschaffen, aus der die Elemente des aktiven ›Ineinandergreifens‹ entfernt wurden?

Gewiß haben viele Maler sich mit den Fragen beschäftigt, die Manet im Gespräch mit Méry Laurent und in dem Brief an Antonin Proust erörtert. Im Munde eines Mannes, der bei Gegnern und Bewunderern im Ruf eines Zerstörers der hergebrachten Kompositionsprinzipien stand, bekommen sie nicht nur besonderes Gewicht, sie veranlassen zu der Frage nach dem Unterschied zwischen der klassischen Kunst und der von Manet angestrebten flächenhaften Verbindung der Bildelemente. Wenn Manet sich auf ein klassisches Vorbild stützt (Abb. 2, 3, 21, Ft. 2), nimmt er dem ›Ineinandergreifen‹ den gewaltlosen Wohlklang und den wie selbstverständlichen Bezug auf ein übergeordnetes, linear geläutertes Formprinzip. Das Für-sich-Sein der Gestalten wird nicht von der übergreifenden Stimmigkeit des Gruppenakkordes überspielt, die potentielle Vereinzelung jeder Gestalt bleibt spürbar. Ist dieser mangelhafte Zusammenklang als Unvermögen oder als künstlerischer Eigenwille, als Ausdrucksabsicht zu deuten, die bewußt von der ornamentalen Schönlinigkeit eines Raffael oder Tizian abweicht? Wir besitzen die Sehanleitung eines Kritikers, die eine erste Antwort auf diese Frage gibt, indem sie uns hilft, das spezifisch Neue der von Manet und den Impressionisten erfundenen Bildordnungen mit den Augen der dafür empfänglichen Zeitgenossen zu lesen. Aus Anlaß der zweiten Impressionistenausstellung, die im April 1876 bei Durand-Ruel stattfand (übrigens gleichzeitig mit Manets Atelierschau), verfaßte Edmond Duranty die Broschüre ›La nouvelle peinture‹[9]. Manets und Durantys Beziehungen waren damals anscheinend ungetrübt. Im Februar 1870 war Duranty wegen einer angeblich kränkenden Bemerkung von Manet gefordert worden, doch hatte man sich unmittelbar nach dem Duell wieder versöhnt. Ein im Mai 1870 erschienener Artikel Durantys war von Manet dankbar begrüßt worden.

In seinem Essay stellt Duranty den Einzelgänger Manet – ohne ihn zu nennen – an die Spitze derer, die das Fenster zum freien Licht und zur wahren Sonne aufgestoßen haben. Sein Gesamturteil enthält allerdings auch kritische Anmerkungen: Manets Mut und seine Redlichkeit rückten ihn in die Nähe der Genies, aber seine Werke seien ebenso neuartig wie voll von Fehlern, denn sein Empfinden habe noch nicht die zu seiner Verwirklichung nötigen Mittel gefunden. Schließlich wird der Einzelgänger Manet aufgefordert, in Hinkunft mit den Impressionisten, seinen Bannerträgern, gemeinsame Sache zu machen.

Duranty legt sodann die Errungenschaften der neuen Malerei anhand einer Entwicklungsskizze des 19. Jahrhunderts dar. Wir resümieren seine Hauptlinien, die man sämtlich auf die Gestaltungsprobleme unseres Bildes beziehen kann. Ob die Broschüre schon erschienen war, als Manet das Bild anfing, läßt sich nicht feststellen. Duranty beginnt mit dem Licht. Zum ersten Mal sei es der Malerei gelungen, ihre Gegenstände mit dem Leben des Lichtes zu erfüllen. Das habe den Neuerern den Vorwurf eingetragen, sie malten zu hell und roh. Dann wird die Zeichnung untersucht: »Heute bemüht man sich nicht um die Kalligraphie der Umrisse, um die dekorative Eleganz der Linien und um eine Nachahmung der griechischen Figuren der Renaissance.« Um die neuen Ausdrucksabsichten der Künstler zu erklären, beruft Duranty sich auf Diderot, der in seinem ›Essai sur la Peinture‹ die Beschreibung eines Buckeligen mit der Aufforderung beschließt: »Bedeckt diese Gestalt, zeigt der Natur ihre Füße, und die Natur, ohne zu stocken, wird euch antworten: es sind die Füße eines Bucklichten.«[10] Im Teil steckt also das Ganze. Daraus entwickelt Duranty seine milieubezogene Fragmentästhetik. Heute, meint er, sieht der Künstler den menschlichen Körper nicht mehr dekorativ wie eine Vase; was wir brauchen, ist die besondere Note des modernen Individuums in Kleidung, Milieu und gesellschaftlichen Gewohnheiten, zu Hause oder auf der Straße. »Wir wollen, daß sich in einem Rücken ein Temperament, ein Alter, ein gesellschaftlicher

Zustand enthülle, daß Hände einen Kaufmann oder einen Beamten ausdrücken.« Selbst Hände in Hosentaschen werden sprechen.

Nachdrücklich verabschiedet Duranty den klassischen Linienduktus. »Der Stift wird in den Lebenssaft eintauchen. Man wird nicht mehr mit dem Zirkel gemessene Linien sehen, sondern beseelte, ausdrucksvolle Formen, logisch voneinander abgeleitet ...« Die Logik der Farbgebung und Linienführung ist von Tages- und Jahreszeit abhängig, sie läßt sich nicht in flämisch oder venezianisch ausgestatteten Interieurs ausdrücken. Die vielen Spiegel und die Gegenstände, die an den Wänden unserer Wohnungen angebracht sind, haben diesen Räumen etwas Geheimnisvolles, aber auch eine Art Klarheit verliehen, die man mit den Farbakkorden der alten Meister nicht wiedergeben kann. Im jeweiligen Augenblick unserer Wahrnehmung stimmen alle Teile zusammen. Den Beweis dafür erblickt Duranty in der Photographie. Er sieht bereits deren künftige Entwicklung voraus: jede Farbaufnahme eines Raumes ergäbe einen vollkommenen Akkord, fügt man jedoch Teile zweier unter verschiedenen Lichtbedingungen entstandenen Aufnahmen zusammen, zerfällt die Homogenität.

Dann wird die Frage erörtert, über die Manet sich zu Méry Laurent äußerte: »Und da wir uns eng an die Natur klammern, werden wir nicht mehr die Gestalt vom Hintergrund einer Wohnung oder einer Straße trennen. Sie tritt uns niemals vor neutralen, vagen oder leeren Hintergründen entgegen, vielmehr von Möbeln, Kaminen, Wandbehängen umgeben; eine Wand drückt ihr Vermögen, ihre Klasse, ihren Beruf aus.« Auch ein leeres Zimmer wird uns über den Charakter seiner Bewohner berichten. Der Maler liefert also gesellschaftliche und psychologische Beweisstücke und Indizien. Bei all dem übersieht Duranty nicht den Überraschungseffekt. Auf tausend Arten können die Dinge unvorhergesehen wirken; unser Blick richtet sich nicht immer auf die Mitte eines Raumes, er wandert und stellt stets neue Beziehungen her; ein Fenster bietet uns die unerwartetsten Ausschnitte der Außenwelt; eine Gestalt befindet sich nie in der Bildmitte, man sieht sie nicht ständig als Ganzes, sondern immer fragmentiert.

Wir wissen, daß Durantys Plädoyer für die Homogenität des fragmentarischen Bildgefüges sich auf Degas stützt, der damals mit diesen Sprachmitteln bereits die kühnsten, auch von Manet bemerkten Entdeckungen gemacht hatte[11]. Im Hinblick auf unser Bild sehen wir, daß Manet in wesentlichen Punkten mit Durantys Ästhetik übereinstimmt, in anderen von ihr abweicht. Sicher bestätigte ihm die Broschüre manche seiner Ansichten, es kann aber auch sein, daß sie ihn zum Weiterdenken, vielleicht auch zu einer gemalten Replik anregte. Manet wählt ein modernes Interieur und bestückt es mit zeitgenössischen Requisiten; er öffnet das Fenster und setzt Menschen und Gegenstände dem einströmenden hellen Tageslicht aus; er nutzt die Möglichkeiten des Ausschnitts; er gibt der Frau weder Haltung noch Umriß des klassischen Schönheitsideals – indes fragmentiert er sie nicht und stellt sie betont in die Mittelachse. Man könnte darin einen Kompromiß vermuten, wie er Manet oft von Kritikern unterstellt wurde, die mehr Kühnheit und Entschlossenheit von ihm erwarteten. Vielleicht ging es ihm jedoch darum, die kategorischen Anweisungen Durantys zu korrigieren. Seine Erfahrung mag ihn gelehrt haben, daß Ausschnitt und Asymmetrie, wenn sie ein Bild gänzlich beherrschen, sich gegenseitig aufzuheben drohen. Umgekehrt kann aber der Verzicht auf diese beiden Gestaltungsmittel das Bild um die Wirkungen der Spontaneität bringen. Wir vermuten, daß Manet sich nicht auf einen Kompromiß zurückgezogen, sondern bewußt das Ganze – die Frau – mit den vielstimmigen Fragmenten in ein kompliziertes Spannungsverhältnis gebracht hat. Ob der Herr von Anfang an unter diesen Fragmenten vorgesehen war, bleibt eine offene Frage. Hat Manet ihn hinzugefügt, weil ihm das ›Ineinandergreifen zweier Persönlichkeiten‹ weniger Schwierigkeiten bereitete als eine Einzelfigur? Oder kam der Anstoß dazu aus dem Zola-Thema des Bildes[12]?

3 Eine Dreieckssituation

Durantys Homogenität ist eine naive Fiktion, die bei einem Kritiker überrascht, der freundschaftlichen Kontakt mit vielen Malern hatte und wissen mußte, daß deren Bilder nicht aus einem Guß entstanden. Nicht anders als die Maler der Vergangenheit, deren Kompositionsschemata sie überwinden wollten, wählten auch die Impressionisten von den Wahrnehmungsdaten diejenigen aus, welche sich ihrer Vorstellung einfügen ließen, unterschlugen sie, was ihnen belanglos dünkte, und rückten Menschen und Dinge aus den vorgefundenen in neue, bildnotwendige Beziehungen. Auch wenn sie ihrem Malvorgang die Merkmale skizzenhafter Unmittelbarkeit gaben – man muß die Dinge im Flug erfassen, sagte Manet –, stellten sich in seinem Verlauf mannigfache Änderungen, Reuezüge und Akzentverschiebungen ein. Die von Tabarant überlieferte Entstehungsgeschichte unseres Bildes bestätigt die Mitwirkung aller dieser Faktoren. Im Herbst 1876 wurde das Bild begonnen. Henriette Hauser (Le Citron), die Geliebte eines Prinzen von Oranien, stand Modell. Manet trug Möbel und Requisiten zusammen und richtete damit eine Ecke des Ateliers ein. Als die Tage kälter wurden, sorgte er für behagliche Ofenwärme. Laut Bazire und Tabarant saß der Herr erst im Januar 1877 Modell. Im Winter soll das Bild beendet worden sein. Wir haben es also nicht mit einer ›tranche de vie‹ zu tun, sondern mit einem kompilierten, sorgfältig arrangierten Interieur; nicht mit einer vorgefundenen, sondern mit einer vom Maler gestellten Situation; nicht mit einer Momentaufnahme, sondern mit dem Ergebnis eines vielwöchigen Malprozesses. Diese Tatsachen verweisen die Prämissen von Durantys neuer Ästhetik – nicht deren Zielvorstellungen – in das Reich der Fabel und des Wunschbildes.

Manet folgt diesen Zielvorstellungen nur teilweise. Er versteht es, ein traditionelles Verfahren – die Zentralfigur – mit der eigenwilligsten Gestaltungsweise des geschichtlichen Augenblicks – der Fragmentästhetik – abzustimmen. Er ist insofern Traditionalist, als er die Tatsache nutzt, daß eine *ganze* Figur *höheren* Rang in der Bildrechnung hat als eine fragmentierte. Er bringt es aber auch fertig, die ununterbrochene Ganzheit der Frau so diskret einzusetzen, daß sie keine vorlaute Dominante bildet. Darin gründet die verschlüsselte hierarchische Ordnung des Bildes. Der gesamte Umraum – die Gegenstände ebenso wie der Besucher – ist Attribut der Frau, aber diese ›Rahmung‹ wird dadurch verschleiert bzw. aufgewertet, daß die zentrale Figur gegenüber dem sie begleitenden ›Feld‹ farbig zurückhaltend auftritt. Was sie den übrigen Bildelementen durch ihre Ganzheit voraus hat, wird von der Farbgebung wieder zurückgenommen – allein gerade in dieser koloristischen Verhaltenheit spielt die Frau erst recht ihre Dominanz aus. Ihr Körper wirkt farbig ausgespart, der bunten Umgebung setzt er helle, warme Fleischtöne, das helle Blau des Mieders und der Strümpfe und das blendende Weiß des Unterrocks entgegen – jenen Malertraum von einem Weiß, den Manet einmal bei einem Spaziergang erlebte, als eine Mauer niedergerissen wurde: »Das ist sie, die Symphonie von weißestem Weiß, von der Théophile Gautier spricht!«[13] Das Weiß des Unterrocks ist kaum mehr an die greifbare Materie gebunden. Der Maler entfaltet es gerade dort am freiesten, wo die Frau ihren Besucher (und den Bildbetrachter) am stärksten herausfordert: in der ausladenden Körpermitte, die solcherart in strahlende Helligkeit entrückt und entmaterialisiert wird. Hätte Manet die Frau in satten, schweren Farben gemalt, wäre die Umgebung – hell hinter dunkel – bloß zweitrangige Begleitstimme. Wir sehen nun, daß im Sachinhalt ›Toilette‹ ein bedeutsamer Forminhalt steckt. Geste und Standmotiv der Frau wirken weder flüchtig noch beliebig, vielmehr wohlüberlegt und bestimmt, negativ charakterisiert: gestellt. In der Bestimmtheit dieser ›Pose‹ äußert sich gleichwohl ein Moment des Unbestimmten und Unfertigen: halb aus- oder angezogen, wirkt die Frau vorläufig und transitorisch. Dieses Merkmal paßt zur Beiläufigkeit des Raumausschnittes, es gibt aber auch ihrer Beziehung zu dem Zylinderherrn ein Spannungsmoment, das uns dem ›Ineinandergreifen‹ der beiden Gestalten auf die Spur bringt. Der Herr ist Fragment, aber sein Äußeres ist komplett, er mutet im Kontext ›overdressed‹ an, hingegen ist die Frau zwar überschaubares Ganzes, jedoch ›underdressed‹, noch nicht abgeschlossen, sondern gleichsam Fragment und Skizze, eben im Begriff, sich vor dem Spiegel zum lebendigen Kunstwerk, zu einer Art ›tableau vivant‹ zu vollenden.

Für wen schminkt sie sich? Zweifellos für ihren Besucher, aber welche Rolle sie ihm zugedacht hat, verrät sie nicht ihm, sondern dem, der ihren Blick empfängt: dem Maler, an dessen Stelle später der Bildbetrachter tritt. Während die Frau sich vor dem Besucher schminkt, bietet sie sich zugleich dem Maler an, der dadurch zum Mitwisser wird. In einem früheren Bild, der *Frau vor dem Spiegel* (Ft. 4), sind Maler und Besucher noch ein und dieselbe Person. Was sich jetzt ereignet, ist jedoch eine Dreieckssituation, deren dritter, austauschbarer Partner außerhalb des Bildes steht[13a]. Das scheint die besondere Art des ›Ineinandergreifens‹ zu sein, auf die Manet in dieser Komposition abzielte. Der Zylinderherr nimmt davon nur einen Teil wahr, denn von dem Kontakt zwischen Frau und Maler bleibt er ausgeschlossen. Er gehört zum Satellitensystem der Attribute und ist eines der vielen Requisiten, die fortwährend in das Anziehungsfeld der Frau geraten und es wieder verlassen. Die Unnahbarkeit seiner Haltung scheint das Unbehagen über seine Rolle auszudrücken: übergangen, ist er auch schon hintergangen.

Als Bildbetrachter begeben wir uns in die Satellitenrolle, die uns der Maler zugedacht hat. Das gilt auch für Kunsthistoriker, sofern sie gelernt haben, daß der Blick aus dem Bild ein bewährtes Mittel ist, um unsere Aufmerksamkeit auf inhaltliche Beziehungen zu lenken[14]. Unbestritten ist also die Frau das Schaustück des Bildes. Das weiß sie auch, denn durch ihren Blick erwidert sie unser Voyeur-Interesse auf unmißverständliche Weise. Dieser Blick macht den Zylinderherrn zum passiven, genauer: zum düpierten Statisten, aber er enthält auch für seinen Empfänger einen deutlichen Col-Tempo-Hinweis[15]: er sagt dem privilegierten Mitwisser von heute, daß er morgen schon Statist sein wird. Die Frau weiß, daß sie eine Doppelrolle spielt. Dieses Wissen bekräftigt die Überlegenheit, die ihr von ihrer körperlichen Präsenz zukommt. Manet vermeidet es, dieses Wissen mit vulgärer Koketterie zu schminken. Auf den Eingriff in ihre Intimsphäre läßt er die Frau eine souveräne Anwort geben, indem er sie nicht betroffen, sondern in einer ihr selbstverständlichen Rolle zeigt: sie stellt sich bloß. Sie ist nicht genötigtes oder überraschtes Objekt der Indiskretion – sie führt sie herbei.

4 Die erste Schaustellung

Solange die Leinwand im Atelier stand, war der Maler der privilegierte Adressat dieser Schaustellung, im öffentlichen Raum der Ausstellung ist es jeder, der das Bild betrachtet. Schon die erste Ausstellung war eine solche ›Exhibition‹. Von der sittenstrengen Jury des Salons zurückgewiesen, wurde das Bild im Mai 1877 buchstäblich in aller Öffentlichkeit gezeigt. Manet überließ es dem Besitzer eines bekannten Nippes-Geschäftes auf dem Boulevard des Capucines, der es in eines seiner Schaufenster stellte. Monsieur Giroux witterte die Sensation, und er sollte Recht behalten. Die Flaneure erlebten sich als Voyeure, die Menge drängte sich, es kam zu Protesten und heftigen Diskussionen, so daß man sogar das Einschreiten der Polizei befürchtete[16]. Giroux' Schaufenstereinfall war nicht ungewöhnlich und der publikumswirksamen Seite des Bildthemas durchaus angemessen. Ungewöhnlich war allerdings der Umstand, daß das Bild eines um die offiziellen Salon-Ehren bemühten Malers gleichsam auf dem Trottoir ausgeboten wurde, wodurch es an eine ›profane‹ Konsumentenschicht geriet, die gewohnt war, ihr Bedürfnis vor den Schaufenstern der künstlerischen Massen- und Tagesware flüchtig zu befriedigen[17]. Dementsprechend fiel auch die Reaktion der Menge aus. Formale Probleme dürften die Gaffer kaum beschäftigt haben, auch nicht die Frage, ob etwa Manets Palette »die Ehe oder den Ehebruch der Farben« verrate – eine Fähigkeit, die Degas von Huysmans zugeschrieben wurde[18]. Hingegen wußte dieses Publikum, auch ohne Duranty gelesen zu haben, was es mit den gegenständlichen Indizien auf sich hatte. Der Herr ist als Angehöriger einer gehobenen Gesellschaftsschicht charakterisiert, wahrscheinlich ist er Rentier oder hoher Beamter. (1868 bemerkt Zola in einem Zeitungsartikel[19] über den Sittenverfall, die von den Kokotten ausgepreßten Herren mit den weißen Krawatten könnten durch gute Beziehungen auf hohe Verwaltungsposten gelangen.) Er hat seinen Zylinder nicht abgenommen, das macht deutlich, daß er sich bei einer Dame von zweifelhaftem Ruf befindet. Diese Nachlässigkeit, ursprünglich ein Bühneneinfall, hatte sich in jenen Jahren zu einer Umgangsform der Lebemänner entwickelt[20]. Wer Zweifel an der gesellschaftlichen Stellung der Dame hatte, konnte aus Unterrock und Strümpfen eindeutige Schlüsse ziehen. In seinem Aufsatz über ›La Nana de Manet‹, der am 13. Mai 1877 in der Brüsseler Zeitschrift ›L'Artiste‹ erschien, informierte J.-K. Huysmans mit Kennerblick (er hatte im Oktober 1876 seinen Dirnenroman ›Marthe‹ veröffentlicht): »Die Aristokratie des Lasters erkennt man heute an der Wäsche.« Weiter erfahren wir von ihm, daß diese Strümpfe, mögen sie auch manchen überraschen, absolut echt sind, und als Fachmann verrät er uns, daß sie in London hergestellt werden.

Duranty fordert, ein leeres Zimmer solle dessen abwesenden Bewohner ausdrücken. Auch Huysmans glaubt das Nichtsichtbare zu sehen und zu spüren: in unserem Bild z. B. das in Unordnung geratene Bett. Mit Vorbehalt sei noch ein weiteres Indiz angeführt. Der Kranich auf der Wandbespannung könnte einen verschlüsselten Hinweis enthalten, denn ›grue‹ (Kranich) heißt im Französischen auch die Dirne[21]. Wem es schließlich noch gelang, in der Diskussion vor dem Schaufenster den Bildtitel aufzuschnappen, der wußte Bescheid, denn er hatte mit dieser Dame wahrscheinlich eben erst literarische Bekanntschaft geschlossen[22]. Zolas Roman ›L'Assommoir‹, schon 1876 als Serienpublikation von vielen Tausenden verschlungen, war seit Monaten der große Bucherfolg. Das 11. Kapitel des Romans handelt von Nana, der halbwüchsigen Tochter der Gervaise, und ihrem Liebhaber, einem vornehmen älteren Herrn. Für das Publikum des Boulevard des Capucines stand wohl eindeutig fest, daß das Bild den Roman kommentierte. Heute wissen wir, daß der Zusammenhang zwischen Bild und Buch nicht so glatt verläuft.

III Manet, Zola und die ›Olympia‹

1 Manets Gemälde und Zolas ›L'Assommoir‹

Die Hauptschwierigkeit kommt daher, daß die Quellen keine Auskunft über diese Fragen geben, folglich ist den verschiedensten Thesen Tür und Tor geöffnet. Tabarant, ein überaus sorgfältiger Fährtensucher, dem die dokumentarische Manet-Forschung zahlreiche Detailfunde verdankt, hat mit der Behauptung, Manets *Nana* sei im Oktober-November 1876 begonnen worden, jeden Inspirationsfaden zwischen Zolas ›L'Assommoir‹ und dem Bild zerschnitten. Die Quellen seiner Behauptung verrät Tabarant nicht.

Liegt der Beginn des Bildes im Ungewissen, so sind die Erscheinungsdaten von ›L'Assommoir‹ genau belegt. Der Roman erschien zuerst in Fortsetzungen in ›Le Bien public‹ (13. April bis 7. Juni 1876), danach, als die Direktion am Inhalt Anstoß nahm, vom 9. Juli 1876 bis zum 7. Januar 1877 in ›La République des Lettres‹. Unmittelbar darauf kam die Buchausgabe heraus, die bereits im ersten Jahr 38 Auflagen erreichte. Da das Nana-Kapitel des Romans erst im November 1876 erschien, folgert Tabarant, daß nur der Titel unseres Bildes von Zolas Heldin angeregt worden sein kann. Tabarant akzeptiert die Überlieferung, wonach Manet den Herrn erst später in das Bild einfügte – was der Befund der Malfläche bestätigt –, doch läßt er sich nicht auf die naheliegende Hypothese ein, daß der Anstoß dazu vom Nana-Kapitel des Romans kam. Diese Vermutung ist nicht zu beweisen, aber auch nicht auszuschließen.

Für Auriant, einen anderen Fährtensucher, der die »wahre Geschichte der Nana«[1] zusammengetragen hat, steht von Anfang an fest, daß das Bild von Zola angeregt wurde. Der phantasievolle Detektiv leiht dem Dichter seine Träume und bringt Manet als Stimulans ins Spiel: »Kaum hatte Zola ›L'Assommoir‹ beendet, träumte er von der Tochter von Gervaise und Coupeau wie von einem Wesen aus Fleisch und Blut. Zola hatte Manet inspiriert, nun inspirierte Manet Zola.« Das Ergebnis dieser »Inspiration« wird Zolas Roman ›Nana‹ sein. Auriant beginnt aus diesem Anlaß zu fabulieren: »Angesichts Nanas impressionistischer Reinkarnation beschloß Zola, eine Fortsetzung zu ›L'Assommoir‹ zu schreiben.« Ein Blick auf die Genesis des Rougon-Macquart-Zyklus zeigt, daß dieser Plan schon seit einem Jahrzehnt gefaßt war[2]. Das schließt freilich den Einfluß des Bildes auf Zolas ›Nana‹-Roman nicht aus. Nach der Ausstellung bei Giroux nahm Manet das Bild wieder in sein Atelier, wo Zola es oft gesehen haben kann. Erst ein Jahr später brachte der Dichter die umfangreichen Vorbereitungen für seinen neuen Roman zum Abschluß, und am 26. Juli 1878 schrieb er: »Je tiens le plan de Nana«. Am 16. Oktober 1879 begann die Serienpublikation in ›Le Voltaire‹, während Zola noch an den letzten Kapiteln arbeitete. Am 7. Januar 1880 schrieb er die letzte Zeile.

Wie sieht die Zola-Forschung das Problem? Mitterrand und Lanoux[3] erinnern daran, daß Nana schon Ende 1876 ihren Platz in der Galerie der hübschen Frauen der modernen Literatur eingenommen hatte, und sie vermuten, ohne sich mit Tabarants Chronologie auseinanderzusetzen, daß Manet vom erwähnten Kapitel des Romans ›L'Assommoir‹ *verführt* worden sei. Unser Bild wird demnach als freie Interpretation dieser ersten Nana-Gestalt aufgefaßt. Zola wiederum habe sich später des Bildes erinnert, als er im 5. Kapitel des ›Nana‹-Romans die Toilette der Titelheldin in Gegenwart des Grafen Muffat beschrieb. Wir schlagen im Roman nach und stellen einen wichtigen Unterschied fest. Manet malt ein Tête-à-tête ohne Handlung und Dialog, Zola zeigt Nana in Gesellschaft mehrerer Bewunderer, darunter eine Königliche Hoheit (Abb. 90). Zum ersten Mal tritt Muffat der Frau gegenüber, die seine ›femme fatale‹ werden wird. Die Vorstellungen, die sie in ihm wachruft, werden von Zola beschrieben (Manets Zylinderherrn könnte man sie bestenfalls unterstellen): »Sein ganzes Wesen lehnte sich auf; das langsame Besitzergreifen, mit dem sich Nana seit kurzem seiner bemächtigte, versetzte ihn in Schrecken und erinnerte ihn an seine frommen Lektüren über das Besessensein vom Teufel, die seine Kindheit gewiegt hatten. Er glaubte an den Teufel. Nana mit ihrem Lachen, mit ihrer Brust und ihrem Hinterteil, die beide von Lastern geschwellt waren, war irgendwie der Teufel.«

Wir könnten es uns bequem machen und Tabarants Aussage als unbewiesene Behauptung einfach ignorieren. Allein, vermöchten wir das Gegenteil zu beweisen, nämlich daß das Bild erst nach dem Erscheinen des 11. ›Assommoir‹-Kapitels begonnen wurde, bzw. daß die spätere Einfügung des Herrn davon angeregt wurde? Anstatt gegen eine Behauptung eine andere zu setzen, wollen wir versuchen, die persönlichen Beziehungen zwischen Manet und Zola im Hinblick auf unser Problem zu befragen. Wir wissen, daß Manet ›L'Assommoir‹ sehr bewundert hat[4]. Er las den Roman in ›La République des Lettres‹ und fand ihn »großartig« (épatant), wie er Zola im August 1876 schrieb. Im Frühjahr 1877 besorgte er der Herzogin von Castiglione Colonna ein von Zola gewidmetes Exemplar. Am 18. 1. 1879 wohnte er der Premiere der Bühnenfassung im Théâtre de l'Ambigu bei. Er fand die Aufführung »zu schön« und war beunruhigt, weil sie vom Publikum akzeptiert wurde[5]. Manet wird seine Bewunderung sicher auch in Gesprächen mit Zola geäußert haben. Vielleicht erkundigte er sich schon während der Serienpublikation nach dem Fortgang der Handlung und der Entwicklung der Hauptfiguren. In diesem Zusammenhang kam man vielleicht auch auf Nana und ihre Zukunft in einem späteren Roman zu sprechen. In seinem Aufsatz über ›La Nana de Manet‹ (13. Mai 1877) stellt Huysmans dem Leser einen künftigen Roman Zolas über die Nana in Aussicht. Man kann annehmen, daß Manet schon früher von diesem Plan Kenntnis hatte. Das mag den Titel seines Bildes mitbestimmt haben.

Nanas Rolle in ›L'Assommoir‹ ist nur auf den ersten Blick die einer Randfigur. Wer genauer überlegt, erkennt in ihr ein Vollzugsorgan jenes biologischen Determinismus, der bei Zola die Rolle des Schicksals und der Vorsehung spielt. Welche Absicht der Dichter mit dem Geschöpf verfolgt, wird bereits im 4. Kapitel offenkundig. Die kleine Nana hat auf dem Dach eines Hauses ihren Vater bei der Arbeit entdeckt. Durch Rufe und Händeklatschen will sie ihn auf sich aufmerksam machen. Er bemerkt sie, macht eine ungeschickte Bewegung, gleitet aus und stürzt in die Tiefe. Mit diesem folgenschweren Sturz beginnt das Unglück der Familie. Schon das Kind erfüllt ahnungslos die Rolle, die später die Kokotte spielen wird: die Männer zu verderben und – gleich der thebanischen Sphinx – in den Abgrund zu stürzen. Nana ist frühreif und schon mit sechs Jahren ein diebischer, lasterhafter Nichtsnutz. Für schmutzige Gespräche hat sie einen wachen Sinn, und die heimlichen Zusammenkünfte ihrer Mutter mit Lantier, dem früheren Geliebten, beschäftigen ihre Phantasie, nicht minder die anzüglichen Schmeicheleien, die ihr Vater ihr ins Ohr flüstert. Mit diesen und anderen Details charakterisiert Zola die Dreizehnjährige. Knapp drei Jahre später ist sie bereits eine Schlampe (garce) und die Geliebte eines würdigen Herrn. Nehmen wir an, Zola habe sich mit Manet über die Charakterzüge seiner proletarischen Lolita unterhalten – es wäre durchaus denkbar, daß das Gespräch auf eine andere Halbwüchsige kam, die mehr als zehn Jahre zuvor den Zorn der Sittenrichter erregt hatte, nämlich die *Olympia*, das Skandalbild des Salons von 1865, das seitdem wieder in Manets Atelier hing. Aber wenn auch damals, 1876, keine solche Unterhaltung stattgefunden hat, gibt es Gründe für die Annahme, daß Zolas Nana in Manets minderjähriger Großstadtdirne mit dem poetischen Namen *Olympia* ihren Prototyp hat. Um das zu zeigen, blenden wir in die Mitte der sechziger Jahre zurück.

2 Zola verteidigt Manet

Der *Olympia* (Ft. 3) kommt in den Beziehungen zwischen Manet und Zola ein besonderer Rang zu. Manet vollendete das Bild bereits 1863, sandte es aber erst zwei Jahre später in den Salon ein, dessen Jury es merkwürdigerweise, zusammen mit der *Verspottung Christi*, passieren ließ. Das Publikum war fassungslos, fast ebenso einmütig reagierte die Kritik. Acht Jahre jünger als Manet (geb. 1832), stand Zola damals gerade am Beginn seiner Laufbahn. Sein Interesse für die Malerei und ihre aktuellen Probleme war von der Aixer Jugendfreundschaft mit Cézanne geprägt. Schon zu Beginn der sechziger Jahre sah er sich in Pariser Künstlerateliers um. 1864 erschien sein erstes Buch, die ›Contes à Ninon‹, im Jahr darauf ›La Confession de Claude‹. Wir wissen nicht, ob er den Salon von 1865 besuchte, dessen Jury die Einsendungen seines Freundes Cézanne zurückwies. In jenes Jahr fallen Zolas Anfänge als Kunstkritiker, ein Aufsatz über die Bibel-Ilustrationen von Doré und eine Studie über Proudhon und Courbet, in der er den Maler gegen die moralisierenden Deutungen des philosophischen Nützlichkeitsapostels in Schutz nimmt. »Ein Bild ist für ihn (Proudhon) ein Sujet ... er kommentiert es, zwingt ihm irgendeine Bedeutung auf – kein Wort über die Form ...«[6] In diesem Aufsatz steckt bereits die berühmte Formel von der Kunst als einem Stück der Schöpfung, gesehen durch ein Temperament.

Das kämpferische Temperament des Kritikers Zola verlangt nach Engagement. Der junge, noch kaum bekannte Autor dürfte nach Persönlichkeiten Ausschau gehalten haben, für die einzutreten sich lohnte. Schon damals wußte Zola aber auch, daß der schnellste Weg zur Berühmtheit über den Skandal führt. Kein Wunder, daß Manet in sein Blickfeld geriet. Als Herausforderer der akademischen Salonjury von den einen geschmäht, von den andern bewundert, bot der Maler der *Olympia* den besten Anlaß für eine Attacke auf die offizielle Kunst und den bürgerlichen Unverstand. Zola muß sich im Winter 1865/66 zu Manet bekehrt haben, denn über den Salon von 1865 und den *Olympia*-Skandal verlor er kein Wort. Im Frühjahr 1866 bietet sich eine herrliche Gelegenheit, für Manet einzutreten, denn wieder hat die Salonjury zwei Bilder des Malers – den *Flötenspieler* und den *Schauspieler* – zurückgewiesen. Von dieser Demütigung gereizt, setzt Zola sich an den Schreibtisch und verfaßt eine Artikelserie über den Salon von 1866 für ›L'Evénement‹. (Die spätere Buchausgabe – ›Mon Salon‹ – ist Cézanne gewidmet). Noch bevor er die Ausstellung gesehen hat, ergreift Zola Partei. Am 30. April, dem Vorabend der Eröffnung, rechnet er mit der Jury ab und verkündet stolz: »Ich mache mich zum Verteidiger der Wirklichkeit. Ich gestehe in aller Ruhe, daß ich Monsieur Manet bewundern werde.«[7] Zola weiß, daß auch Courbet im Salon vertreten ist, aber er verspricht sich davon nicht sehr viel, denn er hat gehört, daß der Meister zum Gegner übergelaufen ist und man ihm dafür die große Medaille zusprechen will. Er beargwöhnt Courbets philosophischen Dilettantismus und ruft beschwörend aus: »Bleiben Sie der erste Meister der Epoche, werden Sie weder Moralist noch Sozialist!« Auch der Augenschein kann ihn später von seinem Vor-Urteil nicht abbringen: Courbets *Frau mit dem Papagei* ist gewiß eine solide Malerei und die *Zuflucht der Rehe* voll Charme und Leben, aber in beiden Bildern hat der Realist Kompromisse mit dem Publikumsgeschmack geschlossen. Für Zola, der ein schockierendes Bild der glatten Mache vorzieht, dem das Wort Kunst mißfällt und der vorgibt, sich mehr um das Leben als um die Kunst zu kümmern[8], bieten solche Bilder keinen Zündstoff mehr. Man sieht: die Würfel sind gefallen, Zola distanziert sich von dem Revolutionär von gestern, er setzt auf Manet, den Revolutionär, dem die Zukunft gehört.

Der vierte der sieben Salon-Artikel ist Manet gewidmet. Zola erledigt Manets Gegner zunächst nicht mit Argumenten, sondern mit ihren eigenen Waffen, indem er die neunmalklugen Spötter lächerlich macht. Von Manet zeichnet er ein heroisches Bild, das in das Ecce-homo-Klischee[9] des 19. Jahrhunderts paßt – er ist der einzelne, der gegen die Menge kämpft, der ausgestoßene, verhöhnte Paria –, zugleich aber möchte er ihn vom Stigma des gesellschaftlichen Außenseiters befreien, das ihm seine Gegner angeheftet haben. Wir erfahren, daß der wilde Mann verheiratet ist und die geregelte Existenz eines Bourgeois führt[10]. Erst in der Mitte des Aufsatzes kommt Zola auf Manets künstlerische Probleme zu sprechen. Er rühmt den Entschluß, zu den Anfängen der Kunst zurückzukehren, einzig und allein die Wirklichkeit zu befragen, alles Angelernte, den gesamten Ballast der Tradition abzuwerfen. (Manets Anleihen bei eben dieser Tradition werden übersehen.) Der Maler malt, wie er sieht, mit großzügigen Farbflecken und kräftigen Gegensätzen. Seine Menschen sind unsere Zeitgenossen, deshalb sind sie den die Wirklichkeit fliehenden Ästheten unerträglich. In ihren Augen verstößt die *Olympia* gegen die ewigen Gesetze der Kunst, weil sie den wohlbekannten Mädchen ähnlich sieht. Hätte Manet sie in der Art von Cabanel zurechtgemacht, wäre alles in Ordnung. Zola verspottet die armen Tröpfe, die sich über die schwarze Katze lustig machen, hütet sich aber, ein erklärendes Wort über die formale oder inhaltliche Funktion dieses Attributes zu sagen. Am meisten bewundert er die malerischen Qualitäten des von der Jury abgelehnten *Flötenspielers.* In diesem Bild sieht er alle Vorzüge des Malers vereinigt: Einfachheit und Scharfsinn, Genauigkeit und Energie, Kühnheit und Wahrhaftigkeit – Vorzüge, die ein entschlossenes Temperament ausweisen und es haushoch über die geleckten, verlogenen Machwerke der Lieblinge von Publikum und Kritik stellen. Zola weiß, daß diesem Maler eines Tages Gerechtigkeit widerfahren wird: der Platz im Louvre ist ihm bereits reserviert.

Der Artikel erschien am 7. Mai 1866. Manet war von ihm sehr beeindruckt und schrieb noch am selben Tag einen kurzen Brief, in dem er Zola spontan seiner Dankbarkeit versicherte und eine Zusammenkunft im Café de Bade vorschlug, bei der er den Kritiker um einen Rat bitten wollte. Vor dem Erscheinen des Artikels waren die beiden nur einmal in Manets Atelier zusammengetroffen[11]. Von nun an war Zola ständiger Gast im Café Guerbois, wo Manet mit Malerfreunden, Kritikern und Schriftstellern diskutierte. Damals begannen auch die Donnerstagabende in Zolas Wohnung. Im Café Guerbois sah man Astruc, Duranty, Duret, Bracquemond und Bazille, auch Fantin-Latour, Degas und Renoir kamen häufig, seltener Monet, Cézanne, Sisley und Pissarro[12]. Bei diesen Zusammenkünften machte sich Zola mit den Fragen der Atelierpraxis vertraut, er lernte den Jargon der Maler und erfuhr aus erster Hand, wohin sie unterwegs waren, was sie ablehnten und wofür sie sich begeisterten. Diese Kenntnisse kamen der biographisch-kritischen Studie über Manet zugute, die Zola für die ›Revue du XIXe siècle‹ schrieb. Der Aufsatz erschien am 1. Januar 1867 unter dem programmatischen Titel: ›Eine neue Art zu malen: Edouard Manet‹[13]. Diese Formulierung verrät den Reklamefachmann, für den Zola sich hielt. Diesmal holt er weiter aus und begnügt sich nicht mit skizzenhaften Umrissen. Die auf genauer biographischer Dokumentation beruhende Einleitung geht in eine Thesenproklamation über, in der Zola das Recht des Künstlers verteidigt, sich von den klassischen Dogmen und Regeln loszusagen. Es gibt keinen allgemein gültigen Maßstab, jeder große Künstler liefert uns eine neue, persönliche Umsetzung der Natur. Die Aufzählung von Manets malerischen Qualitäten hält sich länger als der frühere Artikel bei der Analyse der Farb- und Formwerte und der Eigenart der Handschrift auf. Im zweiten Abschnitt werden die Hauptwerke vorgestellt. Die ausführlichste Analyse gilt der *Olympia,* dem »Meisterwerk«, das Zola über alle anderen Bilder des Malers stellt.

An Zolas Argumentation fällt auf, daß sie zu viel beweisen will und dadurch in Widersprüche gerät. Wie er früher an Manet den Paria bewunderte, zugleich aber dem verschreckten Bürger beteuerte, dieser Außenseiter führe einen geordneten Lebenswandel, so arbeitet er auch jetzt mit zwei letztlich unvereinbaren Urteilsmaßstäben. Vorerst rühmt er das Bild, weil es die Kriterien der Lebenswahrheit erfüllt. Die spröde Nacktheit des Mädchens fasziniert ihn, und er überläßt ihre Ausdeutung seiner an exakten Wirklichkeitsdokumenten orientierten Dichterphantasie. Als wollte er der Entrüstung des Bourgeois neue Nahrung geben, teilt er dem Leser gelassen mit, daß das Mädchen, ein Modell, sechzehn Jahre alt ist. Ein Maler, der heute sein Modell zu antiker Schönheit stilisiert, ist in Zolas Augen ein Lügner. Manet will nichts als die Wahrheit sagen, er zeigt uns ein Mädchen unserer Tage, dessen junger Körper schon verwelkt ist. Solche Geschöpfe begegnen uns ständig auf den Gehsteigen, die mageren Schultern in einen verwaschenen Schal gehüllt. In diese Vorstellung mischt Zola die Erinnerung an die einige Seiten früher beschriebene *Straßen-*

sängerin (Abb. 19), die er von allen frühen Werken Manets am meisten schätzt. Das Modell beider Bilder war übrigens Victorine Meurent, keine Sechzehnjährige, sondern 1863 bereits über zwanzig.

Nachdem er die banale, ungeschminkte Alltagswirklichkeit der Olympia gepriesen und deren Schock ausgekostet hat, wirbt Zola für die soliden handwerklichen Qualitäten des Bildes, um den Bourgeois von unanständigen Tagträumen abzuhalten. Solcherart wird der eben wegen seiner Wahrheit gerühmte Sachinhalt den formalen Bildnotwendigkeiten unterworfen und in seinem Gehalt entwertet. Um Manet von philosophischen Unterstellungen und dem Vorwurf der Obszönität freizusprechen, behauptet Zola kurzerhand, für den Maler sei ein Bild bloß der Vorwand für eine Analyse, er wähle die Gegenstände nach formalen und koloristischen Gesichtspunkten aus. Übrigens nahm Zola diesen Standpunkt auch für seine eigene Darstellungsweise in Anspruch. Als ihm der Kritiker Louis Ulbach in einer Rezension der ›Thérèse Raquin‹[14] vorwarf, er sehe die Frau, wie Manet sie male, in den Farben des Straßenkotes und rosa geschminkt, bekannte er sich in seiner Rechtfertigung zu diesem Vergleich und behauptete, daß ihn die »humanité« seiner Modelle bei der Arbeit nicht beschäftige.

Im dritten und letzten Abschnitt erteilt Zola dem Publikum wieder einige Lektionen: »Der Künstler hat es satt, als Schreckgespenst zu dienen, trotz seines Mutes spürt er das Abnehmen seiner Kräfte angesichts des aufgebrachten Publikums. Es ist an der Zeit, daß die Menge sich ihm nähert und über ihre lächerlichen Schrecken sich Rechenschaft ablegt.« Seine freundschaftliche Besorgnis hindert Zola nicht, Manets Außenseiterrolle vor den eigenen Karren zu spannen. Um seinem kritischen Schrittmacher zu danken, hatte Manet sich bereit erklärt, Zolas ›Contes à Ninon‹ zu illustrieren. Am 7. Mai 1867 schrieb Zola[15] einen Brief an seinen Verleger Lacroix, in dem er ihm die publikumswirksame Seite des Vorhabens schmackhaft zu machen versuchte: »Die Manier des Künstlers soll Sie nicht beunruhigen; was kümmert es Sie, ob er dies oder das macht, er signiert – das ist alles: sein Name bedeutet Auflauf, Neugierde, eine Werbung, die Ihnen Publikum bringt ... Wenn Sie mir einige Erfahrung in Reklamedingen zubilligen, schenken Sie mir Glauben: mein Name und der Manets auf einem Buchumschlag, das sticht den Leuten ins Auge und zwingt sie, stehenzubleiben ...« Lacroix ließ sich überzeugen, dennoch kam das Projekt nicht zustande, denn Manet war zu sehr von den Vorbereitungen seiner Einzelausstellung in Anspruch genommen. Im Mai 1867 zeigte er fünfzig Bilder in einer Baracke an der Place de l'Alma. Das war seine Antwort auf den neuerlichen Affront der Jury, die ihn von dem auf der Weltausstellung gezeigten Querschnitt durch die französische Malerei der Gegenwart ausgeschlossen hatte. Gleichzeitig mit dieser Einzelausstellung, die wieder einmal Manet zum Gespött der Menge machte, brachte Zola seine biographisch-kritische Studie als Broschüre heraus. Das Heft enthielt ein Porträt des Künstlers von Bracquemond und eine Radierung Manets nach der *Olympia*.

Diese Broschüre taucht deutlich sichtbar auf dem *Bildnis Zolas* auf, das Manet im November 1867 zu malen beginnt (Abb. 24) und das zusammen mit der *Dame mit dem Papagei* 1868 von der Salonjury angenommen wird. Zola schreibt wieder ›Mon Salon‹. Im zweiten der sieben Aufsätze freut er sich, daß er recht behalten hat, denn alle Anzeichen deuten darauf hin, daß dem Freund der Durchbruch zur breiten Anerkennung gelungen ist. Sein eigenes Bildnis rechnet er zu Manets besten Werken: es zeigt den Maler als Naturalisten, der genau beobachtet und den Dingen elegante Einfachheit verleiht. Zola verrät uns auch, woran er während der langen Porträtsitzungen dachte: losgelöst von den lästigen Gemeinheiten der Spötter, fühlte er sich in einen Bereich der Wahrheit und Gerechtigkeit entrückt. Ein Blick auf den Mann an der Staffelei zeigte ihm, daß der Maler sein Modell vergessen hatte. Er wußte nicht mehr, wer vor ihm saß, er hätte irgendeine »bête humaine« mit der gleichen Ausdauer und Aufmerksamkeit wiedergegeben. Zola verschweigt, daß die Attribute, von denen seine Gestalt umgeben ist, nicht Anonymität verbürgen, sondern jeden Zweifel über die Person des Dargestellten ausschließen sollen. Was er bloß als meisterhaftes Stilleben rühmt, ist Steckbrief und Prädikat seiner kunstkritischen Autorität und zugleich Zeugnis seiner Freundschaft mit Manet. In einem Rahmen sind drei Kunstwerke zu sehen: der japanische Holzschnitt und der Verismus des Velázquez geben den Manet und Zola gemeinsamen Geschmacksnenner an, noch deutlicher aber spricht sich ihr Bündnis in der Reproduktion der *Olympia* aus, welche die vorderste Ebene der Bild-im-Bild-Montage einnimmt. Zola antwortete auf die gemalte Huldigung mit einer Gegengabe: im September 1868 widmete er Manet sein neuestes Werk, den Roman ›Madeleine Férat‹.

3 Venus profaniert

Zolas Versuch, von dem nackten Straßenmädchen auf die malerischen Qualitäten des Bildes abzulenken, verfälscht ebenso die programmatische Vulgarität[16] des Sujets wie der Vergleich der Olympia mit einer Göttin[17]. Manets formales Vorbild war Tizians *Venus von Urbino*, die er 1856 in Florenz kopiert hatte (Abb. 2 u. 3). Gewiß ist die Olympia ein modernes Gegenstück zur Venus, wie Reff[18] meint, doch bleibt zu fragen, ob sie nicht auch deren Gegensatz sein sollte. Anders formuliert: ist dieses Mädchen – wie etwa die *Diana von Poitiers* – eine Venus »in disguise«[19] oder die entschiedene Abkehr von der göttlichen Sphäre? Wird hier ein altes Muster in die Gegenwart gerettet oder zersetzt, ironisiert und profaniert?

Formal spricht vieles dafür, daß Manet die makellose Natürlichkeit und distanzierte Gelassenheit der Urbino-Venus profanieren wollte. Vielleicht auch von Goyas *Maja* bestärkt, setzt er sein Vorbild ganz und gar in Prosa um. Schon damals also, lange vor Duranty, rebelliert er gegen den Wohllaut des klassischen Linienduktus, gegen die ornamentale Schmiegsamkeit des Konturs. Nacktheit tritt als Entblößung auf. Der Körper ist nicht zugleich rhythmisch gelöst und gebunden, sein Umriß wirkt hart und unvermittelt, spröd und verletzend direkt. Die steife Pose ist nichts weniger als einladend, sie ist abweisend und doch auch bannend, auf rätselhafte Weise verführerisch.

In einem peinlichen Gedicht, das man als Baudelaire-Parodie mißverstehen könnte, hat Zacharie Astruc die Olympia besungen[20]. Für ihn ist sie das exotische »Mädchen von den Inseln«, jung und erhaben, von einer Flamme durchglüht. Zwar fragt Astruc nach der Herkunft ihrer »pose profane«, doch flüchtet er schnell zu den orientalischen Reizen des »unverwelklichen, jungfräulichen Körpers ...«. So weitschweifig und unbedeutend diese fünfzig (!) gereimten Zeilen sind, so einprägsam ist der angeblich ebenfalls von Astruc gewählte Bildtitel: seine Signalkraft hat gewiß zur Popularität des Bildes beigetragen. Freunde und Gegner des Malers mögen aus dem Wort so etwas wie eine Kampfansage an die Welt der Olympier herausgehört haben. Hinter dem Namen steht eine Figur von Dumas fils, also die romantische Kurtisanentradition, vielleicht auch die Automatenpuppe aus E. T. A. Hoffmanns ›Sandmann‹, der damals in Frankreich viel gelesen wurde[21].

Aus dem formalen Befund kann man schließen, daß Manet sich sowohl von den antiken Göttinnen als auch von der romantischen Tradition der ›femme fatale‹ lossagen wollte. Wenn es so war, kamen seine Ziele mit jenen überein, welche Zola mit seiner Nana verfolgt haben will. 1899, zwanzig Jahre nach dem Erscheinen des Romans, faßte der Dichter rückblickend seine Absichten zusammen: »Ich hatte den zweifellos zu großen Ehrgeiz, eine Dirne hinzustellen, die erstbeste, wie es ihrer ein paar tausend in Paris gibt, und damit wollte ich gegen die vielen Marion Delormes, gegen die Kameliendamen, die Marcos und die Musetten protestieren, gegen dieses ornamentale Geschlinge des Lasters, von dem ich glaube, daß es für die Sitten gefährlich ist und einen unheilvollen Einfluß auf die Vorstellungswelt unserer Mädchen ausübt.«[22]

Kehren wir in das Jahr 1868 zurück. Am 4. Juli setzt sich Zola in ›L'Evénement illustré‹ mit Dumas fils auseinander[23]. Wieder einmal geht es um die

Frage, ob der Schriftsteller Moralist sein soll. Zola verneint sie, er stellt den kühl beobachtenden Stendhal – »unser größter Romancier« – hoch über alle humanitären Plädoyers. Damit ist der Menschenfreund und der Dichter Dumas gerichtet, der in bewegten Worten das Laster der Prostitution beklagt, es jedoch mit gesuchten Wendungen höchst kunstvoll darstellt, anstatt seine ganze Härte und Brutalität auszusprechen. Der wahre Künstler, meint Zola, rückt dem Übel mit dem Skalpell auf den Leib, doch begnügt er sich mit seiner Feststellung[24]. Er sieht die Welt, wie sie ist und immer sein wird. Das ist seine höchste Aufgabe, was immer die braven Leute sagen mögen, die die Tugend in einem Gewächshaus hochziehen wollen. Die antiromantische Sachlichkeit, die Zola anstrebt, fasziniert ihn an Manets nacktem Straßenmädchen Olympia, und sicherlich verspürt er in diesem verbrauchten Körper den Abstand zum verführerischen »Geschlinge des Lasters« der Romantiker. Ein Detail ist in diesem Zusammenhang erwähnenswert. In seinem großen Manet-Aufsatz unterspielt Zola den Sachinhalt des Bildes mit der Bemerkung, Manet brauchte eine nackte Frau, er nahm Olympia, *die erstbeste*. Mit eben diesem Wort – »la première venue« – erklärt er 1899 rückblickend die Wahl seiner Nana. Der Hinweis auf die Beliebigkeit des Modells gehört, wie Durantys Fragmentästhetik, zur Polemik gegen die klassischen oder romantischen Klischees und deren Mustergültigkeit.

Als das Zola-Porträt nach dem Ende des Salons von 1868 in die Wohnung des Dichters kam, trat auch *Olympia,* wenngleich nur als verkleinerte, einfarbige Reproduktion, in dessen täglichen Wahrnehmungshorizont (Abb. 24). War Zola damals schon so kurzsichtig, daß ihm entging, was vor einigen Jahren dem Kunsthistoriker Th. Reff auffiel? Die Olympia des Zola-Porträts blickt nicht wie die des Originals frontal aus dem Bild, sondern schräg in Richtung auf den Mann, der ihr erster und mutigster Verteidiger war. Hat dieser Blick den Dichter irritiert oder inspiriert? Wollte Manet auf die Tatsache anspielen, daß Zola sich gerade damals mehrfach mit dem Thema der ›femme fatale‹ und der Kurtisane beschäftigte? Dann wäre das Bild eine verschlüsselte Versuchung des heiligen Antonius, überdies aber die psychologische Analyse eines Mannes, der sechzehn Jahre später, im Vorwort zum Bühnenstück ›Nana‹, seinen Gegnern ironisch zurief: »Leider habe ich nicht einmal ein Laster!«[25]

Mit dem Bild im Bild haben Maler oft ihren Gegenstand erläutert. Zola wendet ein ähnliches Verfahren in dem Manet gewidmeten Roman ›Madeleine Férat‹ (1868) an[26]. Er beschreibt darin einen alten Stich, die Versuchung des heiligen Antonius. Dieser Kunstgriff erlaubt es dem Naturalisten Zola, die Analyse seiner Titelheldin, die einer der vom Teufel besessenen Verführerinnen des Stiches ähnlich sieht, auf den Hintergrund einer romantischen Orgie zu projizieren, also in eine symbolische Dimension zu stellen. Später wird Madeleine als »kalte Maske« geschildert, aus deren erstarrter Physiognomie Grausamkeit spricht. Man hat eine *Versuchung des heiligen Antonius* von Cézanne als mögliche Bildquelle genannt, doch liegt es näher, hinter der kalten Maske dieser Frau die *Olympia* zu vermuten.

Am 6. Dezember 1868 veröffentlichte Zola in ›La Tribune‹ eine Causerie über die Kokotten, die den jungen Herren der Jeunesse dorée die nötige Lebensart beibringen und sie dabei verschlingen[27]. Ist nicht die unnahbare Olympia der Prototyp der Zolaschen Asphalt-Sphinx? Dreimal verwendet Zola später die Sphinx als Metapher der Frau, die den Mann zerstört: Renée (in ›La Curée‹, 1871) wird einer Sphinx aus schwarzem Marmor verglichen, die halbwüchsige Nana bewirkt den Sturz ihres Vaters in die Tiefe, auf dem Höhepunkt ihrer Macht, im ›Nana‹-Roman, gleicht sie den »antiken Ungeheuern«, die, umgeben von Skeletten, ihren Fuß auf Totenschädeln ruhen lassen. Zola beginnt seine Causerie im Tonfall ironischer Distanz. Er glossiert Meldungen der Boulevardpresse, aus denen die kleinen Leute erfahren, wie bunt es die Großen treiben. Fazit: wer Geld hat, kann sich alles erlauben. Das ist der Lauf der Welt, daran wird keine Sittenpredigt etwas ändern, deshalb lehnt Zola es ab, auf die Kanzel zu steigen. Dann aber packt ihn plötzlich der biblische Zorn, und er wirft sich zum Ankläger auf. Unvermutet verdüstert sich die Szene, die öffentliche Lustbarkeit der leichtfüßigen Offenbach-Welt versinkt in der riesigen Kloake, in der Zola die ganze Nation verfaulen sieht: allen voran die alten Würdenträger, die dreißigjährigen Greise und alle von den Kokotten ausgepreßten Hampelmänner. Zola prophezeit: »Ich glaube, daß es das Laster immer gegeben hat. Aber es gibt Zeiten, in denen es sich zur Schau stellt, und diese Zeiten künden immer eine gesellschaftliche Krise an.«

In dieser Causerie steckt das Konzept, das Zola zehn Jahre später in der ›Nana‹ ausführt. Sogar eine Episode der künftigen Handlung hat sich bereits in seiner Vorstellung festgesetzt. Er vergleicht die Hampelmänner des Zweiten Kaiserreiches mit einer Gestalt Shakespeares (er irrt[28], die Figur stammt aus Otways ›Venice Preserv'd‹), einem alten venezianischen Senator, der sich von seiner Mätresse erniedrigen und wie ein Tier behandeln läßt. Im 13. Kapitel der ›Nana‹ wird Graf Muffat ähnliche Exerzitien über sich ergehen lassen (Abb. 95). Das Vorbild dieser lächerlichen Pantomime ist der greise Aristoteles, der von Phyllis geritten wird. Das Thema des Philosophen, der seinen Schüler Alexander vor der Weibermacht warnt, der er dann selbst verfällt, war in der satirischen Druckgraphik des 16. Jahrhunderts sehr beliebt.

Eine Woche nach dem Erscheinen der Causerie, am 14. Dezember 1868, besuchte Zola zum ersten Mal die Goncourts und schilderte ihnen sein großes

Romanvorhaben, die ›Natur- und Sozialgeschichte einer Familie unter dem Zweiten Kaiserreich‹[29]. Schon damals hatte er für die Gestalt der Dirne einen eigenen Roman vorgesehen. Und es ist möglich, daß er dafür den Umriß der Olympia vor Augen hatte. Als er dann 1875 ›L'Assommoir‹ zu schreiben begann, nahm die halbwüchsige Nana andere Züge an, doch blieb sie die Schwester der Olympia: beide verkörpern das frühreife Laster der proletarischen Großstadtmädchen.

4 Manets Priorität

Die Frage, wer im Jahre 1876 wen beeinflußt hat, ist vor diesem Hintergrund letztlich belanglos. Als Zola den Roman der Wäscherin Gervaise schrieb und Manet das Bild ihrer Tochter malte, waren beide schon längst mit der Gestalt der Kokotte befaßt. Aus dieser Sicht kommt Manet nicht nur eine klare Priorität zu, seine *Olympia* könnte schon in den sechziger Jahren die Einbildungskraft des Dichters stimuliert haben. Von Manet ist keine Äußerung über Zolas ›Nana‹ bekannt. 1878 berichtet er Duret, was er gehört hat: Zola habe Freunden die ersten drei Kapitel des Romans vorgelesen, man sei verblüfft gewesen, ein neuer großer Erfolg stehe bevor[30]. Zola hatte eine anonyme Radierung nach der *Nana* bei sich hängen, sein Urteil über das Bild kennen wir nicht. Weder in Kritiken noch in Briefen findet sich eine Erwähnung, auch nicht in seiner letzten Studie über Manet, dem Nekrolog von 1884. Vielleicht hatte Zolas Schweigen seinen impulsiven Grund in einer Verstimmung, davon ausgelöst, daß Manet den Titel seines noch nicht geschriebenen Romans rasch für sich gepachtet hatte – übrigens wieder ein Signalwort, ähnlich der Olympia, das der Reklamefachmann Zola vielleicht nicht gern mit einem andern teilen wollte. Wenn diese Vermutung zutrifft, war seine Sorge unbegründet: als der Roman erschien, übertraf sein Skandalerfolg bei weitem den des Manetschen Bildes, von dem übrigens niemand mehr sprach[31]. Aber es kann auch andere Motive geben. Wollte er dem Maler kein Vorbild, keine Anregung verdanken? Diese Haltung wäre nicht verwunderlich, vielmehr dem kategorischen Naturalisten angemessen, der immer wieder predigte, der Künstler müsse sich der direkten Erfahrungsquellen bedienen und den Umweg über vorgeprägte Muster meiden – was ihn freilich nicht hinderte, in der Praxis anders zu verfahren. Vielleicht fand er Manets Bild zu vordergründig, vielleicht sagte ihm das robuste Mädchen vor dem Spiegel zu wenig über die Höhen und Tiefen der Männerfresserin aus, die gleich einem Dämon seine Phantasie beherrschte. Dafür spricht, daß der epische Wirklichkeitsgestalter, zu dem Zola mit ›La

Curée‹ (1871), ›Le Ventre de Paris‹ (1873) und ›L'Assommoir‹ (1876) sich entwickelt hatte, die Malerei seiner Freunde mit anderen Maßstäben zu beurteilen begann. Längst war er ja nicht mehr der unbekannte Anfänger, der in der Rolle des Trommlers auch für den eigenen Ruhm sorgt, sondern der anerkannte Meister, der sich anschickt, selbst die Gefährten von gestern seine kritische Autorität verspüren zu lassen. Davon ist das letzte Kapitel der Beziehungen zwischen dem Schriftsteller und dem Maler betroffen, das uns später beschäftigen wird.

IV Die Bildidee im Werk Manets

Wir fragen nach den Vorstufen und Ausstrahlungen der *Nana* in Manets Werk. Die Antworten werden erkennen lassen, daß unser Bild die entscheidenden Themen und Leitmotive des Künstlers widerspiegelt. Ohne unsere Analyse einer strengen Systematik zu verschreiben, unterscheiden wir vier miteinander korrespondierende Bereiche: das Paar allein, das Paar oder einer der beiden Partner als Teil einer Gruppe, der Mann allein und die Frau allein.

1 Manet und Tizian

Als der junge Manet, von seinem Lehrer Couture unbefriedigt, bei den Meisterwerken der Vergangenheit Rat holte, trat ihm unser Bildthema in einem Werk Tizians in mythologischer und kunstgeschichtlicher Verkleidung entgegen, zur Würdeformel distanziert und eben darum nicht anstößig, sondern von unbefangener Sinnlichkeit erfüllt. 1854 kopierte Manet die *Venus vom Pardo* im Louvre, die damals *Jupiter und Antiope* hieß (Abb. 1). Nach dieser

1 Tizian, *Venus vom Pardo*

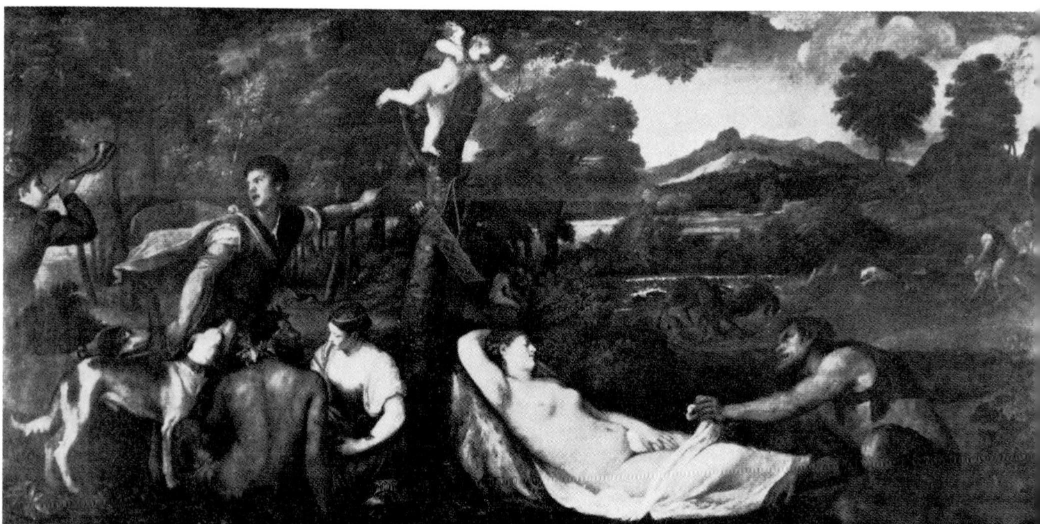

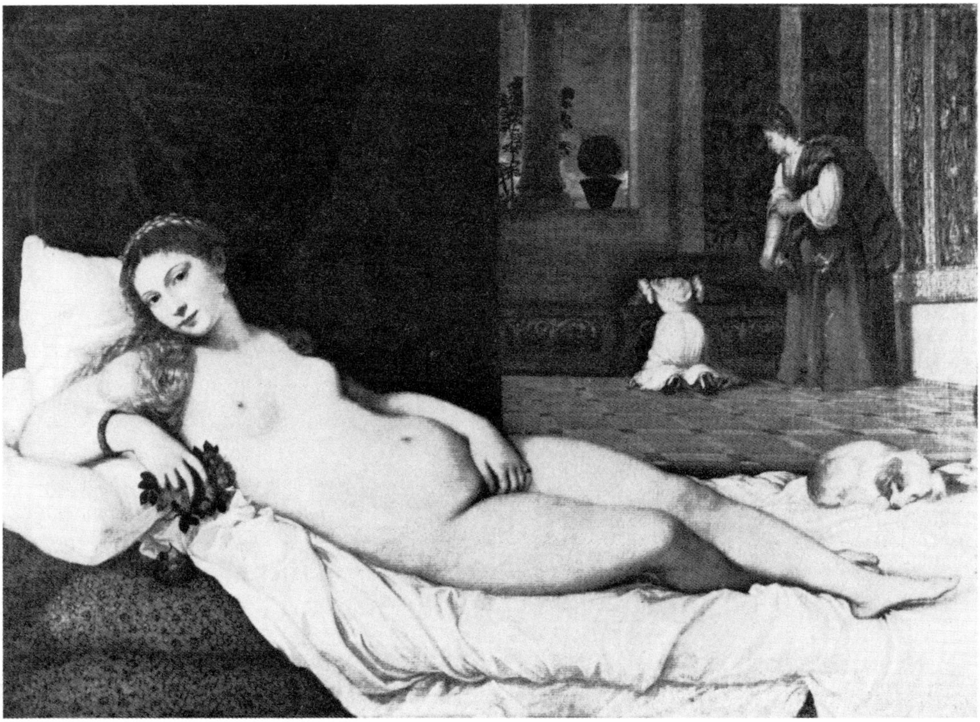

2 Tizian, *Venus von Urbino*. 1538

heute aufgegebenen Deutung entblößt Jupiter in Gestalt eines Satyrs seine schlafende Geliebte. Die Gestalten in der linken Bildhälfte scheinen davon keine Notiz zu nehmen. Das Nebeneinander wird formal kaum überbrückt. Nur der pfeilschießende Amor – kein unbedeutender Akteur! – vermittelt leitmotivisch zwischen beiden Hälften. Der Betrachter unserer Tage, ein Produkt der Arbeitsteilung und der Spaltung des Privaten vom Öffentlichen, fühlt sich vor dieser Idylle an das verlorene Paradies erinnert, das von der utopischen Hoffnung immer wieder aus der Vergangenheit in die Zukunft geholt wird[1]. Das Geschlechtsverlangen äußert sich frei von Maske und Konvention. Der Mensch, der seinen Sinnen folgt, scheint im Einklang mit den Naturkräften zu handeln, er weiß noch nichts von dem Sündenfall, der heute ›Entfremdung‹ heißt. Antiope-Venus wird nicht zur Schau, ihre Unschuld nicht auf die Probe gestellt, ihr Geliebter ist noch nicht der Voyeur (man denke an Rubens und

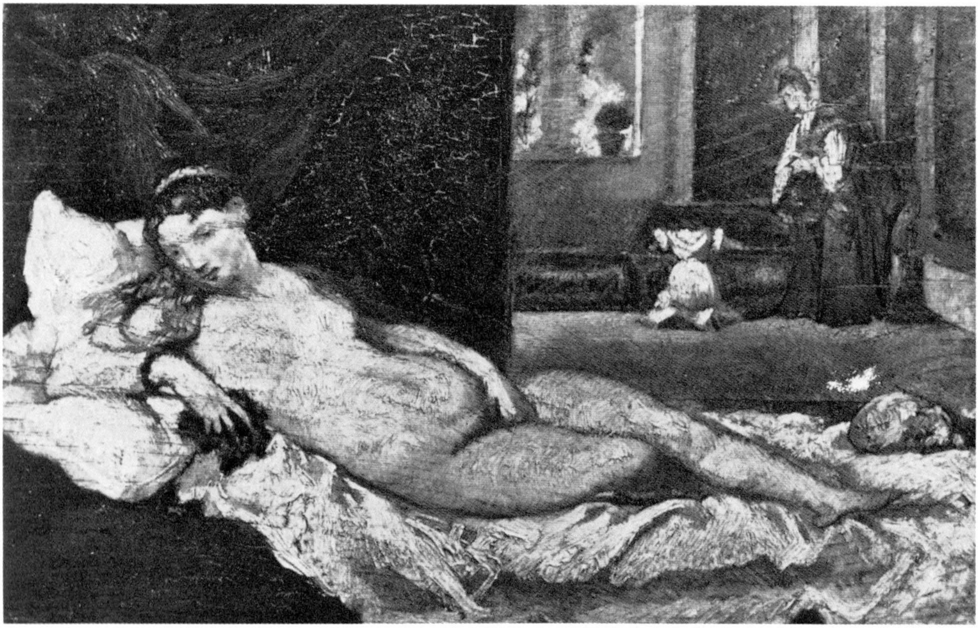

3 Edouard Manet, Kopie nach Tizians *Venus von Urbino*. 1856

Watteau!), der sich schließlich in den Herrn in Frack und Zylinder verwandeln wird. Und der Bildbetrachter wird noch nicht als indiskreter Komplize in das Geschehen einbezogen.

Das Thema tritt in eine diesseitige Dimension, sobald es sich aus der Würdesphäre der Götter und Heroen in die Gegenwart verlagert. Auch diesen folgenreichen Schritt fand Manet in einem Werk Tizians vorweggenommen. In der *Venus von Urbino* (Abb. 2, 3), die er 1856 in Florenz kopierte, begegnete ihm ein berühmter, seit dem 16. Jahrhundert gültiger Prototyp des Nackten: die Frau, die ihren Partner nicht im Bild vorfindet, sondern im Bildbetrachter direkt anspricht. Anders als die schlafende Pardo-Venus verrät dieses Geschöpf durch Wendung und Blick, daß es seine Nacktheit bemerkt wissen will. Es ist nicht überraschend, daß man in der zweiten Hälfte des 19. Jahrhunderts mehrmals entschied, diese Venus sei gar keine Venus[2]. Der Gestus der Venus pudica wird wie so oft zweideutig: die Hand ruht, gleich der der *Olympia*, verbergend und zugleich hinweisend auf dem Geschlecht, das genau in der Mittelachse des Bildes sitzt. Diese Ambivalenz ist der ganzen Gestalt eigentümlich. Die Göttin tritt, in einer ihrer vielen Rollen, als Kurtisane auf[3]. Manets Kopie mildert diese Direktheit in einem wichtigen Detail: der Blick seiner Venus richtet sich nicht auf den Betrachter, sondern schräg ins Leere.

Von den Tizians des Louvre hat Manet zwei kopiert, die *Pardo-Venus* und die *Madonna mit dem Hasen*. Auch die anderen wird er gründlich studiert haben, vornehmlich die *Dornenkrönung*, die ihm sicher gegenwärtig war, als er 1865 selber dieses Thema aufgriff[4]. Wahrscheinlich hat er sich auch mit der sogenannten *Allegorie des d'Avalos* und der *Frau bei der Toilette* beschäftigt. Wir stützen diese Annahme auf das Motiv der Blickführung, das Manet später zum zentralen Ausdrucksmittel seiner Menschendarstellung vertiefen sollte. Schon als er die *Pardo-Venus* kopierte, mag ihm an der Frau und dem Satyr der linken Bildhälfte aufgefallen sein, daß zwischen beiden kein Konakt besteht, denn die Frau blickt versonnen vor sich hin, während das Auge des Satyrs den schwebenden Amor sucht. (Einen Musterkatalog divergierender Blickachsen bietet Rembrandts *Anatomie des Dr. Tulp*, die Manet 1856 kopierte, Abb. 4). Auch die *Allegorie des d'Avalos* enthält das Motiv des Paares, dessen Partner aneinander vorbei blicken (Abb. 5). Freilich ist die Situation noch allegorisch idealisiert und durch die drei Kardinaltugenden vom Zauber höherer Bedeutsamkeit umspielt, welche die Fremdheit zwischen Mann und Frau mildert. Dennoch ist unverkennbar, daß diese Frau in einer Welt lebt, die der Mann nur von außen

4 Edouard Manet, Kopie nach Rembrandts *Anatomie des Dr. Tulp*. 1856

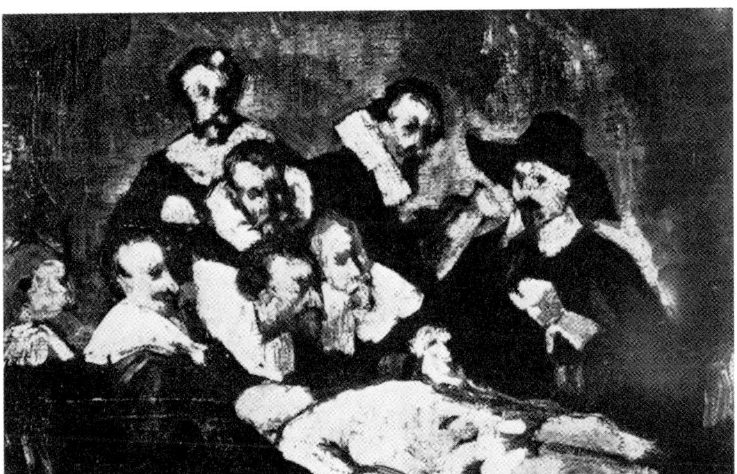

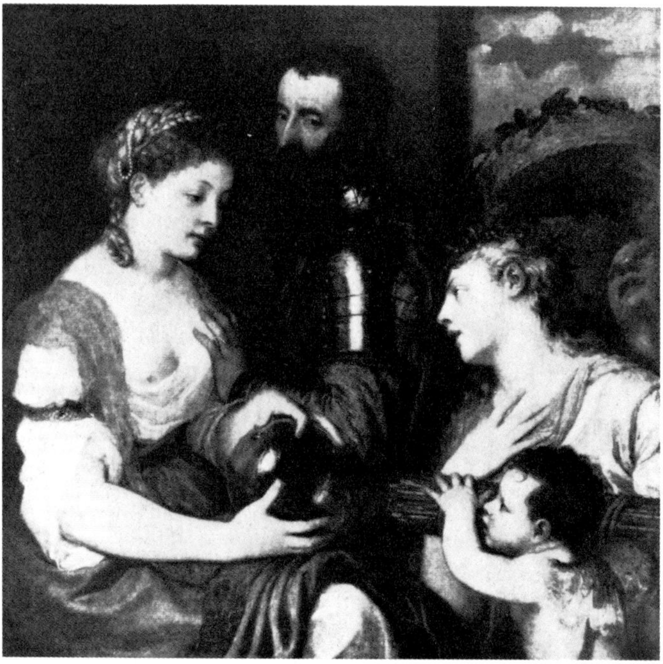

5 Tizian, *Allegorie des d'Avalos.* Um 1532

zu berühren vermag. Die drei Menschen auf Manets *Balkon* (Abb. 25), das Paar im *Gewächshaus* (Abb. 31) und das Mädchen und der Herr in der *Bar aux Folies-Bergère* (Abb. 32) drücken ein vergleichbares Distanzerlebnis aus, und gerade Nanas freizügige Schaustellung läßt ahnen, daß auch zwischen der Dirne und ihren zahllosen Partnern der unüberbrückbare Abstand der Fremdheit liegt. Es scheint, daß die Frau dem Mann das Wissen um die Isolierung voraus hat, wie sie auch tiefer die Vergänglichkeit erfährt. Die Frau, der Tizian in seiner Allegorie eine Glaskugel in den Schoß legt, denkt über die Vergänglichkeit und Hinfälligkeit aller Dinge nach. Manet versetzt dieses Nachdenken in die gläserne Spiegel- und Vanitaswelt der Folies-Bergère. Panofsky[5] bemerkt über die *Junge Frau bei der Toilette,* sie scheine ungeachtet der Gegenwart des Mannes mit ihren Gedanken allein (Abb. 6). Ob es Tizian bei dieser Szene um eine Allegorie der Vergänglichkeit ging, muß offenbleiben, für unseren Zusammenhang sei bloß angemerkt, daß Manet in dem Bild den motivischen Kern seiner *Nana* vorgefunden haben mag: die Frau, die sich im Spiegel betrachtet und die Gegenwart des hinter ihr stehenden Mannes nicht beachtet. Eine entfernte Vorwegnahme der Nana-Haltung findet sich übrigens in der Kopie einer *Frau*

6 Tizian, *Junge Frau bei der Toilette*

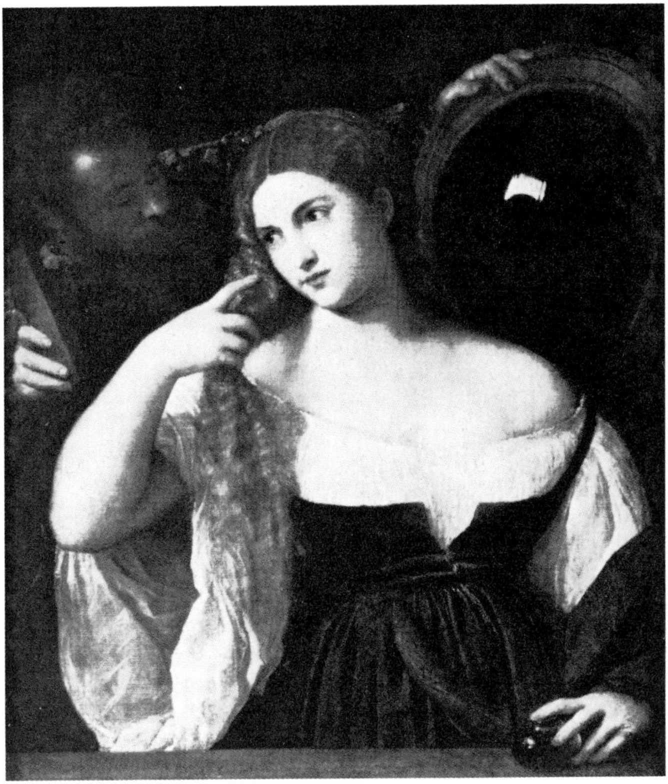

mit dem Spiegel (Abb. 7), die Manet in den fünfziger Jahren nach einem italienischen Renaissancemaler zeichnete. Das Vorbild, offenbar eine Allegorie der Wahrheit, ist noch nicht identifiziert.

Aus Manets Beziehung zu Tizian lassen sich die ersten Schritte des Malers zu formaler und inhaltlicher Eigenständigkeit ablesen: hier wird die Keimphase seiner ›Modernität‹ faßbar. Was man Manet vor hundert Jahren vorwarf, seine dunklen Inhalte, wurde bei Tizian widerspruchslos akzeptiert. Castagnarys Kopfschütteln über die widersprüchliche Haltung der beiden Frauen auf dem Balkon, seine Frage nach der Bedeutung des jungen Mannes im *Frühstück im Atelier* (Abb. 14) oder Jules Comtes Entrüstung vor der *Bar aux Folies-Bergère*, die in seinen Augen alle Gesetze der Logik und des gesunden Menschenverstandes herausfordert[6] – alle diese Bekundungen der Ratlosigkeit bleiben den Bildern Tizians erspart, selbst wenn deren Inhalte rätselhaft sind. Für Crowe

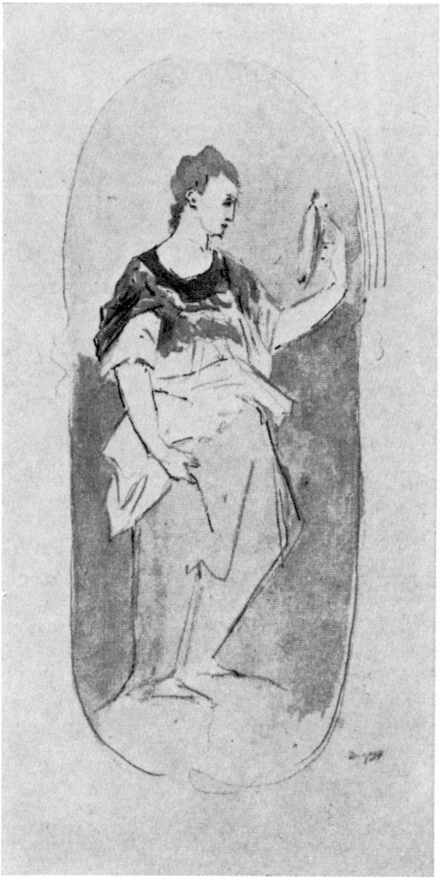

7 Edouard Manet, *Frau mit Spiegel.* Zeichnung nach einem italienischen Meister. 1852–58

und Cavalcascelle stand damals – 1877 – außer Zweifel, was die *Allegorie des d'Avalos* bedeutet: »Der Krieger sollte dargestellt werden, wie er sich von seiner Gattin trennt, aber getröstet wird durch Sieg, Liebe und Hymen …«.[7] Die Verständnislosigkeit der ersten Manet-Kritiker kommt nicht nur aus Bosheit oder absichtlichem Nicht-erkennen-Wollen. Bei den Bildern der klassischen Maler stand ihnen das vertraute mythologische und allegorische Themenrepertoire zur Verfügung – im Zweifelsfall war eben eine nackte Frau eine Venus. Dieser Musterkatalog versagte seine Dienste bei einem Maler wie Manet, dem anzumerken war, daß er sich von den vorempfundenen Themen und Typen der alten Kunst entfernte. Daß diese Abkehr auf einen neuen Typenkatalog der menschlichen Existenz, auf den »Heroismus des modernen Lebens«[8] und dessen Mythisierung abzielte, konnten und wollten nur wenige von Manets Zeitgenossen erkennen.

2 Die ›Überraschte Nymphe‹ (1861) und die ›Musik in den Tuilerien‹ (1861)

Diese Abkehr läßt sich an der Nymphe (Abb. 8) beobachten. Noch einmal dürfte Manet sich eines großen Vorbildes, der *Susanna* von Rembrandt, versichert haben, aber er kopiert nicht mehr, er paraphrasiert. Das von der Tradition geliehene Muster gibt dem Thema der Nacktheit einen neuen Akzent. An die Stelle der heidnischen Unbefangenheit tritt das vom Christentum geprägte zwiespältige Verhältnis zur Sinnlichkeit. Susannas Nacktheit ist nicht mehr unschuldig, sie steht unter dem Vorwurf der Unkeuschheit und des Ehebruchs. So wird sie zur verbotenen Nacktheit, die sich versagt, versagen muß. Etwas davon ist in Manets Gestalt zu spüren, obgleich die beiden neugierigen Männer nicht zu sehen sind. Der Blick aus dem Bild, auf einen störenden Zuschauer gerichtet, ist voll Befangenheit. Daran ändert sich nichts, wenn wir die Gestalt nicht als Susanna, sondern als heidnische Nymphe auffassen. Manet rührt hier bereits an die dialektische Verknüpfung von sich verbergender und sich bloßstellender Nacktheit. Jene, in dem Empfinden von Schuld und Scham wurzelnd, ist ebenso unantik und modern wie diese, in der sich die Schamlosigkeit zu erkennen gibt. Bald wird Manet die Nacktheit aus seiner eigenen Sicht darstellen, nämlich als Entblößung, die nicht in sich selbst gerechtfertigt ist, sondern der von Konventionen verkleideten Welt herausfordernd entgegentritt. Das unterscheidet letztlich das *Frühstück im Freien* (Ft. 2) von seinem Vorbild, dem Raffael-Motiv (Abb. 21), und die *Olympia* (Ft. 3) von der *Venus von Urbino* (Abb. 2). Noch subtiler, weil nur halb entkleidet, drückt die *Nana* diese Herausforderung aus.

Nicht nur das Vorbild der Antike, auch das ihrer italienischen Wiedererwecker wird jetzt von den ›Modernisten‹ angezweifelt. 1859/60 schreibt Baudelaire seinen großen Aufsatz über Constantin Guys, den »Maler des modernen Lebens«. Im 5. Abschnitt, der von der Modernität handelt, heißt es: »Wenn ein Maler, genau und geduldig, aber mit einer mittelmäßigen Einbildungskraft versehen, eine Kurtisane unserer Zeit malen soll und er sich von einer Kurtisane Tizians oder Raffaels inspirieren läßt (so lautet das geweihte Wort), ist es überaus wahrscheinlich, daß er ein falsches, zweideutiges und obskures Bild schaffen wird. Das Studium eines Meisterwerkes jener Zeit wird

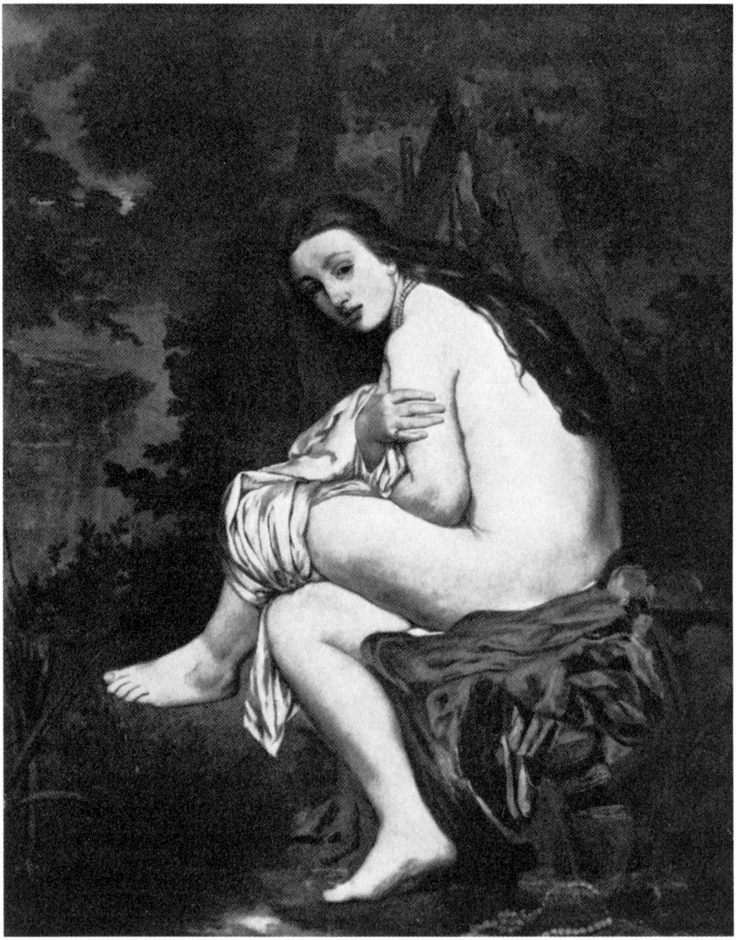

8 Edouard Manet, *Überraschte Nymphe*. 1861

ihn weder Haltung noch Blick, weder Mienenspiel noch Lebensart eines jener Geschöpfe lehren, welche das Wörterbuch der Mode nacheinander unter rohen oder spöttischen Stichworten verzeichnet – wie die Unkeuschen, die ausgehaltenen Mädchen, die Loretten und ›biches‹ (Hirschkühe).«[9]

Als Baudelaire diesen Aufsatz schrieb, war er bereits mit Manet bekannt, den er besonders als Radierer schätzte. Zwar bestreiten Zola und Proust, daß

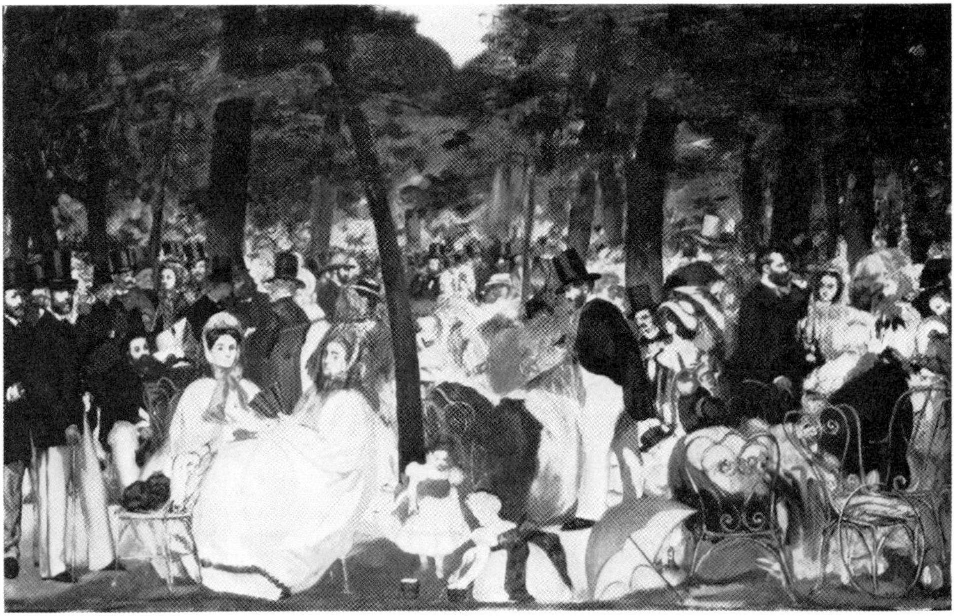

9 Edouard Manet, *Musik in den Tuilerien*. 1861

der Maler von dem Dichter beeinflußt worden sei, dennoch wird immer wieder Baudelaire als Anreger der *Musik in den Tuilerien* (1861, Abb. 9) genannt[10]. Da wir vermuten dürfen, daß der Gedankenaustausch zwischen ihm und Manet sich damals um das Thema der Modernität drehte, könnte der Essay bereits vor seinem Erscheinen im ›Figaro‹ (Nov.–Dez. 1863) Spuren hinterlassen und die Hinwendung des Malers zur zeitgenössischen Szene unterstützt, wenn nicht gar herbeigeführt haben. Einen ähnlichen Anstoß könnte aber auch Baudelaires ›Salon de 1845‹ bewirkt haben, dessen berühmtes Bekenntnis zur Modernität zum ersten Mal auch für die Darstellungswürdigkeit der zeitgenössischen Kleidung eintrat. Schon im 18. Jahrhundert wurde diese Frage diskutiert. So von Herder (1778): »Was soll nun gebildet werden? Bäume, Pflanzen, Skorpione, unsere Komplimente, unsere Kleider? Die Natur ist von uns gegangen und hat sich verborgen, Kunst und Stände, Mechanismus und Flickwerk sind da ...«[11] Von der Stückhaftigkeit der Gegenwart soll die ganzheitliche Antike erlösen. Dem klassischen Ideal verschrieben, ging Goethe 1801 mit dem »prosaischen Zeitgeist«[12] ins Gericht, den er in Schadows Werken sich offenbaren sah. Selbst Heine war 1831 noch nicht für die moderne

Kleidung gewonnen: »Unser moderner Frack hat wirklich so etwas Grundprosaisches, daß er nur parodistisch in einem Gemälde zu gebrauchen wäre.«[13] Allein Stendhal hatte bereits 1825 entschieden: »Das moderne Ideal heißt Eleganz.«[14] Das ist wahrscheinlich auch die erste Definition der Modernität, die auf den Dandy als deren Kronzeugen anspielt. Daran knüpft Baudelaires Prophezeiung im ›Salon de 1845‹ an: »Der Maler, der wahre Maler wird der sein, der es vermag, dem heutigen Leben seine epische Seite abzugewinnen und der uns in der Farbe oder in der Zeichnung zeigt und begreiflich macht, wie bedeutend und poetisch wir in unseren Krawatten und Lackstiefeln sind.«[15] »Freilich, noch 1857, zwei Jahre nach Courbets *Atelier* (Abb. 10), führt Delacroix die Schwierigkeit der ›sujets modernes‹ auf die Armseligkeit der modernen Kleidung zurück[16].

Die *Musik in den Tuilerien* ist zugleich Ausschnitt und Panorama des Pariser Lebens[17]. Es ist das erste vielfigurige Bild, in dem Manet seine eigene Konzeption vertritt. Wir meinen damit eine die meisten Zeitgenossen befremdende Sprachhöhe, die man, gemessen an der gehobenen Diktion der alten Meister, als prosaisch bezeichnen kann, genauer: als eine Prosa, die sich der journalisti-

10 Gustave Courbet, *Das Atelier*. 1855

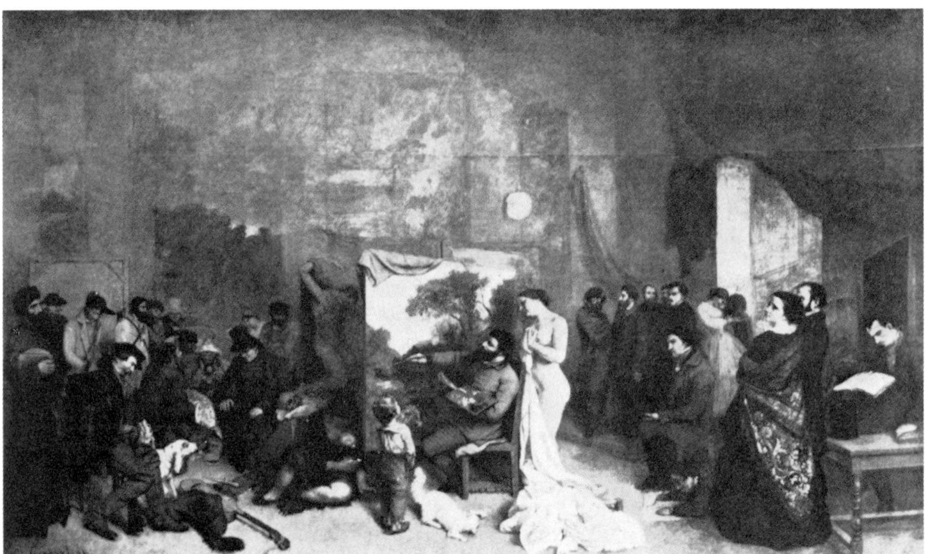

schen Reportage nähert, da sie den Eindruck der unmittelbaren Niederschrift erweckt. Der Vergleich mit älteren Darstellungen des Straßenlebens, etwa mit Debucourts *Spaziergang im Garten des Palais Royal* (1792), ist aufschlußreich. Dort war der Künstler augenscheinlich von der Buntheit und gestikulierenden Lebhaftigkeit der Menge fasziniert, war Nichtstun mit koketter Geschäftigkeit verbunden. Bei Manet sind die Menschen nichts als Nichtstuer, von Buntheit kann keine Rede sein. Vexierbildartig verschlüsselt hat der Maler (für den Eingeweihten) sich selbst und eine Reihe berühmter Pariser Gestalten – Gautier, Offenbach, Baudelaire u. a. – untergebracht[18]. Doch diese Stars der Gesellschaft und des Kunstlebens geben sich anonym wie Herr Jedermann. Von ihrer dunklen Folie heben sich einige Frauen ab. In ihnen begegnet zum ersten Mal Manets kühl fixierender Frauenblick, der sein Gegenüber mißt, aber auch sich selbst gemessen weiß. Die Musik scheint niemanden zu kümmern. Man ist da, um zu sehen und gesehen zu werden. Kein fließendes Bewegungsornament bindet die Gestalten zusammen. Der Grundton ist der eines disparaten Nebeneinanders, in dem totale Verfügbarkeit und Promiskuität herrschen. Es gibt keine formale Hierarchie, die Mitte ist merkwürdig unbetont und wirkt wie ausgespart[19]. Innerhalb dieser einem Schaufenster vergleichbaren Verfügbarkeit stellt sich die Menge als Klassengesellschaft dar. Sie ist insofern offen, als jeder sich mit jedem verbinden kann, zugleich aber demonstrativ abgeschirmt, denn alle diese Gestalten sind unter sich, verkörpern das mit sich selbst beschäftigte Bürgertum. Dieser seiner Gesellschaftsschicht entnimmt der Bürger Manet die Modelle und Anlässe seiner Kunst. Aus bürgerlicher Sicht stellt er ihren Zeitvertreib, ihr Nichtstun, ihre Langeweile dar. Und als Bürger faszinieren ihn besonders die fragilen Randsituationen, in denen sich der Zerfall dieser Gesellschaft ankündigt, die Grenzübertritte aus der problemlosen Geborgenheit in die Selbstbefragung und in die Bindungslosigkeit.

3 Der Flaneur und die Flaneuse

Solche Randfiguren sind der Flaneur und die Flaneuse. Beide tauchen bereits in der *Musique aux Tuileries* auf, der Flaneur sogar in seiner exemplarischen Verkörperung: in der Gestalt Baudelaires. Der würdige Besucher *Nanas,* eine Spielart des Flaneurs, könnte einer der Herren sein, die im Tuileriengarten nach einer Nana Ausschau halten oder sie schon gefunden haben.

Wie die Kokotte, sein gesellschaftliches Gegenüber, kommt der Flaneur aus dem Repertoire der spätromantischen Außenseiter. Der *Absinthtrinker* (1858/59,

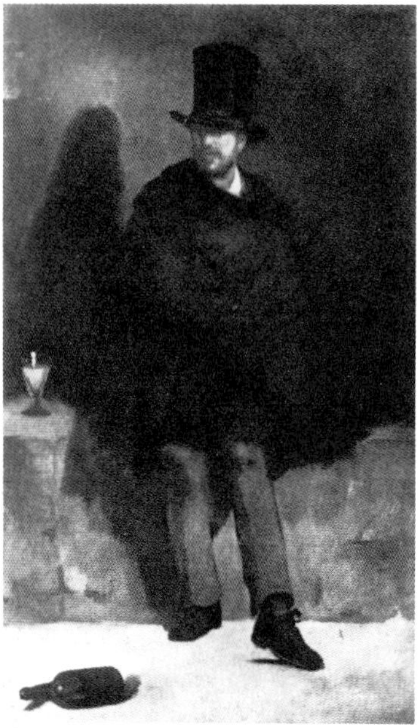

11 Edouard Manet,
Der Absinthtrinker. 1858–59

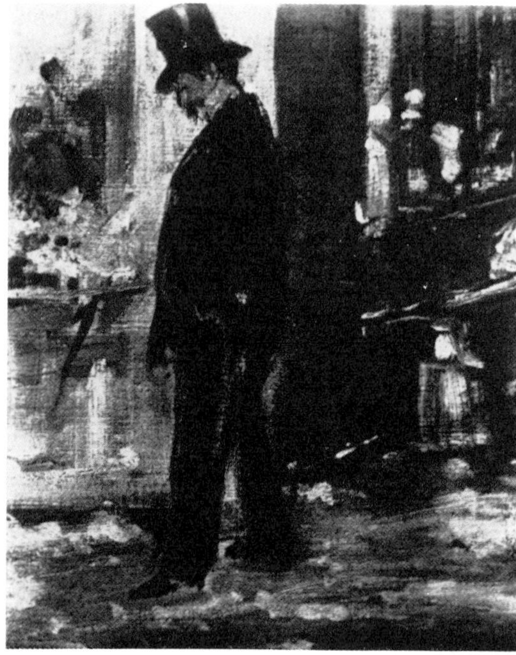

12 Edouard Manet, *Ein Spaziergänger.* 1878

Abb. 11) zeigt ihn noch unheilvoll verdüstert und in der Rolle eines Deklassierten, dem man nihilistischen Trotz zutraut. Seine nächsten Verwandten sind die dumpfen Kreaturen, die in der linken Hälfte von Courbets *Atelier* (1855) beisammen stehen und hocken (Abb. 10). Dieselbe Gestalt taucht distanziert beobachtend hinter dem *Alten Musikanten* (1862, Abb. 13) wieder auf. Man kann Manets Bettler und Lumpensammler mit dem Hinweis auf Velázquez rechtfertigen, aber in ihnen auch Vertreter des Lumpenproletariats erblicken: Menschen, die gescheitert sind und nun auf der niedrigsten Stufe des Flaneurs ihre Existenz fristen. In gesellschaftliche Respektabilität gekleidet, verkörpert der Flaneur des *Frühstücks im Atelier* den gleichmütig abwägenden Zuschauer, dessen Blick alles interessiert, aber nichts zu fesseln vermag (Abb. 14). Diese vom Bildrand angeschnittene ›Randfigur‹ des vornehmen Müßiggängers verweist auf den Nana-Besucher, auf den anonymen Spaziergänger (Abb. 12) und den Herrn, der sich im *Café Concert* unter das Volk begibt, aber Distanz wahrt (Abb. 15, 16). Auch die Bildnisse von Léon Koëlla, Duret, Desboutin, Mallarmé (Abb. 17), George Moore – Künstler in Bürgermaske, Bürger in der

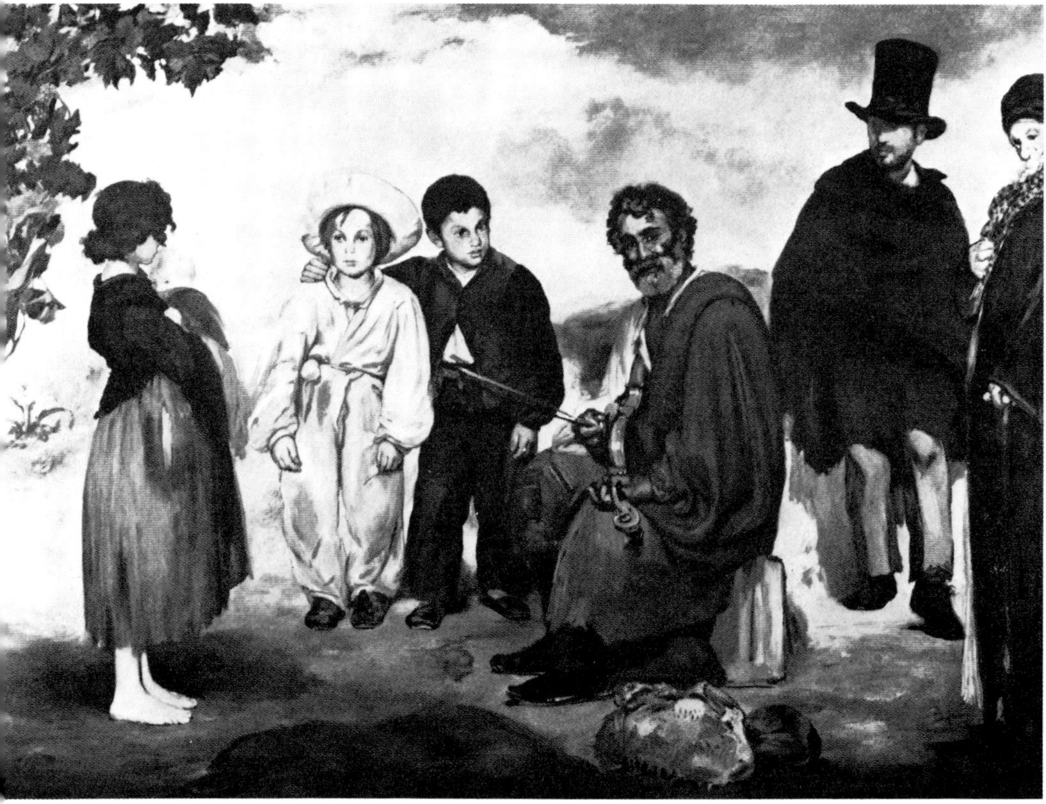

13 Edouard Manet, *Alter Musikant.* 1862

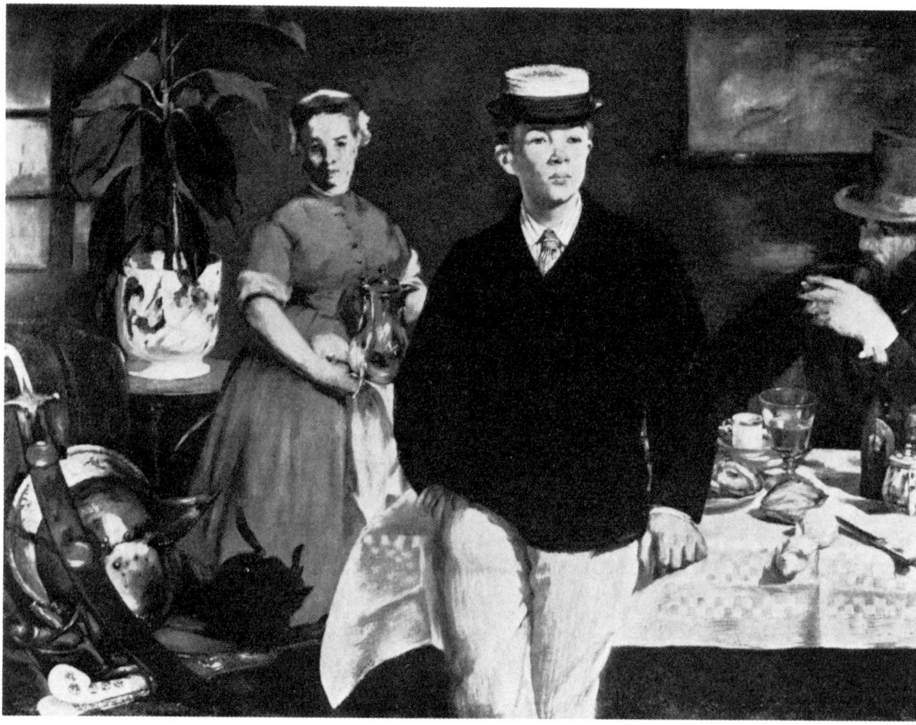

14 Edouard Manet, *Das Frühstück im Atelier.* 1868

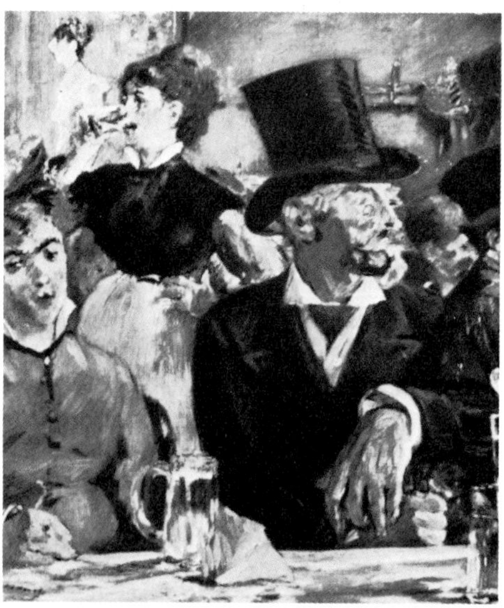

15 Edouard Manet, *Im Konzert-Café.* 1878

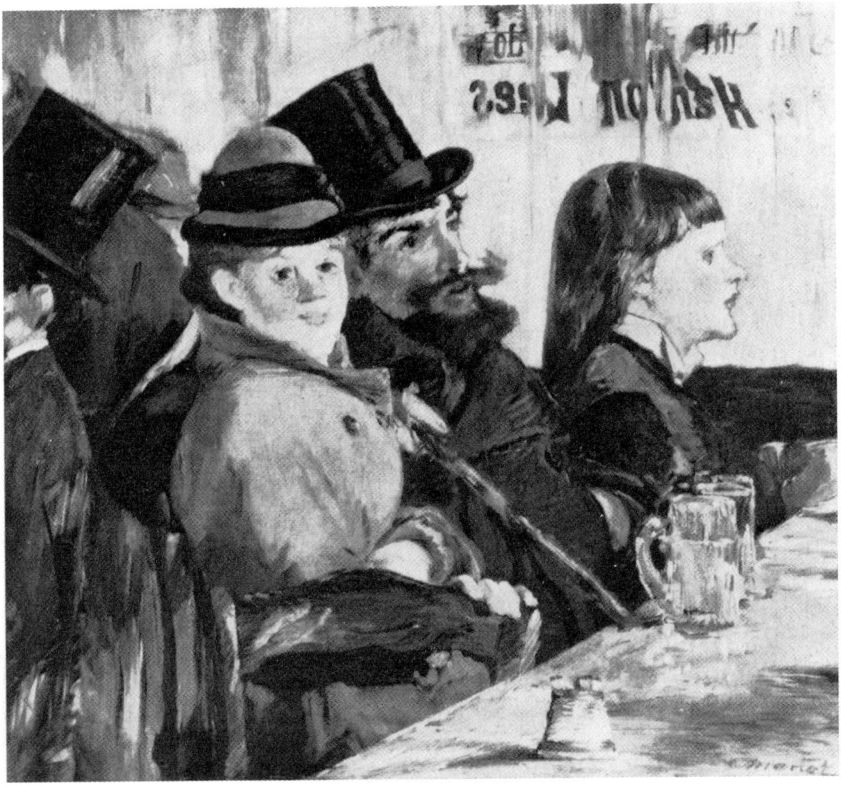

16 Edouard Manet, *Im Café*. 1878

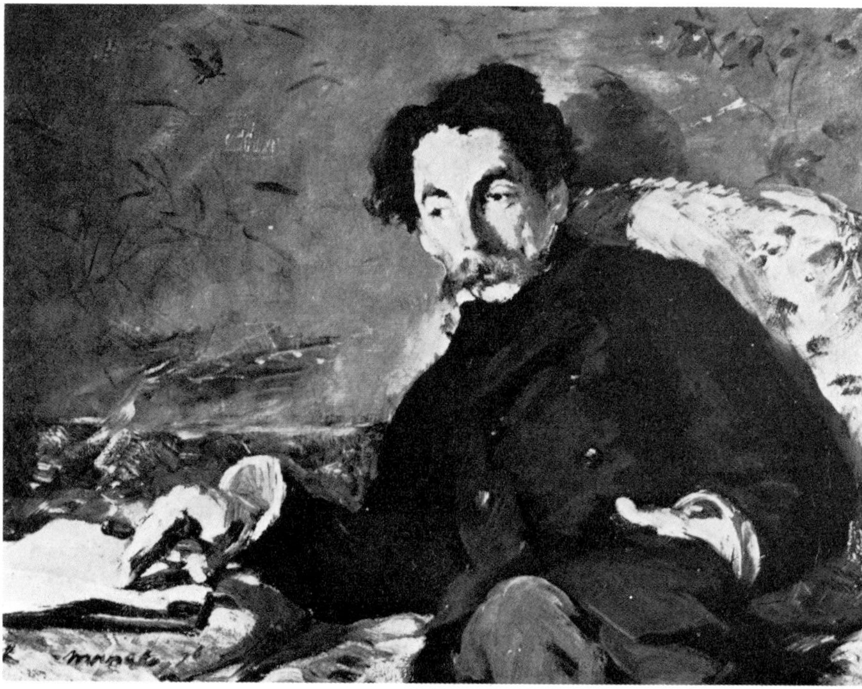

17 Edouard Manet, *Bildnis des Dichters Stéphane Mallarmé*. 1876

Bohemienrolle – behandeln das Thema des Zuschauers, das später ausführlich zur Sprache kommen wird.

Gleich dem Flaneur ist die Flaneuse eine auf verschiedene gesellschaftliche Ebenen verteilte Metapher der Bindungslosigkeit und Verfügbarkeit. Auch sie kommt aus dem romantischen Typenvorrat. Im Werk Manets figuriert sie zuerst als exotisches Randgeschöpf, abenteuerlich, pittoresk und ein wenig verrucht. Wir begegnen ihr als Schauspielerin, Tänzerin, Zigeunerin oder Dirne. Die hinter den Kulissen posierende *Lola de Valence* (1862) ist bereits ein Produkt des großstädtischen Vergnügungsbetriebes. Von dieser Exportspanierin ist es nicht weit zu den Damen, die sich spanisch verkleiden: *Victorine Meurent im Kostüm eines Stierkämpfers* (Abb. 18) und die Dame im spanischen Kostüm (JW 63) – Manets später Tribut an die Spanienmode, zugleich Fluchtgesten wider die Uniformität, ein letztes Ausweichen vor der banalen Alltäglichkeit der modernen

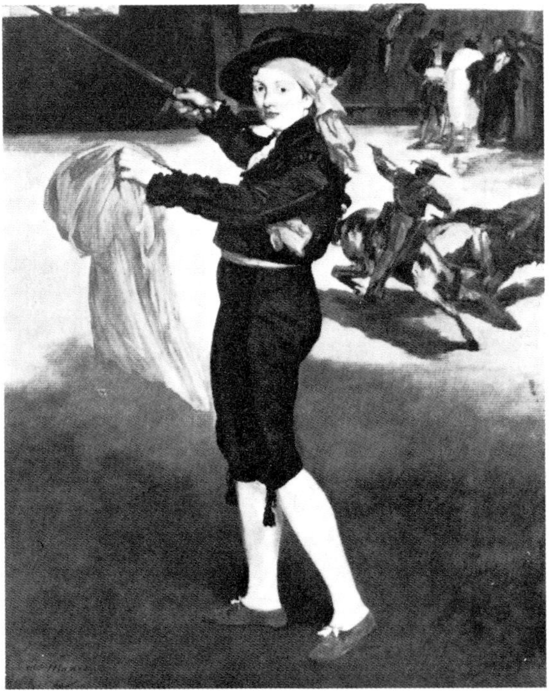

18 Edouard Manet, *Mademoiselle Victorine Meurent im Kostüm eines Stierkämpfers.* 1862

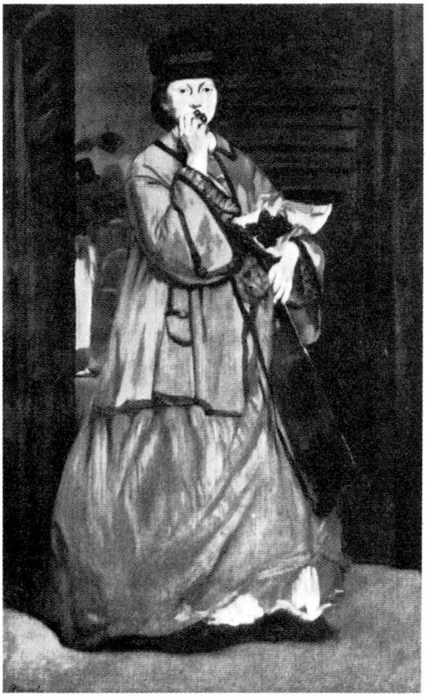

19 Edouard Manet, *Straßensängerin.* 1862

Kleidung. Solche Gestalten wirken wie Statisten aus Tableaux vivants, ihre Kostümexotik können sie beim Photographen übergeworfen haben. Das Photo einer Schauspielerin als Ruderin, um 1860 entstanden[20] (Abb. 20), macht deutlich, daß Manet manchmal bloß die Atelierposen seines Lehrers Couture, die er gekünstelt nannte, gegen die der Photographen vertauschte.

Auch in diesem Themenkreis setzt sich die Versachlichung durch. 1862, im Jahr der *Lola de Valence,* malt Manet die *Straßensängerin,* ein Großstadtgeschöpf, das seine Kunst ambulant zu Markt trägt und vielleicht auch sich selbst anbietet (Abb. 19). Zola glaubt zu wissen, daß es sich um eine im Pantheon-Viertel wohlbekannte junge Frau handelt[21]. Manet zeigt sie nicht während einer Darbietung ihrer Kunst, auch nicht hinter einer Bühne (wie Lola, wodurch der Rolleneffekt in Anführungszeichen gerät), sondern auf der Straße, wie sie Kirschen ißt. Der vage, leere Blick ist ohne fragende Energie. In seiner Unent-

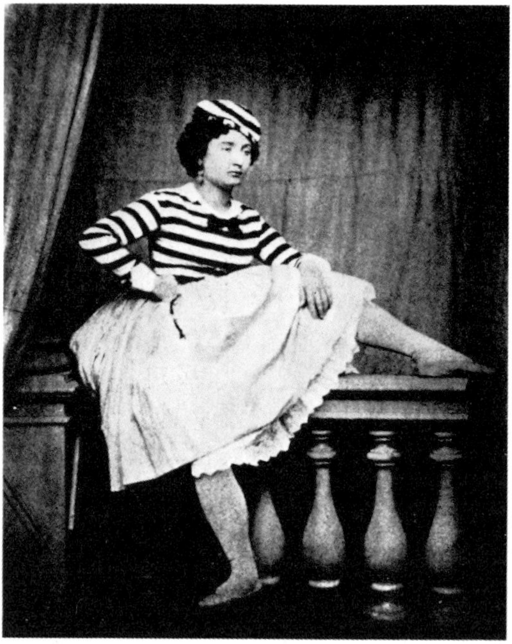

20 Photographie einer Ruderin. Um 1860

schiedenheit steckt noch romantisches ›ennui‹, nichts von der Selbstsicherheit der Nana, eher schon eine Vorwegnahme der desillusionierten Abgestumpftheit des Barmädchens in den Folies-Bergère (Abb. 32).

4 Das ›Frühstück im Freien‹ (1863)

Victorine Meurent, das Modell der Straßensängerin, treffen wir wieder im *Frühstück im Freien* an: als Modell und in ihrer Rolle, denn es wäre denkbar, daß die beiden Herren sich in der Gesellschaft einer Straßensängerin befinden (Ft. 2). Die Herren sind bekleidet, die Frau ist entkleidet. Dieses Kontrastmotiv hat die Zeitgenossen schockiert. Was sie Manet vorwarfen, nahmen sie jedoch bei den alten Meistern widerspruchslos als poetische Lizenz in Kauf, etwa in Tizians *Pardo-Venus,* in seiner *Venus mit dem Orgelspieler* (Madrid) und in Giorgiones *Konzert* im Louvre. Der Vorwurf, das Bild sei »ein buntes Durcheinander von häßlichen nackten Leibern«[22], der noch 1884 in einem Nachruf auf Manet erhoben wurde, ist längst durch den Hinweis auf Raffael entkräftet[23]

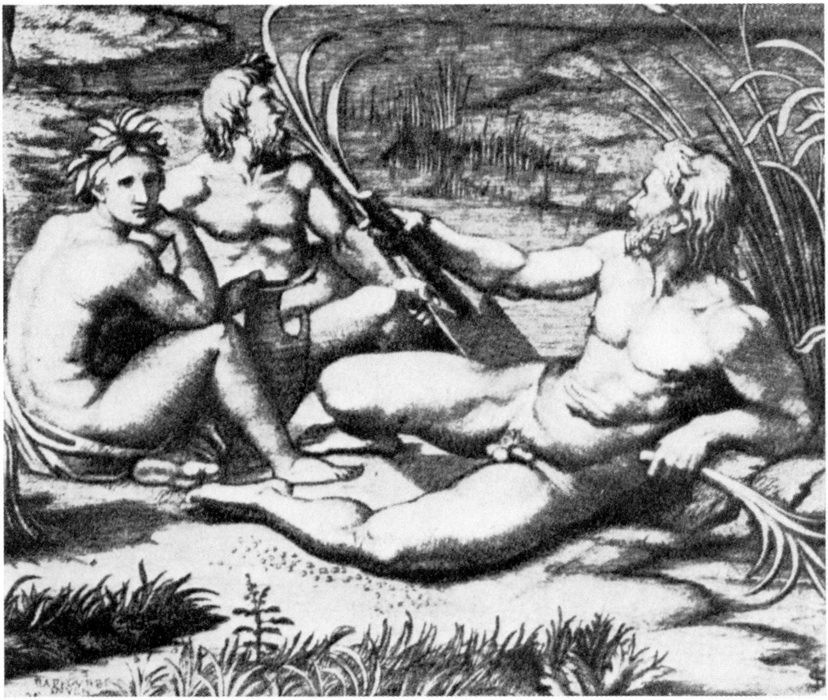

21 Marcantonio Raimondi, nach einer verlorengegangenen Zeichnung von Raffael, *Das Urteil des Paris*. Kupferstich (Detail). Um 1525–30

(Abb. 21). Dieser Stammbaum hat Manets Komposition nobilitiert, aber auch ihre Problematik sichtbar gemacht.

Zuvor sei eine andere Quelle erörtert. Wir vermuten, daß Manet sich nicht nur mit der von Raffael vorempfundenen Antike auseinandersetzte, sondern überdies die sentimental-deklamatorische Antikenverehrung seines Lehrers Couture mißbilligend im Auge hatte. In seinem berühmten Bild *Die Römer der Verfallszeit* (1847, Abb. 22) stellte Couture ein vornehm ermattetes ›Durcheinander‹ zur Schau. Die Nachbarschaft von bekleideten und nackten Gestalten wurde gleichwohl von den Anstandswächtern geduldet, denn die Szene trägt sich in einem antiken Rahmen zu, außerdem hat der Titel einen moralischen Unterton. Die divergierenden Blickachsen und das unverbundene Nebeneinander dieser Männer und Frauen lassen an die drei Hauptfiguren des *Frühstücks* denken, doch stellt Manet die Situation unter andere Vorzeichen: er setzt der ermatteten Antike

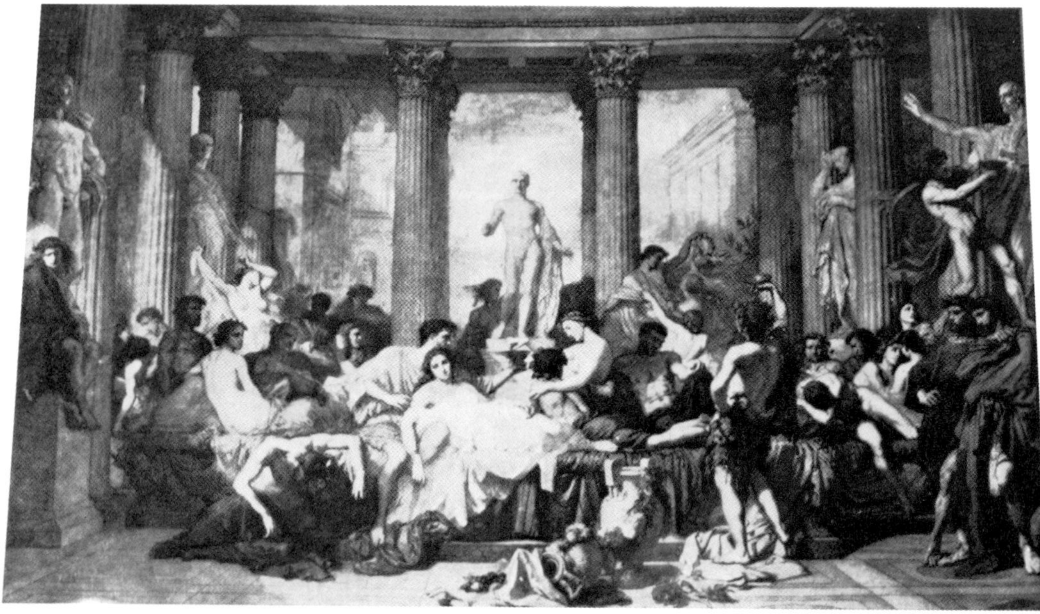

22 Thomas Couture, *Die Römer der Verfallszeit*. 1847

seine ›Modernität‹ als eigenständige Lebenskraft entgegen. Die nackte Frau verkörpert das Natürliche, von dem schon Stendhal[24] behauptete, man treffe es nur mehr bei den Tänzerinnen, also außerhalb der gesellschaftlichen Konventionen an. Diese ›Natur‹ ist freilich das Produkt der Unnatur, sie ist auf die Konventionen bezogen und von ihnen abhängig wie der Widerspruch von der Regel. Auf diesem Umweg provoziert die bürgerliche Gesellschaft die von ihr Ausgeschlossenen zu Sprechern der Wahrheit. Das bezeugen seit Balzac, Baudelaire, Delacroix und Courbet die verschiedenen Verkörperungen der Flaneuse, die Schauspielerinnen und Kokotten. Das Künstliche schlägt in das Natürliche um, das Laster entlarvt die Pharisäer. Auch Manets *Nana* ist – wie Zolas Romanfigur – eine Verkörperung der »puritas impuritatis«[25].

Als Metapher des Natürlichen verstanden, berührt sich die nackte Frau zwar mit Giorgiones *Konzert* – doch aus der Poesie ist Prosa geworden. Hätte Manet dem Kontrastmotiv die poetisch-ornamentale Sprachhöhe gewahrt, wie etwa Haussoullier in seinem *Jungbrunnen* (1843, Abb. 39), wäre der Skandal ausgeblieben[26]. Der *Jungbrunnen* war für Baudelaire das ›Paradestück‹ des Salons von 1845[27]. Sein Lob sei erwähnt, weil es einem Werk des Troubadourstils gilt, das eben jene Gegenwartsflucht vollzieht, der Baudelaire an anderer Stelle dieser Salon-Rezension sein zuvor zitiertes erstes Bekenntnis zur Modernität entgegenhält.

Vielleicht hat auch Manet zwischen Vergangenheit und Gegenwart geschwankt, als er das *Frühstück* in Angriff nahm. Erinnern wir uns der Zweideutigkeit, die Baudelaire dem Werk des modernen Malers prophezeite, der seine Kurtisanen nach dem Vorbild von Raffael und Tizian malen will. Damit ist das *Frühstück* behaftet. Angenommen, Manet war mit Baudelaires Thesen vertraut, müssen wir fragen: wollte er vielleicht die Warnung riskant interpretieren und das klassische Vorbild, anstatt es einfach zu meiden, in einem und demselben Vollzug als Alibi *zitieren und zerstören*? Raffaels Flußgötter veranschaulichen absichtsloses Beisammensein, jeder ist autonom, zugleich aber sind alle drei zur übergreifenden Gestalt vereinigt. In Manets ›Prosa‹ spricht sich Diskontinuität aus. Die Frau ist mit dem Bildbetrachter beschäftigt. Dem Sprechenden ergeht es wie der Musik in den Tuilerien, niemand hört ihm zu, obwohl er sich rhetorisch bemerkbar macht.

Kann man sagen, Manet habe die Alltagsszene mythisiert, kann man das Gegenteil behaupten, er habe die klassische Formel trivialisiert? In der Auseinandersetzung zwischen Alten und Modernen entscheidet Burckhardt, anders als Baudelaire, zugunsten der vorempfundenen Modelle, wenn er 1876 sagt: »Wir wollen den Göttern danken, wenn eine große und alte Dichtung uns einen solchen Zustand vorempfindet; denn aus eigenen Mitteln vermöchte es die jetzige Poesie nicht mehr.«[28] Manet scheint solche Dankbarkeit nicht empfunden zu haben, vielmehr dürfte sein Bild die Einsicht reflektieren, daß die alten Muster nur mehr brauchbar sind, wenn sie radikal vom Piedestal der Unantastbarkeit heruntergeholt werden. Dieser Blickpunkt bestimmt auch die Beziehung zwischen *Olympia* und der *Venus von Urbino*, und genauso tritt *Nana* den Traditionsmustern entgegen.

Manet malt die ausgezogene Nacktheit, das Natürliche als Provokation. Die beiden Begleiter der Frau empfinden die Situation offenbar als selbstverständlich – anders das Publikum, das in den drei Gestalten das antibürgerliche Bündnis des Künstlers (oder Intellektuellen) mit der Dirne wittert. Manet muß diese Reaktion vorausgesehen haben, vielleicht hat er sie auch angestrebt, denn erst sie gibt dem Kontrastmotiv die volle Schärfe und Aggressivität. Die bürgerliche Welt der Verkleidungen und heuchlerischen Konventionen herausfordernd, ist die Nacktheit dieser modernen Phryne zugleich Indiz der Pseudofreiheit der zur Schau gestellten Ware, über die jeder verfügen kann. Die Frau darf sich entkleiden, ihr ist alles erlaubt, aber der Mann kann auch alles von ihr verlangen. Objekt und Ware, ist sie für jede Rolle, jeden Konsum verfügbar. Auch die Nacktheit ist eine solche Rolle, sie verkörpert nicht mehr die Rückerinnerung des verlorenen Paradieses, nicht Ursprünglichkeit, sondern deren Verlust. Dieser Deutungsvorschlag erstreckt sich auch auf die wenige Monate nach dem *Frühstück* entstandene *Olympia:* hier wird die Verfügbarkeit ganz und gar eindeutig und zum zentralen Bildgedanken.

5 Zwei Bildnisse: ›Astruc‹ (1863) und ›Zola‹ (1867–68)

Im *Bildnis des Dichters Astruc* (Abb. 23) ist Manet immer noch mit der *Venus von Urbino* beschäftigt. Er bezieht von ihr die räumliche Gliederung, vereinfacht sie aber, indem er die beiden Raumzonen übergangslos kontrastiert, so daß der Hintergrund sich zum Bild im Bild verselbständigt. Offenbar will er uns verwirren und die Wahrnehmung auf zwei mögliche Alternativen hinweisen.

23 Edouard Manet, *Bildnis des Dichters Zacharie Astruc.* 1863

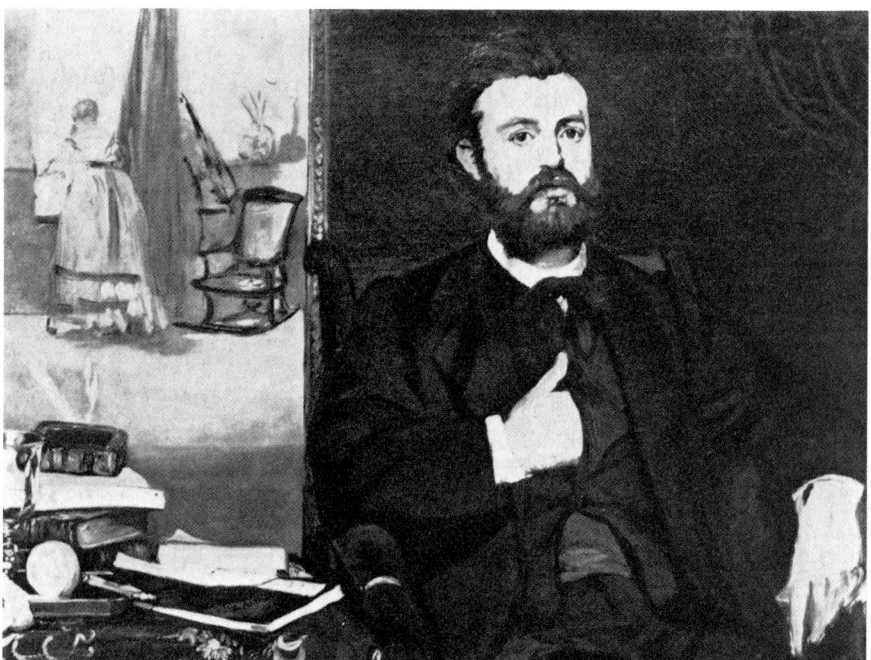

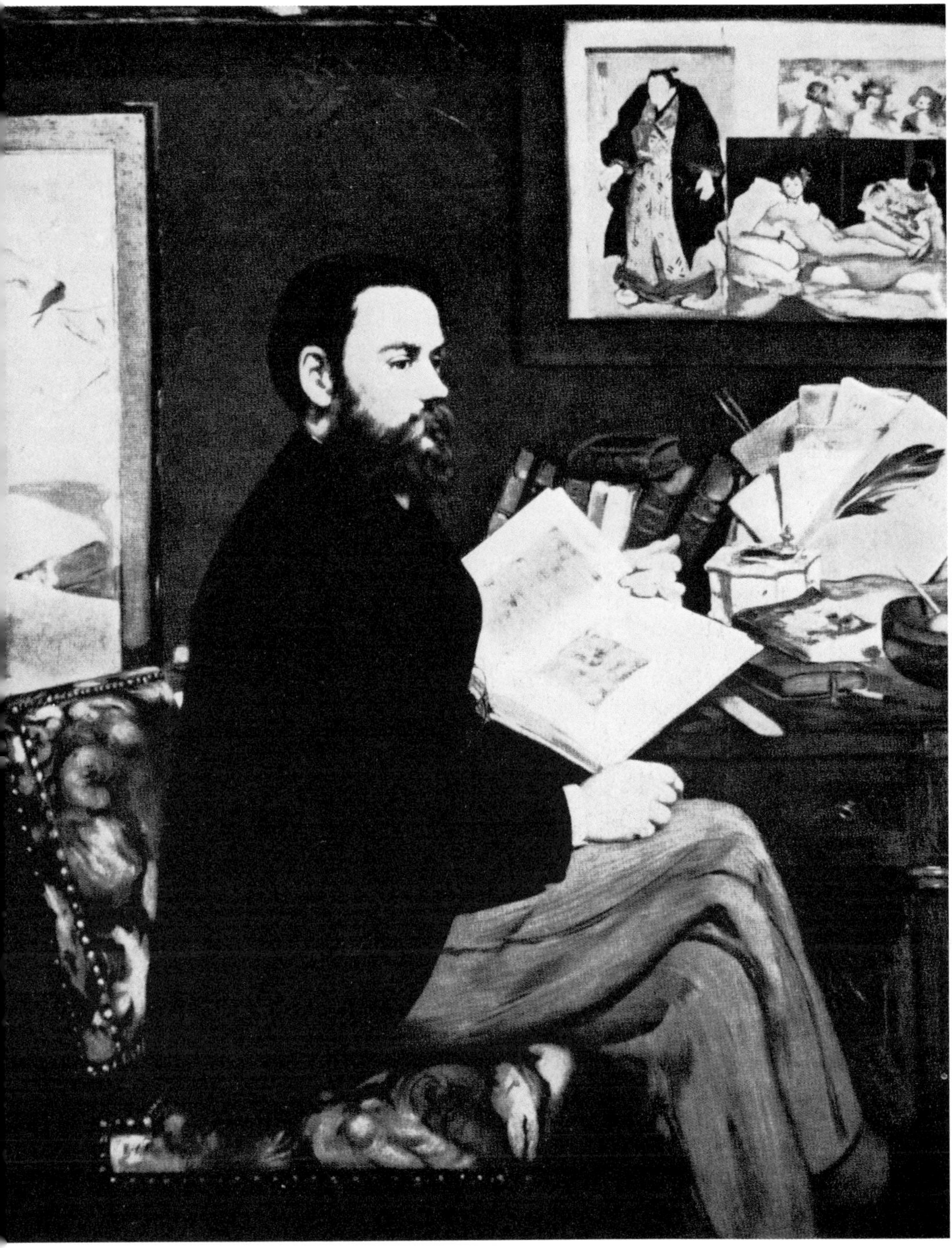

Unsere Analyse läßt nämlich keine eindeutige Entscheidung über die Raumposition der Frau zu: entweder steht die Rückenfigur tatsächlich im Hintergrund oder wir erblicken sie in einem Spiegel, demnach hielte sie sich im Blickfeld des Mannes auf, der an uns vorbeischaut. Mit diesem Kunstgriff gibt Manet einem alltäglichen Zustand eine exemplarische Lösung. Er analysiert die Psychologie des Paares, der kleinsten Zelle der Gesellschaft. Jeder geht seiner Tätigkeit, seinen Gedanken nach, man lebt aneinander vorbei. Die Frau ist in eine Scheinwelt entrückt, der Mann eindeutig anwesend.

Auch Zola wird als Künstler vorgestellt, der bürgerlich lebt (Abb. 24). Seine Haltung ist gesammelter als die Astrucs, deshalb auch gezwungener, wie in Selbstbewußtsein erstarrt. Die Pose ist ebenso programmatisch wie das sie begleitende Requisiten-Stilleben auf dem Tisch und die Bild-im-Bild-Montage. Diese Attribute berichten über Zolas mannigfache Erfahrungsquellen. Wie Manet mit dem Skizzenblock Paris durchstreifte, sich zugleich aber bei den alten Meistern absicherte, zog Zola neben der eigenen Erfahrung viele andere Quellen, auch Kunstwerke, heran und ließ sich von seinen Freunden systematisch dokumentieren. Die imaginäre Verknüpfung dieser Materialien vollzog sich in der Abgeschiedenheit des Arbeitszimmers. Streng und sachlich unbeteiligt, wie er Manet Modell sitzt, kann man sich Zola im Boudoir einer Kokotte vorstellen, die, wie Nana, vor ihm ihre Toilette macht, während er jedes Detail in seinem Notizheft verzeichnet – gewiß ein umsichtiger, aber kein galanter Besucher. Wir wissen, daß Zola sich von Valtesse de la Bigne (Abb. 99, 100), einer begehrten Pariser Kokotte, einladen ließ, um ihr Palais kennenzulernen[29]. Ein Ergebnis dieses Besuches ist die detaillierte Beschreibung von Nanas Schlafzimmer im 10. Kapitel des Romans. Madame de la Bigne war darüber entrüstet.

6 ›Der Balkon‹ (1868–69)

Wieder einmal gab Manet den Kritikern Rätsel auf: was geschah, was geschieht, was wird zwischen den drei Menschen geschehen? (Abb. 25). Das eine Leitthema ist die Beziehungslosigkeit der Gestalten, das andere die ambivalente Verständigung zwischen dem Privaten und dem Öffentlichen. Die Menschen werden in der Doppelrolle gezeigt, die wir seit der *Musik in den Tuilerien* kennen: als Zuschauer, die sich zur Schau stellen. Zum Bild im Bild gerahmt, bleibt die Gruppe dem dunklen Innenraum und seiner privaten Abgeschlossen-

◁ 24 Edouard Manet, *Bildnis Emile Zola.* 1867–68

25 Edouard Manet, *Der Balkon.* 1868–69 ▷

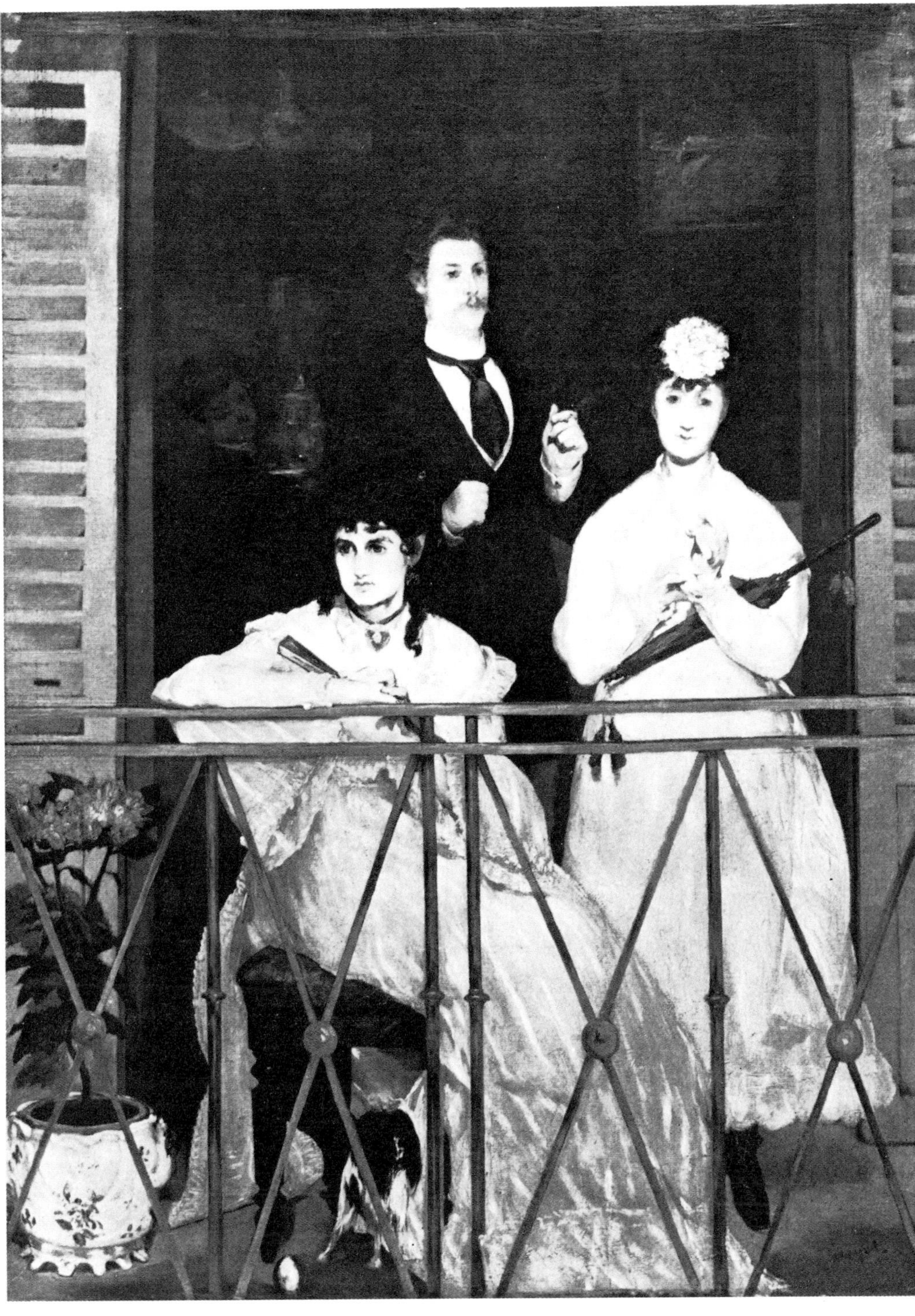

heit verhaftet, tritt aber gleichzeitig mit dem öffentlichen Bereich in Verbindung, von dem die Stäbe des Balkons sie jedoch wieder absondern. Man ist Zuschauer und zugleich mitwirkender Statist, vom öffentlichen Leben abgehoben und doch an ihm beteiligt. Der *Balkon* schließt Manets Interieurphase ab, deren Farbspannungen sich zwischen schwerem Dunkel und bleichem Licht bewegten. Behandelt der Maler den Balkon als Innenraum, wird er umgekehrt in der *Nana* den Innenraum in einen Freiraum verwandeln. Das ist charakteristisch für Manets letztes Jahrzehnt und seine Auseinandersetzung mit der impressionistischen Freilichtmalerei.

7 Die siebziger Jahre

Die Aufhellung und Lockerung ist auch den Menschen und Situationen anzumerken. Der düstere, tragische Unterton schwindet aus ihren Beziehungen, sie sind weniger fragil, wirken nicht verloren und ›ausgesetzt‹ im romantischen Sinne, sondern klar, nüchtern und selbstbewußt. Jetzt erst wird Manet voll und ganz zum Maler des Modernen Lebens und seiner Schauplätze. Er eignet sich dieses Leben aus der Sicht der Flaneure und Flaneusen an. Es ist das Paris der großen und kleinen Müßiggänger, der Bankiers und Dandys, der Salondamen und Straßenmädchen. Was immer in dieser Welt des permanenten Zeitvertreibs geschieht, ist offen oder geheim von erotischen Erwartungen und Wunschbildern, aber auch von Konflikten und Entfremdungen geprägt. Diese Erotik spielt sich nicht mehr abgeschieden oder im Halbdunkel ab, Flirt und Verführung gehören zu den selbstverständlichen öffentlichen Umgangsformen. Bezeichnend ist, daß Manets Frauen sich nicht mehr nackt zur Schau stellen. Allenfalls sehen wir den nackten Körper bei der Toilette, wodurch er zu einer Vorstufe des weiblichen Rollenspiels wird. Die Toilette ist ja das intime Zivilisationsritual, das verfeinern und attraktiv machen soll, das den Menschen dem Naturzustand entfernt und dem Kunstgebilde annähert. Mit der Toilette beginnt die Kostümierung, diese wieder ist das Zivilisationsattribut, das Manets Großstadtmenschen immer mit sich führen, denn sie halten sich, im Gegensatz etwa zu den *Badenden*, dem zentralen Bildgedanken Cézannes, immer an den öffentlichen und intimen Schauorten der Gesellschaft auf: im Theater und im Café Concert, am Meeresstrand und auf der Rennbahn, im Boudoir und auf dem Eislaufplatz. Diese Menschen leben fortwährend als Zuschauer, die sich zur Schau stellen. Die Schlüssellochperspektive erübrigt sich. Alle Lebenslagen sind preisgegeben.

Doch Manet weiß mit der Indiskretion diskret umzugehen. Deshalb wird man in seinen Bildern die eindeutige, zielstrebige Erotik vergeblich suchen,

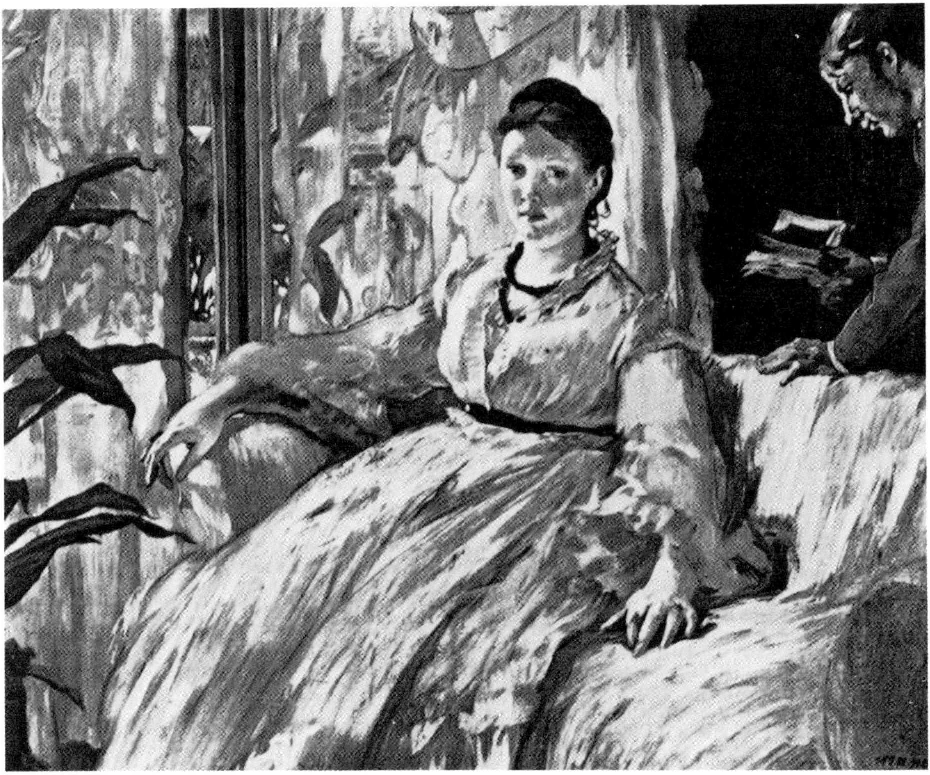

26 Edouard Manet, *Die Lektüre (Léon Koëlla liest der Gattin des Künstlers vor)*. Nach 1865

hingegen selbst dort erotische Spannungen ahnen, wo der Maler anscheinend nichts dergleichen beabsichtigte. Die *Lektüre* (nach 1865, Abb. 26) ist dafür ein gutes Beispiel. Manet malt seine Frau und Léon Koëlla-Leenhoff, ihren Sohn. So unverfänglich die Situation ist, könnte es sich doch auch um eine Frau handeln, der ein junger Mann mit Hilfe eines Romans seine Gefühle mitteilt. (Das Thema ist in der gleichzeitigen Genremalerei sehr verbreitet.) Ein solches beiläufiges, untätiges Beisammensein kann den Anfang einer Beziehung, aber auch den Keim zu deren Auflösung enthalten. In diesem Schwebezustand zwischen einem Nochnicht und einem Nichtmehr halten sich die sechs Paare auf, in denen Manet die Beziehung zwischen Mann und Frau mit subtiler Meisterschaft analysiert: *Argenteuil* (1874), *Im Boot* (*Die Bootspartie)* (1874),

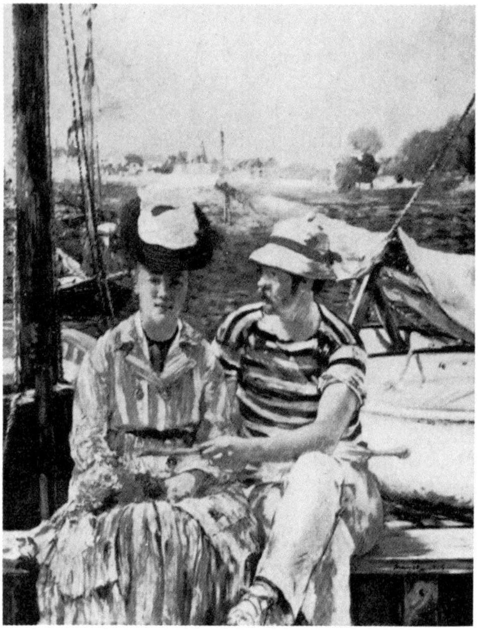

27 Edouard Manet, *Argenteuil*. 1874

Nana (1877), *Beim Père Lathuille* (1879), *Dans la Serre* (1879) und *Un Bar aux Folies-Bergère* (1881–82).

Argenteuil (Abb. 27). Das Publikum empfand sofort, daß dieses Paar nicht zur gesellschaftlichen Elite gehörte. An den Bällen der Ruderer, versichert Duret, nahmen hauptsächlich Herumtreiberinnen teil – »femmes de plaisir de moyenne condition«[30]. Um eine Frau dieser Herkunft soll es sich handeln. Für den Feiertag herausgeputzt, läßt sie gleichwohl erkennen, daß sie sich in einer Routinesituation befindet. Sie blickt auf uns, der Mann an ihr vorbei. Die Blickachsen nehmen die der Nana und ihres Besuchers vorweg. Ihre Divergenz ist jedoch spürbar gemildert. Vom warmen Sonnenlicht umfangen, haben die Blicke keine gezielte Richtungsintensität, sie verschwimmen, saugen sich mit der farbigen Atmosphäre voll und begnügen sich, wie der Impressionistenblick des Malers, mit unscharfen, vagen Eindrücken. Ebenso ist die Beziehung der beiden Menschen beschaffen. Sie wirken sonntäglich entspannt, befriedigt und wunschlos. Aber ihrem Gleichmut ist das semper eadem anzumerken, das abstumpft und gleichgültig macht.

Im Boot (Abb. 28). Nun verständigt sich der Mann mit dem Maler, die Frau ist unbeteiligt. Von den einander nicht berührenden Blicken gilt das eben

Gesagte. Sie haben die gleitende Unbestimmtheit der Situation, in der sich das Paar befindet: richtungslos und passiv schweifend, sind sie dem Boot vergleichbar, in dem man sich treiben läßt. Der Mann wendet keine Energie auf das Steuer, er läßt den Dingen ihren Lauf, scheint zufrieden, solange alles in Schwebe bleibt, nichts festgelegt, kein Ankerplatz angelaufen wird. So kann man auch die Beziehung zwischen ihm und der Frau sehen.

Beim Père Lathuille (Abb. 29). Der Mann und die Frau befinden sich in einem für Manet ungewöhnlichen, weil aktiven Wechselbezug. Ihre Augen zielen nicht aneinander vorbei. Der Mann richtet seinen fragenden, verlangenden Blick gespannt auf sein Gegenüber. Die Frau senkt ihren Blick, in ihrer Hal-

28 Edouard Manet, *Im Boot*. 1874

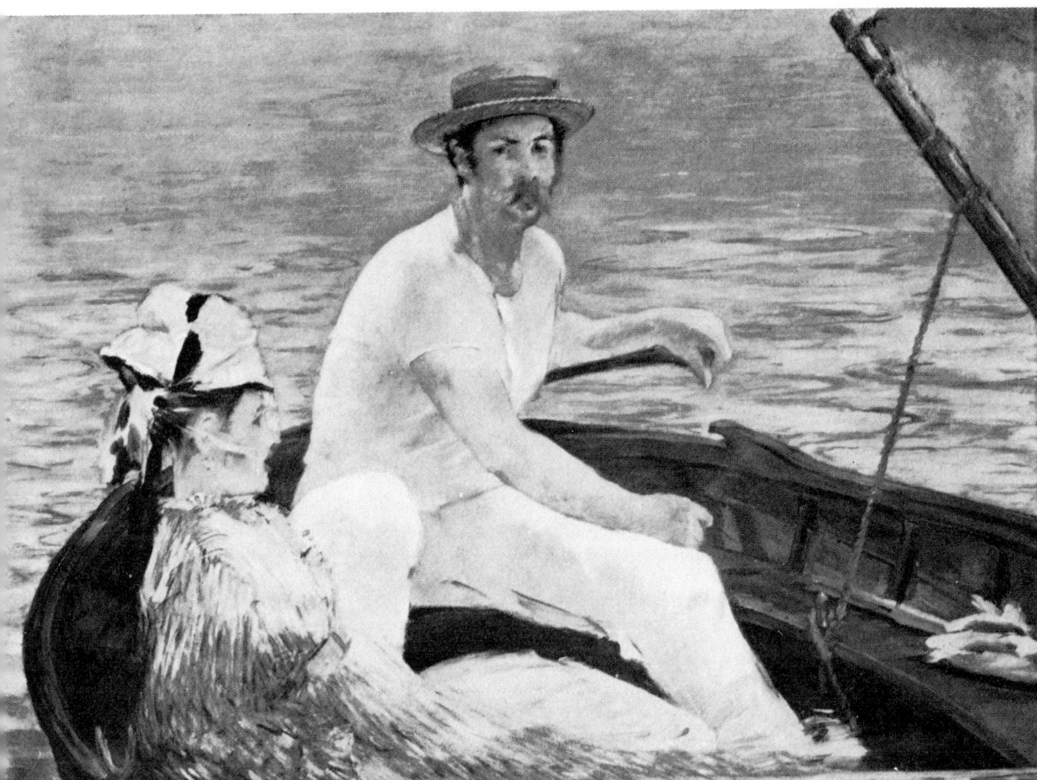

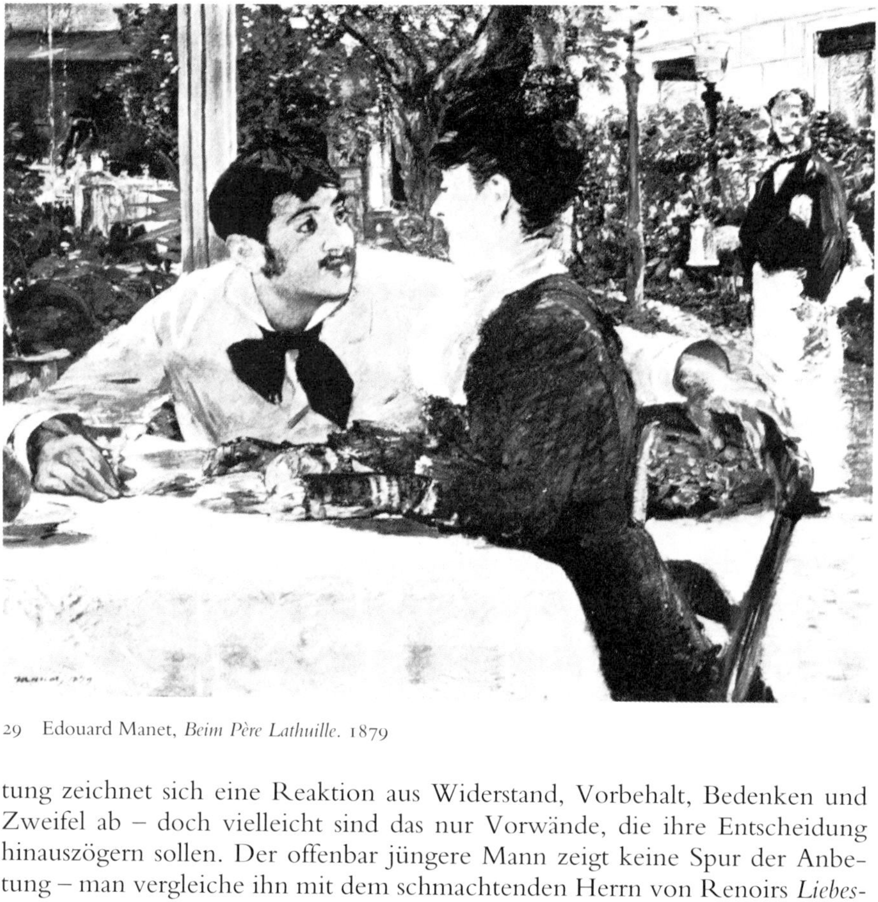

29 Edouard Manet, *Beim Père Lathuille*. 1879

tung zeichnet sich eine Reaktion aus Widerstand, Vorbehalt, Bedenken und Zweifel ab – doch vielleicht sind das nur Vorwände, die ihre Entscheidung hinauszögern sollen. Der offenbar jüngere Mann zeigt keine Spur der Anbetung – man vergleiche ihn mit dem schmachtenden Herrn von Renoirs *Liebespaar* (1875, Abb. 30)[31] –, er wägt seine Chancen und konzentriert sein Drängen auf ein Ziel: Wenn sie ihm nicht gibt, was er von ihr verlangt, wird er sie fallen lassen. Die beiden spielen eine Oedipus-und-Sphinx-Parodie auf der permanenten Bühne eines Pariser Gartenrestaurants. (Als Modelle verwendete Manet den Sohn des Restaurantbesitzers und die Schauspielerin Ellen Andrée.) Salonmaler pflegten solche Szenen anekdotisch oder sentimental auszuschmücken, dabei verwirrten sie sich in rhetorischer Empfindsamkeit. Auch Maler wie Renoir konnten dieser Versuchung nicht immer widerstehen. Manets genauer Beobachterblick und seine kühle Malerhand vermeiden jedes Gefühlsornament. Nicht, daß seine Gestalten aufrichtiger empfänden als die

30 Pierre Auguste Renoir, *Liebespaar (Les Amants)*. 1875

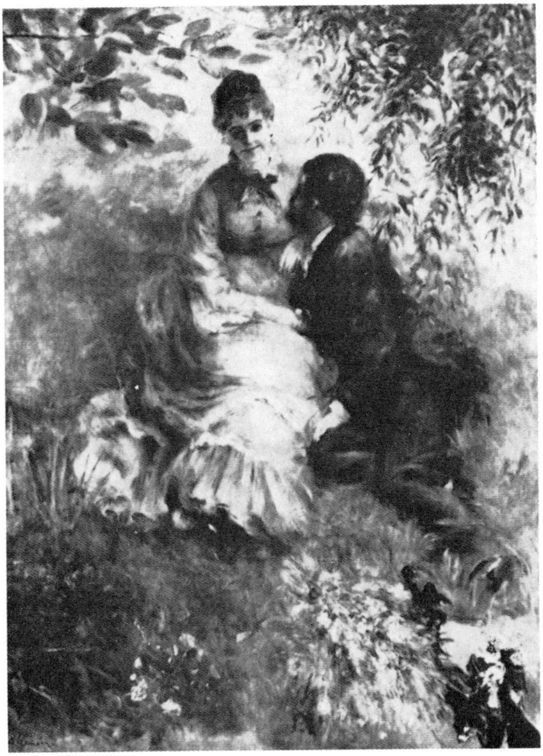

Liebespaare der Salonmaler – die Gefühle des jungen Mannes beim Père Lathuille sind nicht tiefer und wahrer als die der schmachtenden oder kokettierenden Liebhaber, aber sie sind wahrer, d. h. präziser und schärfer wiedergegeben. Manet konstatiert eine Alltäglichkeit. Seine Feststellung ist nicht allzu weit vom Zynismus Maupassants entfernt, von dem gesagt wurde, daß er den Ehebruch als natürlich, die Ehe als falsch empfand[32]. Wir stehen wieder vor dem Paradoxon der puritas impuritatis.

Was sich hier zuträgt, mag auf die Zeitgenossen wie eine ›tranche de vie‹ aus der mondänen Gesellschaftschronik gewirkt haben. Dachte Manet an Marie Colombier, eine bekannte Pariser Salonlöwin, deren letzter Flirt damals in aller Munde war[33]? Der fast zwanzig Jahre jüngere Schriftsteller Bonnetain stellte ihr überall nach, sie ließ sich eine Zeitlang von ihm den Hof machen, gab ihm aber schließlich den Laufpaß. 1880, ein Jahr nach dem Gemälde, schuf Manet ein Pastellbildnis von Marie Colombier (Abb. 102).

Dans la Serre (Abb. 31). Für das Bild saßen M. und Mme Guillemet Modell, denen ein Modegeschäft in der Rue Saint-Honoré gehörte. Madame Guillemet, eine Amerikanerin, war für ihre einfallsreichen Hüte bekannt. Das Aneinander-vorbei-Leben ist neu variiert. Die Situation ist nicht im herkömmlichen Wortverstand zweideutig, sondern schwebend doppelsinnig. Sie enthält keinen Konflikt, keine Spuren böser Resignation, wie etwa Degas' *Bouderie* (1873/75, Abb. 57), beruht aber doch auf zwei abgesonderten Lebensbereichen, die einander in den Händen auf behutsame Weise näher kommen. Die Lehne der Bank hat eine wichtige Funktion: einerseits trennt sie die beiden Partner, andererseits stabilisiert sie deren distanzierte Beziehung, indem sie die vorsichtige Annäherung der Hände ermöglicht. Mit einem Bühnenautor unserer Tage könnte man von »délicate balance« sprechen. Wie bei anderen Bildern begnügt sich Manets Titel mit der Ortsangabe. (Zola-Lesern konnten dabei die Gewächshausszenen in ›La Curée‹ einfallen.) Auch das hat mit Durantys Ästhetik der Andeutung zu tun, die dem Betrachter die Entschlüsselung der psychologischen Konstellation überläßt.

31 Edouard Manet, *Im Gewächshaus*. 1879

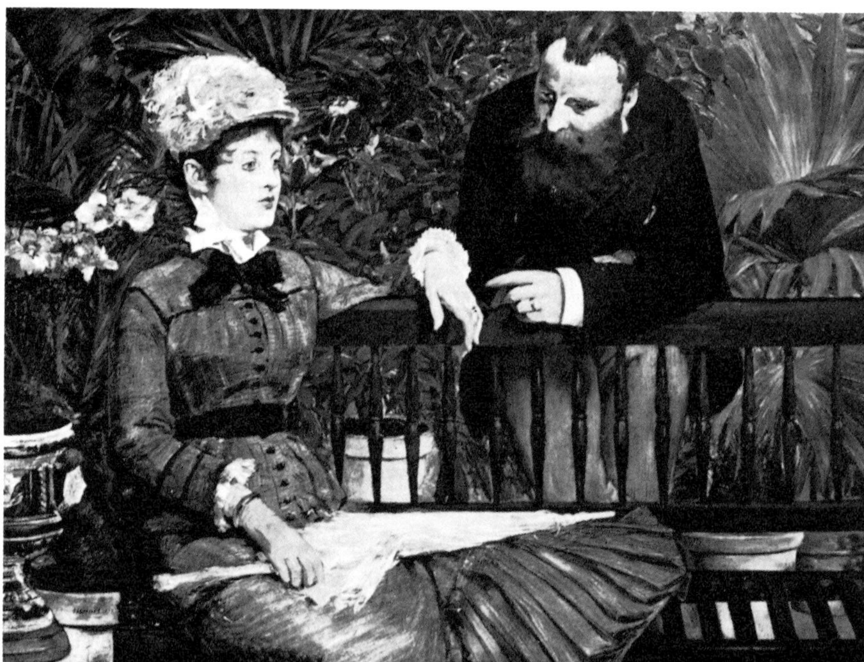

Un Bar aux Folies-Bergère (Abb. 32). Manets Menschenbild ist von einer Eigenschaft geprägt, die den Großstädter kennzeichnet: man will sehen und gesehen werden. Dem Schaubedürfnis korrespondiert das Bedürfnis nach Schaustellung. In dieser Wechselbeziehung wird der Gegensatz zwischen Bühne und Zuschauer aufgehoben – das ist ein Prozeß, der Manets gesamtes Lebenswerk ausfüllt und in der *Bar* kulminiert. In den frühen Werken beschäftigen ihn die Tänzer, Schauspieler und Schausteller als eine Welt für sich, als Illusionsbringer; dann sucht er die mehr oder minder unterhaltsamen Vorwände des kollektiven Zeitvertreibs auf, die Musik in den Tuilerien, die Pferderennen, den Nervenkitzel der Stierkämpfe, und einmal berichtet er sogar als fiktiver Reporter von einem Akt der politischen Justiz, der die Schaulustigen anlockt, der Erschießung Maximilians. Schon im Tuileriengarten begibt sich der Zuschauer in das Schaufenster eines öffentlichen Salons; die drei Menschen auf dem *Balkon* zeigen sich und sind überdies Zuschauer; im *Maskenball in der Oper* (1873, Abb. 33) löst sich die bislang abgesonderte Bühnenwelt in der allgemeinen Verkleidung auf. Die vom Bildrand fragmentierten Figuren deuten auf den Akrobaten in der linken oberen Ecke der *Bar aux Folies-Bergère* hin, den niemand beachtet.

Die 1880 erschienene Erstausgabe der ›Croquis parisiens‹ von Huysmans[34] enthält die Skizze *Les Folies-Bergère en 1879,* in der ein Akrobat erwähnt wird, den man nur »mit Mühe durch das Dickicht der Körper ausmachen kann«. Huysmans leiht sich für seine Analyse die schweifende Optik der Impressionisten, aber er begnügt sich nicht mit dem bunten Treiben, das sich in endlosen Spiegelungen bricht und verwirrt: aus den flüchtigen Wahrnehmungsfacetten bildet seine innere Vorstellung, auf Vergangenes zurückgreifend, ein mehrdimensionales Bezugsfeld. Als die Akrobaten, die Hanonlees, einander das obligate »all right« zurufen, erinnert er sich seiner nächtlichen Streifzüge durch das Matrosenviertel in Antwerpen und entdeckt, »daß die disparatesten Orte und Dinge in einer Analogie zusammentreffen, die auf den ersten Blick bizarr anmuten kann«. Diese Einsicht läßt die einsinnige Faktengläubigkeit der Impressionisten hinter sich. In der Mehrdimensionalität solcher Erfahrungen gründet wenige Jahre später Huysmans' These vom »spiritualistischen Naturalismus«. Sie steht in dem Roman ›Là-bas‹ (1891): »Man müßte die dokumentarische Wahrhaftigkeit, die Strenge im Detail, die stoffliche und nervöse Sprache des Realismus bewahren; aber zugleich auch Brunnengräber der Seele werden, der nicht jedes Geheimnis aus einer Krankheit der Sinne erklärt.«

Die Frage, ob Manet Huysmans' Skizze kannte, als er 1881 die *Bar aux Folies-Bergère* begann, ist bislang von der Forschung nicht gestellt worden. Die Daten

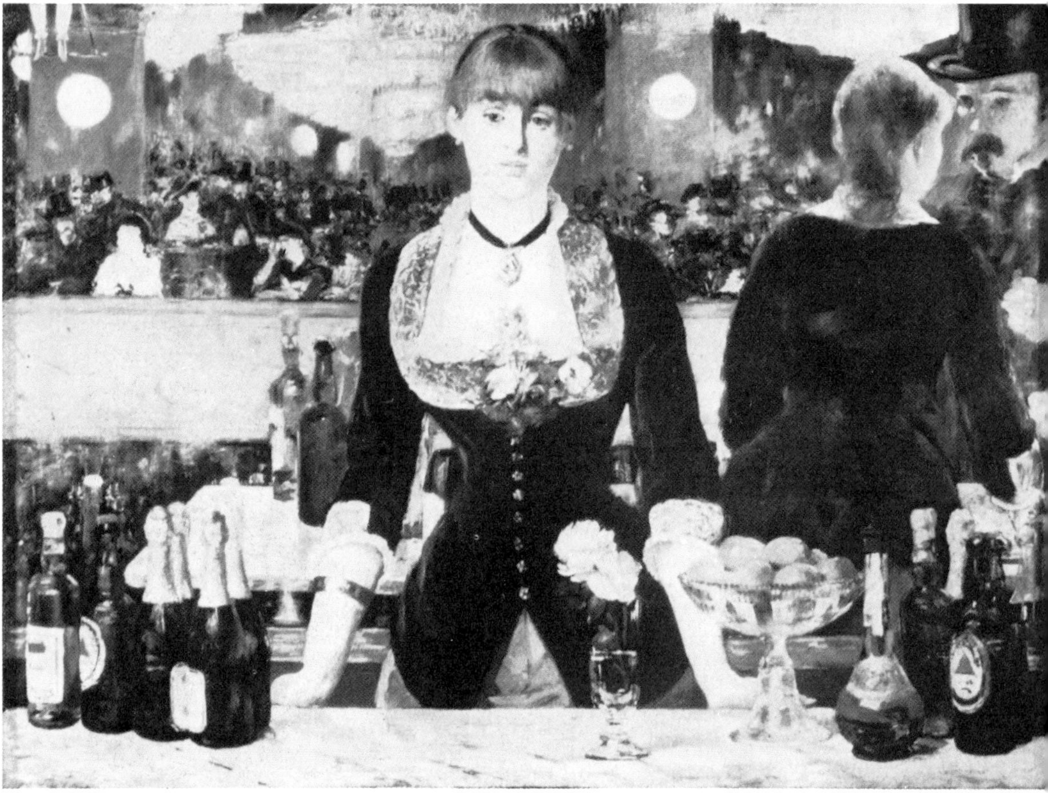

32 Edouard Manet, *Eine Bar in den Folies-Bergère*. 1881–82

schließen eine Beziehung nicht aus. Immerhin hatte sich Huysmans 1877 mit seinem Nana-Aufsatz der Aufmerksamkeit des Malers empfohlen. Daß der Schriftsteller 1882 in seiner Kritik der *Bar* keine Prioritätsansprüche anmeldet, mag seiner Diskretion zuzuschreiben sein, hingegen überrascht, daß er sich mit Manet wegen der ›verfälschten‹ Beleuchtung anlegt (vielleicht wußte er, daß der Maler das Mädchen im Atelier und ohne Spiegel hatte posieren lassen), das Bild dennoch als das interessanteste und modernste des ganzen Salons hervorhebt, aber seine verschlüsselte Mehrdimensionalität völlig übersieht[35].

Huysmans merkt ebensowenig wie die späteren Beobachter[36], daß uns das Barmädchen gleichzeitig in zwei verschiedenen Erlebnis- und Bewußtseinsräumen gezeigt wird: einmal dem Betrachter entgegen, doch an ihm vorbei

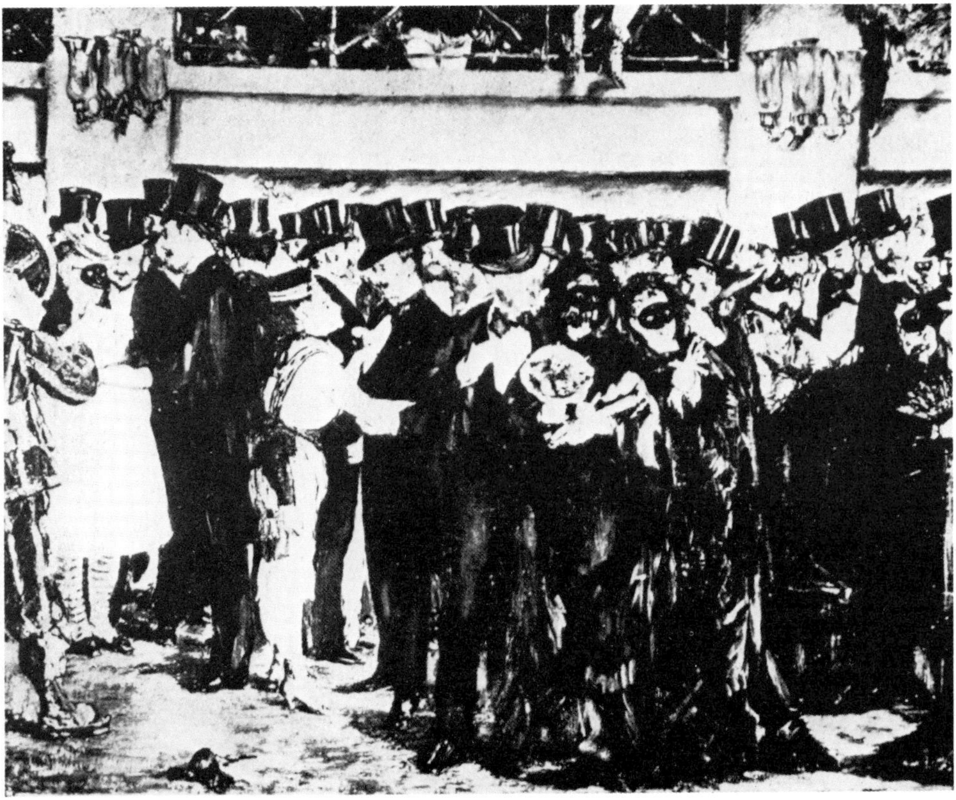

33 Edouard Manet, *Maskenball in der Oper.* 1873

blickend, das andere Mal einem Zylinderherrn zugewandt. Die Rückenfigur ist nicht einfach die Spiegelung der Frontalfigur. Auch ohne ihre Gesichtszüge zu erkennen, erraten wir – im Sinne Durantys – aus Haltung und Zuwendung ihres Körpers, daß sie sich mit dem Kunden beschäftigt, also das tut, wofür sie bezahlt wird. Die Frontalfigur tut nichts dergleichen: wie verwunschen steht sie vor uns, keine Einladung geht von ihr aus, sie animiert nicht zum Konsum, sie scheint die Handgriffe ihres Berufes verlernt zu haben. Die Rückenfigur zeigt das Mädchen bei der Ausübung der Rolle, die von ihm erwartet wird, die Frontalfigur stellt das Nachdenken über diese Rolle, den Rückzug in die Selbstbefragung dar. Hier wird der innere Zustand als unabänderliche Dauer begriffen, dort eine Episode skizziert, die flüchtige Abwechslung, ein Gespräch oder einen

Flirt, verspricht. Auch in der *Nana* sind beide Ebenen enthalten, der sporadische Kontakt und die davon unberührte, permanente Verhaftung in der Dirnen-Rolle, aber weniger differenziert und nicht zum Fragezeichen verdichtet.

Die Konfrontation der beiden Gestalten läßt Manet – mutatis mutandis – als spiritualistischen Naturalisten erscheinen: in der gespiegelten Randepisode analysiert er die Oberfläche, das vorübergehende Ereignis, in der Frontalfigur enthüllt er die Existenzdimension, die hinter dem Wechsel der Erscheinungen liegt. Wir erinnern uns der Elemente, aus deren Vereinigung Baudelaire[37] sich das ›Schöne‹ hervorgegangen denkt: das Zeitliche, Vorübergehende und das Ewige – in den beiden Gestalten des Barmädchens sind sie, auf die condition humaine bezogen, in subtilster Weise gekoppelt.

Niemand beachtet die Darbietung des Akrobaten auf dem Trapez, das Schauereignis ist Nebensache, Zerstreuung ist alles. In dieser zerstreuten, verspiegelten Welt steht die Frau mit dem ›leeren‹ Blick, den viele Interpreten mißverstanden haben, wie ein Vanitas-Memento. Wie die Flaschen und Gläser ist sie Objekt im Schaufenster der Bar, diese wieder ist Teil des riesigen Schaufensters der Lustbarkeit, genannt Folies-Bergère. Randfigur und Statist wie der Akrobat (die Gäste sind hier die Stars!), verkauft sie Ware und ist selber Ware, verdinglicht, jedem verfügbar, aber in eine Aura der Unnahbarkeit gestellt, die sie abschirmt und zugleich ihre gesellschaftliche Rolle als Paradigma der Entfremdung erkennen läßt.

Die Tatsache, daß Nana und der Zylinderherr viele Verwandte in Manets Bilderwelt haben, macht deutlich, daß es nur eines geringen Anstoßes bedurfte, damit aus diesem Gestaltenrepertoire der Flaneure und Flaneusen die beiden Prototypen unseres Bildes heraustraten und in einem Boudoir einander begegneten. Diesen Anstoß mag Zola gegeben haben. Im Hinblick auf Manets Gesamtwerk stellt das Paar in Nanas Boudoir eine der vielen Situationen dar, in denen Menschen Vereinzelung und Fremdheit erfahren. Das müssen wir im Auge behalten, wenn wir, den Kontext wechselnd, das Bild in den Themenkreis des käuflichen Eros stellen.

V Das Fleisch und das Gold

»... le cauchemar doré et voluptueux d'une ville folle de son or et de sa chair.« (La Curée, 1871)

1 Marx über die Prostitution

Als Huysmans den spiritualistischen Naturalismus forderte, hatte er sich bereits von Zola distanziert[1]. Damit mag sein einseitiges Urteil über den einstigen Lehrer und Meister zusammenhängen: »Man müßte die große Straße Zolas gehen, aber über ihr in der Luft einen parallelen Weg führen, eine zweite Bahn nach dem Jenseitigen und Nachherigen ...« Seitdem sind mehr als hundert Jahre verstrichen, und die Zola-Forschung hat längst bemerkt, daß diese Straße nicht nur groß und breit, sondern auch vielschichtig ist, und sie hat im Tatsachenschilderer den Mythenbildner und Erfinder von Leitmotiven entdeckt, der romantische Herkunft und symbolschöpferische Absichten nicht verleugnen kann. Eine Reihe von Einzeluntersuchungen[2] bestätigt nachträglich die Intuition der Zeitgenossen des Dichters, die unter die Oberfläche zu blicken verstanden. Schon 1880 resümierte Flaubert, als er die ›Nana‹ in einem Zug gelesen hatte: »Nana wendet sich in den Mythos, hört aber nicht auf, wirklich zu sein. Eine babylonische Schöpfung.«[3] Und Mallarmé, der wußte, daß in jeder Banalität ein Mythos steckt[4], beschloß 1887 eine Bemerkung über Zola als Erneuerer des Theaters mit dem Wort: »So entgeht man nicht, sobald man in die Kunst eintritt und wo immer man sich in ihr niederläßt, dem unvermeidbaren Mythos ...«[5] Zola hat übrigens selbst zuweilen die fernen Vorbilder seiner Gestalten genannt: Renée, die Heldin von ›La Curée‹, ist für ihn »die neue Phädra«, Nana gleicht den »Ungeheuern« des Altertums und der »Großen Unreinen« der Bibel, der babylonischen Hure.

In diesem Sinne war Manet kein Mythenschöpfer, und man trägt wenig zum Verständnis der gänzlich anders strukturierten Symboldimensionen seines Werkes bei, wenn man die Olympia den »Göttinnen der Legenden«[6] und das Barmädchen – »eine sagenhafte Priesterin« – den Koren der Akropolis[7] vergleicht. Indes trifft Jedlicka[8] eine zentrale Schicht des Bildgedankens: »Das Mädchen Nana ist gleichsam eine moderne Allegorie der Käuflichkeit. Der Mann ist eine Allegorie des betrogenen Käufers.« Das ist richtig gesehen, sofern man den Begriff ›Allegorie‹ von seinem humanistischen Bildungspiedestal ablöst und gleichzeitig jeder menschlichen Gestalt potentiell die Rolle einer Metapher zubilligt. Unser Bild stellt Mann und Frau in der Beziehung von

Käufer und Ware dar. Die Frau ist Schau- und Genußobjekt, der Mann hat sie jedoch nicht ganz in seiner Verfügung: von ihrem Blick getroffen,wissen wir, daß sie bereits nach einem anderen Partner Ausschau hält. Das Bild handelt von der Macht des Geldes und von seiner Ohnmacht. Nicht der Käufer, die Ware hat das entscheidende Wort.

Die käufliche Liebe, ein uraltes Thema der Kunst und Literatur, nimmt im Zeitalter des Kapitalismus einen neuen Symbolwert an: sie wird zur anschaulichen Metapher *aller* gesellschaftlichen Beziehungen. Das hat Marx als erster erkannt. »Die Prostitution« ist für ihn »nur ein *besonderer* Ausdruck der *allgemeinen* Prostitution des *Arbeiters,* und da die Prostitution ein Verhältnis ist, worin nicht nur die Prostituierte, sondern auch der Prostituierende fällt – dessen Niedertracht auch größer ist –, so fällt auch der Kapitalist etc. in diese Kategorie[9].« Marx sieht im Industrieproletariat den exemplarischen Ausdruck des entfremdeten Menschen, der »sich stückweise verkaufen« muß, »eine Ware wie jeder andere Handelsartikel und daher gleichmäßig allen Wechselfällen der Konkurrenz, allen Schwankungen des Marktes ausgesetzt«[10]. Die Lohnarbeit ist Prostitution, folglich die Prostitution Fortsetzung der Lohnarbeit, weshalb »die Fabrikarbeiter in Frankreich … die Prostitution ihrer Frauen und Töchter die xte Arbeitsstunde«[11] nennen. In der Verfügbarkeit sieht Marx jedoch nicht bloß ein Symptom der totalen Ausbeutung des Proletariats, sondern die Rolle der Frau schlechthin in einer vom Mann beherrschten Gesellschaft: »Unsere Bourgeois, nicht zufrieden damit, daß ihnen die Weiber und Töchter ihrer Proletarier zur Verfügung stehen, von der offiziellen Prostitution gar nicht zu sprechen, finden ein Hauptvergnügen darin, ihre Ehefrauen wechselseitig zu verführen.«[12] So wird die Frau in jeder ihrer gesellschaftlichen Positionen zum Objekt und zur Ware, der Willkür des Mannes ausgeliefert.

Zwar sieht Marx, daß der Prostituierende tief unter der Prostituierten steht, aber er merkt nicht, daß diese Konstellation der Frau gestattet, einen Trumpf auszuspielen, denn wieder einmal fällt ihr die uralte Rolle der Männerzerstörerin zu. Die entrechtete, willfährige Sklavin, die den Ausbeuter ausbeutet, wird gleichsam zu einem Instrument des Klassenkampfes. (Zolas Nana ist subjektiv eine Anhängerin des Zweiten Kaiserreiches, objektiv bereitet sie jedoch dessen Verfall und die ihr verhaßte Republik vor.) Die Brüder Goncourt haben diesen Rollentausch auf eine Formel gebracht, die der Schlüssel zum Masochismus der bürgerlichen Dirnenpoesie des 19. Jahrhunderts ist: »Die Rache des Armen an dem Reichen: seine Töchter.«[13]

Der Kapitalismus macht Fleisch und Gold zu Komplizen, die aufeinander angewiesen sind. Sofern die bürgerliche Malerei – wir sprechen vorerst nicht von Zeichnern und Karikaturisten – im 19. Jahrhundert sich diesem Thema zuwendet, bedient sie sich verschiedener Sprachhöhen. Wer dem Thema eine hohe Bedeutungsebene geben will, stellt es in mythologischer, allegorischer oder historischer Verkleidung dar. Wer hingegen der von Baudelaire gepriesenen Poesie der Krawatten und Lackstiefel vertraut, beläßt es auf dem Boden der zeitgenössischen Wirklichkeit. Zwischen diesen Extrempositionen sind verschiedene Mischformen möglich. Die mannigfachen Alternativen, die sich dem Künstler anbieten, veranschaulichen die Wahlfreiheit des 19. Jahrhunderts, das Problem, ob die alten Muster noch verwendbar sind oder ob man sie über Bord werfen und sich der ›Modernität‹ anvertrauen soll. Vor diesem Problem stehen auch Denker wie Marx und Engels. Zwar verspotten sie (in ihrer Rolle als Mythenzerstörer) die personifizierende Vergöttlichung und Dämonisierung der Liebe[14], doch wenn es um das Ungeheuer ›Kapital‹ geht, bietet Marx, auf die Bibel, Shakespeare und Goethe zurückblickend, das ganze traditionelle Symbolarsenal auf, um das Geld – ›Monsieur Kapital‹ – zum Dämon zu stilisieren, der in maßloser Gier seine Opfer verschlingt[15]. Das sind durchaus traditionelle Metaphern aus dem Symbolismus des christlichen Weltverständnisses[16].

Marx hat die Frage, ob die ›Ilias‹ im Zeitalter der Druckmaschine noch möglich sei, ausweichend beantwortet und sich auf das ungebrochene Vorbild der antiken Kunstmaßstäbe zurückgezogen[17]. Daumier, Courbet und Manet traten nicht in seinen Horizont, obwohl sie in der Kunst das taten, was er für die Philosophie leistete, als er das Sein des Menschen von imaginären, abstrakten Beziehungen ablöste und aus dem »wirklichen Lebensprozeß« und den »materiellen Lebensbedingungen« bestimmte[18]. In dieser Welt hält sich die *Nana* auf, und das unterscheidet Manet von allen, die das Thema ›Fleisch und Gold‹ allegorisch verkleiden und aus dem konkreten Hier und Jetzt eines gesellschaftlichen Verhältnisses ins Allgemein-Menschliche entfernen und damit entschärfen. Dennoch steht *Nana* nicht isoliert in der französischen Malerei des 19. Jahrhunderts: das aufzuzeigen ist ebenso wichtig wie der Nachweis, daß und wie es Manet gelungen ist, die traditionellen ikonographischen Klischees auf die Bedeutungsebene der von Baudelaire geforderten ›Modernität‹ zu transponieren.

2 Girodet, Ingres, Moreau und Manet (Danae, Sphinx und Olympia)

Eine vornehme ikonographische Linie der käuflichen Liebe beginnt mit der Danae. Der Besuch, den Zeus der Tochter des Königs Akrisios und der Eurydike in Gestalt eines Goldregens abstattet, hat gegensätzliche Deutungen erfahren[19]. Nachdem die Kirchenväter in Danae die Sünde des Geizes gegeißelt hatten, sah

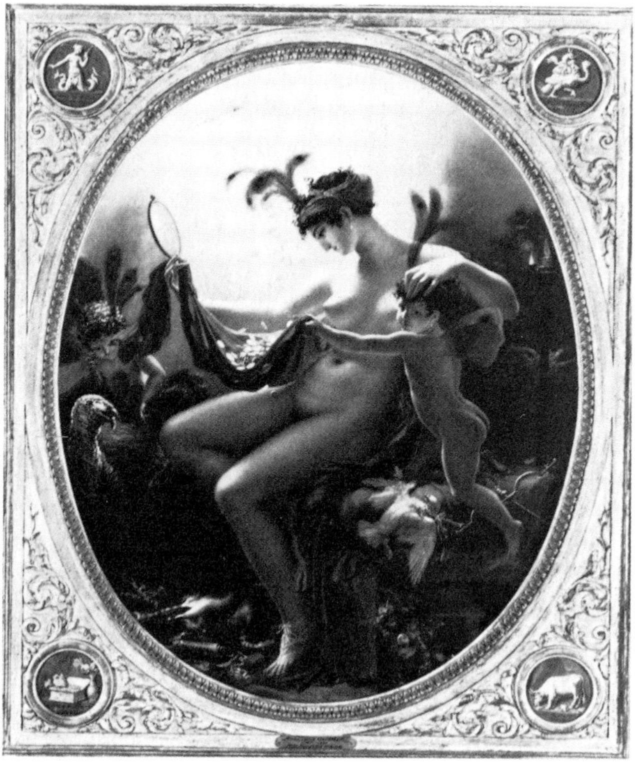

34 Anne-Louis Girodet de Roucy-Trioson, *Mlle. Lange als Danae.* 1799

man im ausgehenden Mittelalter, um typologische Entsprechungen bemüht, Danae als Präfiguration der unbefleckten Empfängnis der Gottesmutter. Zweifellos leitet sich der Vorfall von Fruchtbarkeitsmythen ab, doch schon Horaz glaubt eine List im Spiel, nämlich den Versuch des Gottes, mit dem Goldregen den königlichen Vater zu bestechen. Ovid geht in er ›Ars amatoria‹ noch weiter: für ihn ist der Goldregen ein Mittel, das den Widerstand der Königstochter brechen soll. Martial deutet die Episode aus der Sicht des Satirikers.

Auch in diesen respektlosen Deutungen steckt eine Präfiguration, wenn man weiter geht, den Goldregen entsublimiert und auf den Kommerz von Fleisch und Gold bezieht. Der David-Schüler Anne-Louis Girodet de Roucy-Trioson hat diese Beziehung aufgegriffen, als er Mlle. Lange, eine gefeierte Pariser Schauspielerin, in den antiken Mythos entrückte und solcherart bloßstellte[20]. *La nouvelle Danae* (Abb. 34) war das Skandalbild des Salons von 1799. Als Rollenporträt verstanden, erläutert das Bild das abwechslungsreiche und aufwendige

Liebesleben einer stadtbekannten Luxusdirne. Der aktuelle Bezug profaniert die klassische Würde des Themas, stellt also mit Mlle. Lange auch deren antikes Vorbild bloß. Das im Bild und in den vier Rahmenmedaillons ausgebreitete klassische Emblemrepertoire gestattet ungleich mehr inhaltliche Information als eine realistische Boudoir-Szene. Der Skandal bezeugt, daß diese verschlüsselten Anspielungen damals vom Publikum verstanden wurden. Heute hingegen ist Girodets Bild prima vista schwieriger zu lesen als Manets *Nana* – selbst wenn wir diese nicht mit Zolas Romanheldin in Verbindung bringen. Der Vergleich von Girodet und Manet muß demnach die unterschiedlichen Sprachhöhen berücksichtigen. Sodann ergeben sich folgende Gemeinsamkeiten: beide Damen verfolgen eine doppelte Karriere, auf der Bühne und im Bett (dazu muß man freilich Mlle. Langes Lebenslauf kennen und Nana auf Zolas Roman beziehen); in beiden Bildern verweist der Spiegel auf das alte Vanitas-Motiv; Manet begnügt sich mit einem einzigen – potentiellen – Liebhaber, Girodet versammelt ihrer mehrere in Tiergestalt und zeichnet den eben verabschiedeten ›amant en titre‹ – es ist der reiche Weinhändler Leuthrop Beauregard – besonders aus: auf ihn

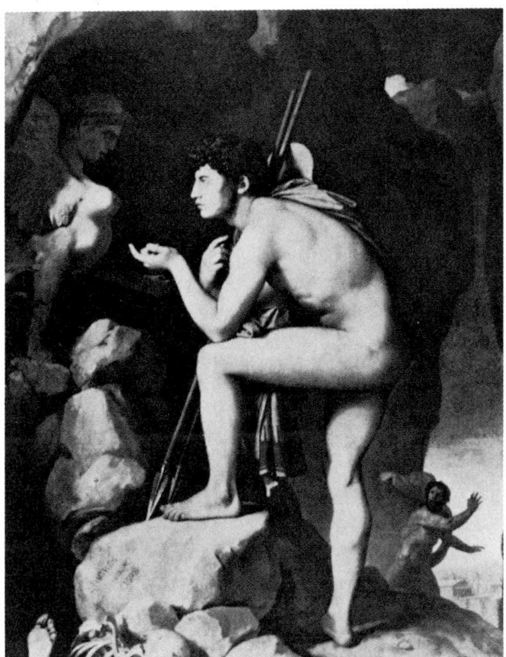

35 Jean Auguste Dominique Ingres, *Oedipus und die Sphinx*. 1808

bezieht sich der Satyrkopf mit der Münze im Auge. Während Girodet an das humanistische Bildungswissen seines Publikums hohe Ansprüche stellt, läßt Manet die jedermann einsichtigen anschaulichen Fakten sprechen[21].

Girodets Bild ist ein extremes Beispiel für die Deutlichkeit, die ein Idealist dem Thema ›Fleisch und Gold‹ geben kann. Ungleich distanzierter geht Ingres vor. Wenn er in *Paolo und Francesca* (1814) den Ehebruch darstellt, beruft er sich auf das höchste literarische Alibi, Dantes ›Göttliche Komödie‹. Käufliche Liebe – das gibt es für Ingres nicht. 1808 malt er *Oedipus und die Sphinx* (Abb. 35). Das Zwittergeschöpf ist das Urbild der Frau, an deren Rätselhaftigkeit der Mann scheitert[22]. Mit gutem Grund wurde deshalb die Sphinx als Hauszeichen für Bordelle verwendet. Auf solche Versuchungen läßt sich Ingres' Oedipus nicht ein. Wir ahnen, daß dieser Mann, der die Kräfte seines Verstandes anstrengt, nicht zu den Opfern der Versucherin zählen wird, die bereits im Abgrund liegen. In seiner Parteinahme spricht der Maler als Verfechter klassischer Ratio und Eindeutigkeit, der sich gegen die romantische Preisgabe an die ›böse Mutter‹, den Prototyp der Femme fatale, zur Wehr setzt.

Auch die Sphinx-Interpretation schlägt im 19. Jahrhundert viele Wege ein: einer bewahrt das antike Vorbild, ein anderer versachlicht es, Manet liegt dazwischen. Im Salon von 1864 erregte Gustave Moreaus *Oedipus und die Sphinx* (Abb. 36) beträchtliches Aufsehen. Diese Sphinx gibt dem Mann die Frage zurück, die er an sie richtet. Der Akzent verlagert sich auf den Kampf der Geschlechter, wobei die Zwittergestalt der aktive Partner ist: sie hat den Mann – Théophile Gautier verglich ihn mit Hamlet[23] – angesprungen und sich in seinem Körper festgekrallt. Sie ist ein spätes Produkt der romantischen Mischung aus Grausamkeit und Wollust, ähnlich der Sphinx, von der Heine »entzückende Marter und wonniges Weh« empfing[24]. Vielleicht hat Moreau sich von Heines Versen anregen lassen, bestimmt kannte er das Gedicht ›La Beauté‹ aus den ›Fleurs du Mal‹, in dem Baudelaire die kalte Schönheit der Regungslosigkeit mit einer »unverstandenen Sphinx« vergleicht.

Ein Maler, der nur Tatsachen anerkennt, kann von einem Fabelwesen bloß den Namen gelten lassen. So entsteht als Gegenstück der dämonisch monumentalisierten Männerfresserin die ›Salonlöwin‹ (im Wort steckt noch die trivialisierte Erinnerung an den mythischen Zwitter), z. B. *Le Sphinx parisien* (Abb. 37) von Alfred Stevens oder *La Sphynge* (1898) von Toulouse-Lautrec[25]. Um 1880 malte Carl Theodor Müller eine Ägypterin und nannte sie *Ein Sphinxgesicht von heute*[26]. In allen diesen Bildern wird der mythische Bezug nur vom Titel hergestellt. Manet schlug einen anderen Weg ein, indem er in der

36 Gustave Moreau, *Oedipus und die Sphinx*. 1864 ▷

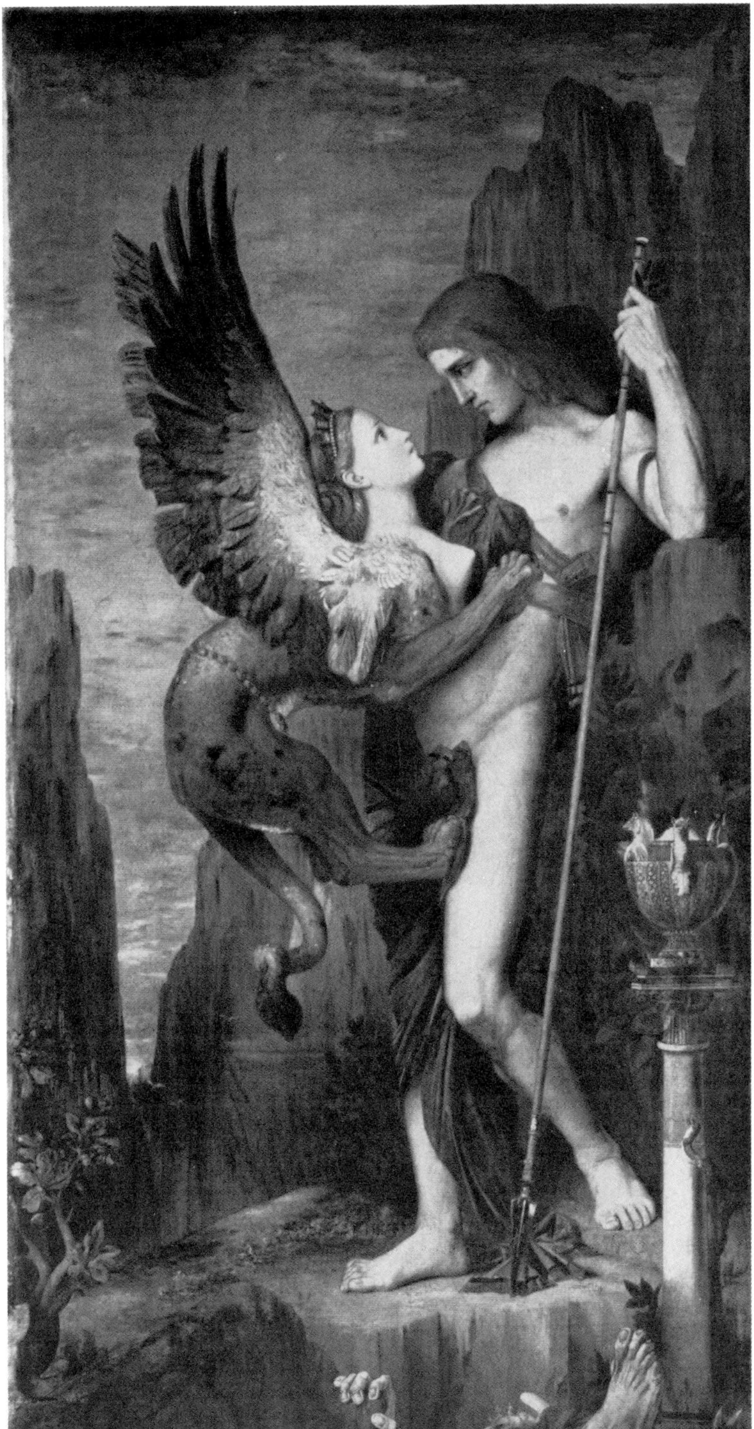

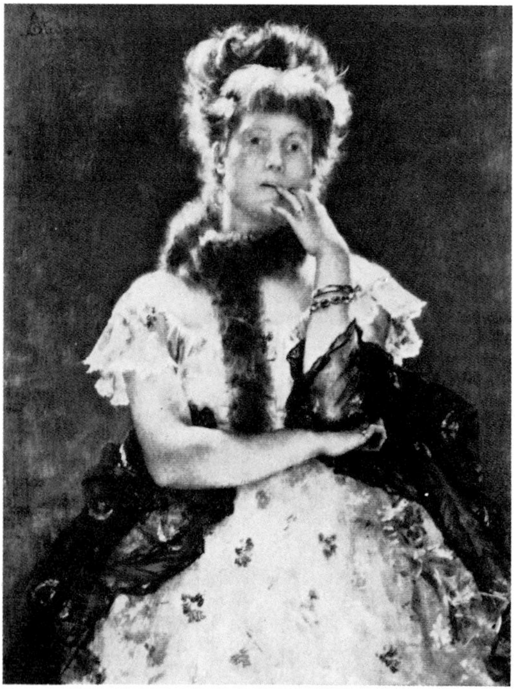

37 Alfred Stevens, *Pariser Sphinx.* 1869

Olympia – sie entstand ein Jahr vor dem Bild Moreaus – die Mensch-Tier-Symbiose wieder auflöste und das Zwittergeschöpf auf seine anatomischen Komponenten, das Weib und das Tier, zurückführte. Einige Gedichte aus den ›Fleurs du Mal‹, in denen die Katze als Metapher sowohl der Frau als auch der Sphinx auftritt, mögen ihn dazu angeregt haben[27]. Wer sich erinnert, daß der Volksmund die Katze mit der Vagina vergleicht, dem gibt Manets Verschlüsselung kein Rätsel auf. Zola, der dieses Indiz nicht wahrhaben wollte, als er über die *Olympia* schrieb, wandte in ›La Curée‹ ebenfalls die Dissoziierung zum Zwecke der Verdeutlichung an: er veranschaulichte Renées destruktiven Eros nicht an ihr selbst, sondern an einer Marmorsphinx.

3 Ingres, Haussoullier und Couture

1843 begann Ingres ein großes Wandbild – *Das Goldene Zeitalter* – für das Schloß Dampierre bei Paris. Zwei Jahre später stellte Haussoullier seinen *Jung-*

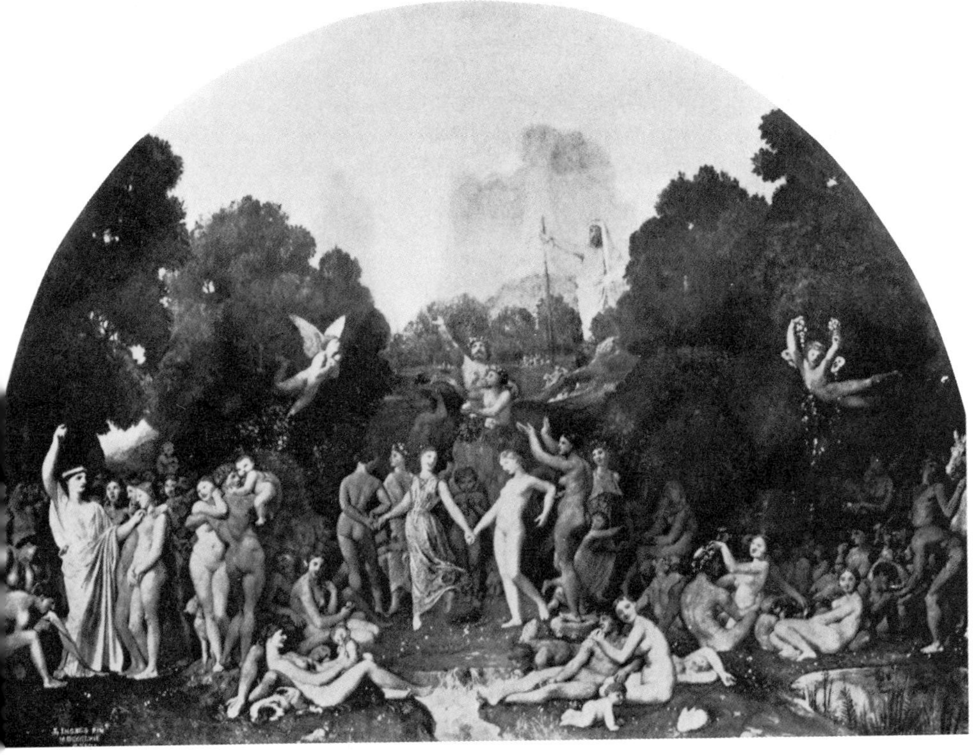

38 Jean Auguste Dominique Ingres, *Das Goldene Zeitalter*. 1862

brunnen im Salon aus. 1847 standen Coutures *Römer der Verfallszeit* im Mittelpunkt der Salondiskussionen. Ingres nimmt Zuflucht beim Mythos, Haussoullier beim Mittelalter, Couture zeigt die dekadente Kehrseite der Antike. 1844 schreibt Marx den Aufsatz ›Nationalökonomie und Philosophie‹, in dem er der von religiösen, politischen und ökonomischen Zwängen verursachten Selbstentfremdung des Menschen dessen künftige Selbstverwirklichung entgegenstellt, in der Humanismus und Naturalismus übereinkommen werden. Auf seine Art dachte auch Ingres, ebenfalls ein Kritiker und Verächter der Gegenwart, über diese Frage nach, doch glaubte er die Antwort nicht im Kommunismus der Zukunft, sondern in der mythischen Vorzeit gefunden zu haben. Er malt den unschuldigen, konfliktlosen Idealzustand einer offenen Gesellschaft, in der jeder sich mit jedem verbinden kann (Abb. 38). Er blickt zurück auf die Menschheit vor dem Sündenfall, Marx richtet seinen Blick in eine Zukunft, die den Sündenfall der Selbstentfremdung überwunden hat. Gewiß illustriert Ingres nicht die von Marx prophezeite Gesellschaft, welche »die vollendete Wesenseinheit des Menschen mit der Natur, die wahre Resurrektion der Natur, der durchgeführte Naturalismus des Menschen und der durchgeführte Humanismus der Natur«[28] ist, allein er zeigt den klassischen Modellfall dieser Ausgewogenheit. Marx, dem Kenner und Bewunderer der Antike, der 1840 seine Zeit eine eiserne, unglückliche nannte, Marx hingegen mag das Goldene Zeitalter der Griechen vor Augen gestanden haben, als er die Aufhebung des Widerstreites zwischen dem Menschen und der Natur prophezeite und darin »das aufgelöste Rätsel der Geschichte« erblickte.

Im politischen Bereich kommt man in der Mitte des 19. Jahrhunderts dieser Versöhnung nicht näher, in dem der Kunst nur um den Preis der Gegenwartsflucht. Haussoullier, auf Ingres' Spuren, versetzt seinen *Jungbrunnen* (Abb. 39) an einen mittelalterlichen ›Liebeshof‹[29]. Die Mittelgruppe, ein Jüngling und eine halbnackte Frau mit einem Spiegel, die sich dem Bildbetrachter zuwendet, nimmt Manets *Frühstück im Freien* vorweg. Haussoullier mischt nackte und bekleidete Gestalten, doch geht davon keine Schockwirkung aus. Zwanzig

39 Guillaume Haussoullier, *Der Jungbrunnen*. 1843

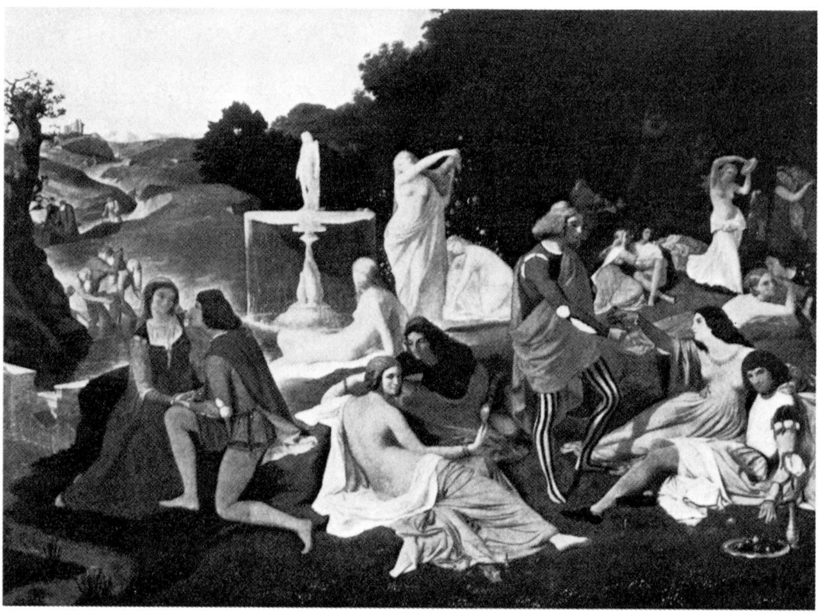

Jahre später verweigert sich Manet der Flucht in die ›heile‹ Welt der Troubadours, dennoch malt auch er eine Rückzugsidylle. Sein *Frühstück im Freien* zeigt den Abstand auf, der die bürgerliche Selbstentfremdung – bekleidet oder entblößt – von der ursprünglichen paradiesischen Nacktheit trennt. Die Ereigniszeit seines Bildes ist eindeutig die Gegenwart, der Ort jedoch eine von der Öffentlichkeit abgeschirmte bürgerliche Rückzugswelt: privates Relikt des Goldenen Zeitalters.

In seiner Dissertation über Epikur und Demokrit vergleicht Marx die auf die großen Systematiker Plato und Aristoteles folgende »Fastnachtszeit der Philosophie«, nämlich die einseitigen moralisierenden Sekten[30], mit der nachhegelschen Schule (Feuerbach, Stirner, Bruno Bauer) und sieht hier wie dort nichts als »bodenlos dürftige Versuche«, von halben Gemütern getragen, zu schwach, einen neuen Anfang zu setzen. Auch die Kunst des 19. Jahrhunderts kennt solche Gestalten: Manets Lehrer Couture ist eine von ihnen. Den Realismus verachtend, besitzt er weder die Vorstellungskraft Delacroix' noch Ingres' pseudoreligiösen Glauben an das intakte antike Schönheitsideal. Seine zwiespältige Beziehung zum Altertum wird in den *Romains de la Décadence* (Abb. 22) gleichsam thematisiert. Indem er die orgiastische Selbstzerstörung der Antike darstellt, macht er deren Modellcharakter moralisch fragwürdig, ohne sich jedoch formal von ihm loszusagen, wie dies Daumier einige Jahre früher in der ›Histoire ancienne‹ tat. Seine von »Langeweile und Übersättigung« (Gautier) gezeichneten Gestalten tragen – mit Marx zu reden – kunsthistorische »Charaktermasken«, von Rubens, Poussin, Veronese, Tiepolo und Ingres entlehnt[31]. Ihre Kraftlosigkeit gleicht der des Malers, umgekehrt entspricht Coutures Eklektizismus den müden, unentschiedenen Sowohl-als-auch-Gesten einer spätzeitlichen Verfallsepoche, für die der junge Marx das Wort von der »Fastnachtszeit« prägte.

Coutures Ansicht war ein moralischer Appell an seine Zeitgenossen, als Motto dienten ihm zwei Zeilen auf Juvenals VI. Satire:

Nunc patimur longae pacis mala; saevior armis
Luxuria incubuit victumque ulciscitur orbem.

Die Unzucht, Preis eines langen Friedens, richtet mehr Unheil an als die Waffen des Krieges. Nach der Niederlage von 1870 hat man diesen Gedanken aktualisiert und die beiden Zuschauer am rechten Bildrand als Verkörperungen germanischer Tugenden gedeutet. Als Protagonisten, nicht als Randfiguren, begegnen uns zwei nachdenkliche ›Zuschauer‹ in einem Bild, das Couture drei Jahre früher im Salon ausstellte: *L'Amour de l'Or* (Abb. 40). Das ›Schauspiel‹ sind zwei Frauen, die sich anbieten. Wieder beruft sich der Maler auf ein lateinisches Motto: auri sacra fames – der verwünschte Goldhunger. Fleisch und Gold treten als Widersacher, nicht als Komplizen auf. Alle sind bereit, sich

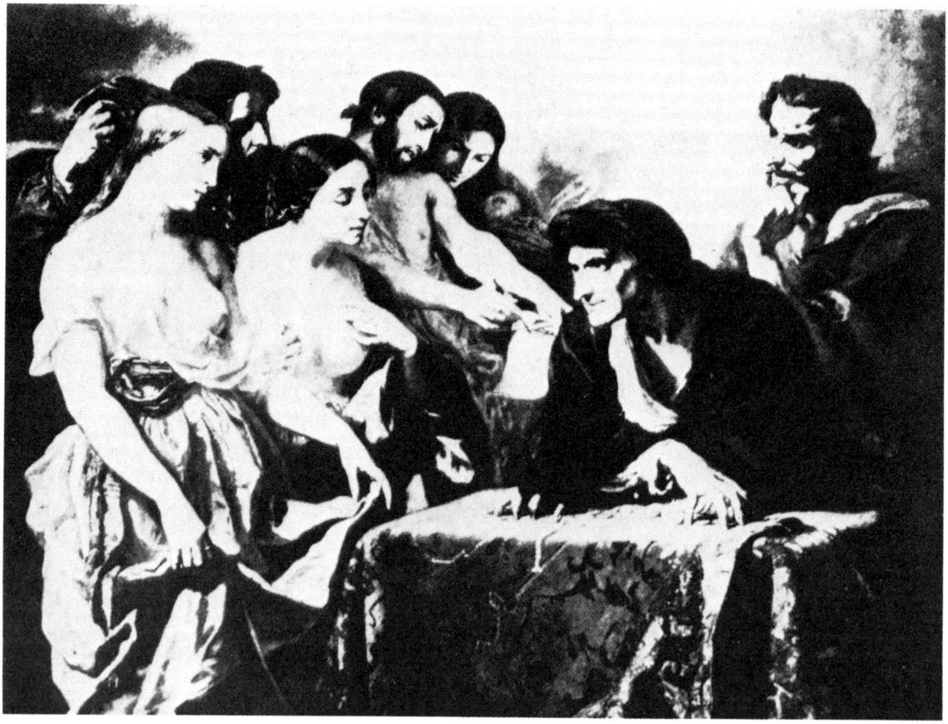

40 Thomas Couture, *L'Amour de l'Or*. 1844

für klingende Münze zu prostituieren: die beiden Frauen ebenso wie der dichtende Panegyriker im Hintergrund. Der Geizige jedoch will nichts als sein Geld. Das ist Coutures Bilddeutung. Man könnte, an eine von Marx zitierte Shakespeare-Stelle anknüpfend, das gehortete Geld als die »gemeine Hure der Menschen« auffassen: der es besitzt, beherrscht es nicht, sondern ist ihm verfallen. Der Dichter, der auf den Markt gehen muß, wird zum Rivalen oder Partner der Prostituierten im Werben um die Gunst des Reichen. Das ist keine abwegige Vorstellung: Baudelaire hat sich so gesehen[32].

In Couture-Nähe steht die *Tyrannica voluptas* von Achille Glaize, die 1865 im Salon gezeigt wurde[33]. Ein träumerischer Student, ein alter Gelehrter, ein Haudegen und ein Bürger beugen sich unter der triumphierenden Wollust. Couture griff dieses Thema 1873 in seiner *Courtisane moderne* auf (Abb. 41). Er wollte in dem Bild ›eine wirkliche Dirne‹ darstellen. Das Ergebnis gleicht eher einer Versammlung von ›Charaktermasken‹ auf einem Kostümfest – was ist an

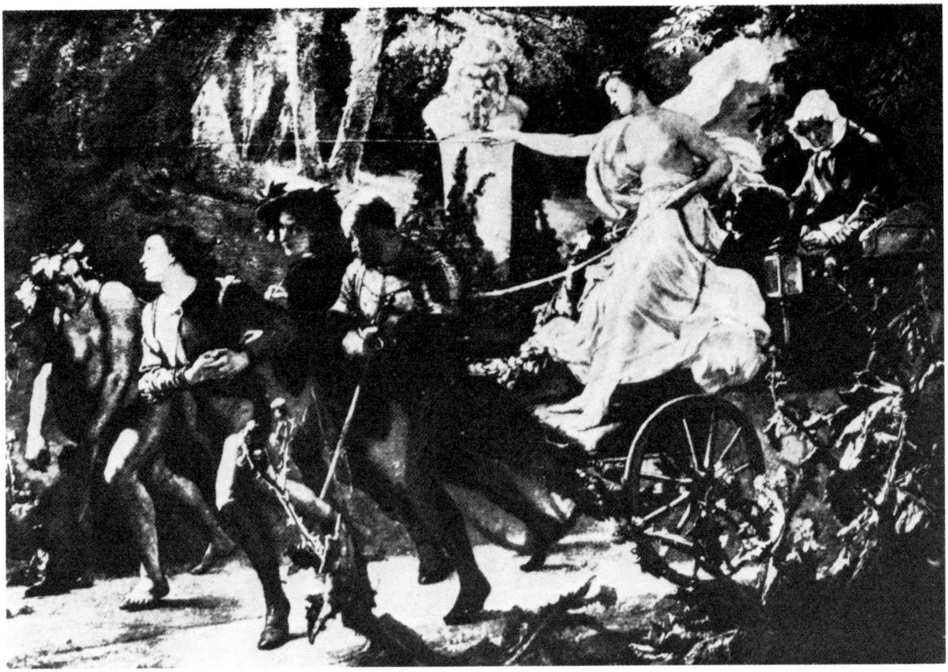

41 Thomas Couture, *Die moderne Kurtisane.* 1873

dieser Kurtisane überhaupt ›modern‹? –, und man muß Titel und Erläuterung des Malers gelesen haben, um zu wissen, daß es hier nicht etwa um eine Allegorie der ›Jugend‹, sondern um die Verkörperung der ›Weibermacht‹ geht, die den Mut, die Dichtung, den Reichtum und die Jugend am Gängelband hält.

4 Delacroix (›Le Lever‹) – Zur Genesis des Zylinderherrn

Delacroix hat die *Römer der Verfallszeit* geschätzt[34]. Dachte er an *L'Amour de l'Or,* als er *Le Lever* malte? Der Kern des Bildgedankens taucht erstmals am 3. Mai 1847 im Tagebuch auf: eine junge Frau, die sich kämmt, während der Tod seine Harke bereithält. Aus dem Tod wird im *Lever* ein mephistophelischer Zwitter. Das Bild wurde im Salon von 1850/51 gezeigt und von der Kritik beifällig aufgenommen. Unmittelbar danach kritisierte es Karl Rosenkranz

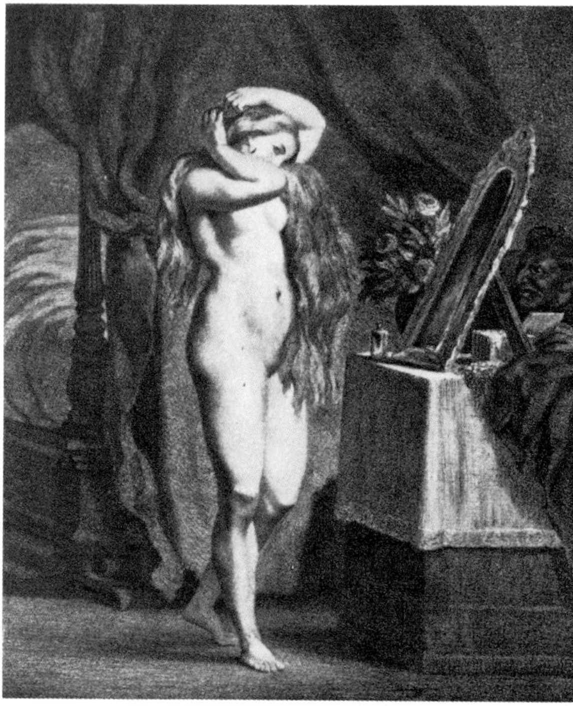

42 Pierre Auguste Lamy, Lithographie nach Eugène Delacroix, *Die Toilette (Le Lever)*. 1850

in seiner ›Ästhetik des Häßlichen‹ als Symptom der Gleichsetzung des Sinnlichen mit dem Bösen: »Es scheint, als ob viele sich das Reizende nur so zu denken vermöchten, wie Delacroix eine Schöne gemalt hat, die vor einem Toilettenspiegel das herabwallende Haar strählt, während hinter demselben in der Maske eines reichen Rentiers (!), zum Überfluß mit eleganten Hörnern ausgestattet, der Teufel lauscht und eine Rolle Goldes auftürmt. Wie abscheulich hat der Maler hierdurch das ganze Bild vergiftet! Hätte er die Schöne im Reiz ihrer Glieder unbefangen hingestellt, so würde man an den reinen, edlen Formen sich entzückt haben. Durch jene im Dunkeln kauernde Fratze, recht im Ungeschmack der Französischen wohl gar tugendhaft sich dünkenden Allegoristerei, zwingt er uns, an die Lüsternheit der Begier, an die Käuflichkeit der Unschuld zu denken.«[35]

Was Rosenkranz ablehnt, erkennt er zugleich als Delacroix' Absicht. Er mag dabei an eine Lithographie von Girodet-Trioson gedacht haben (Abb. 43), die im Titel *(La Maitresse)*, nicht in der Formensprache, das antike Ver-

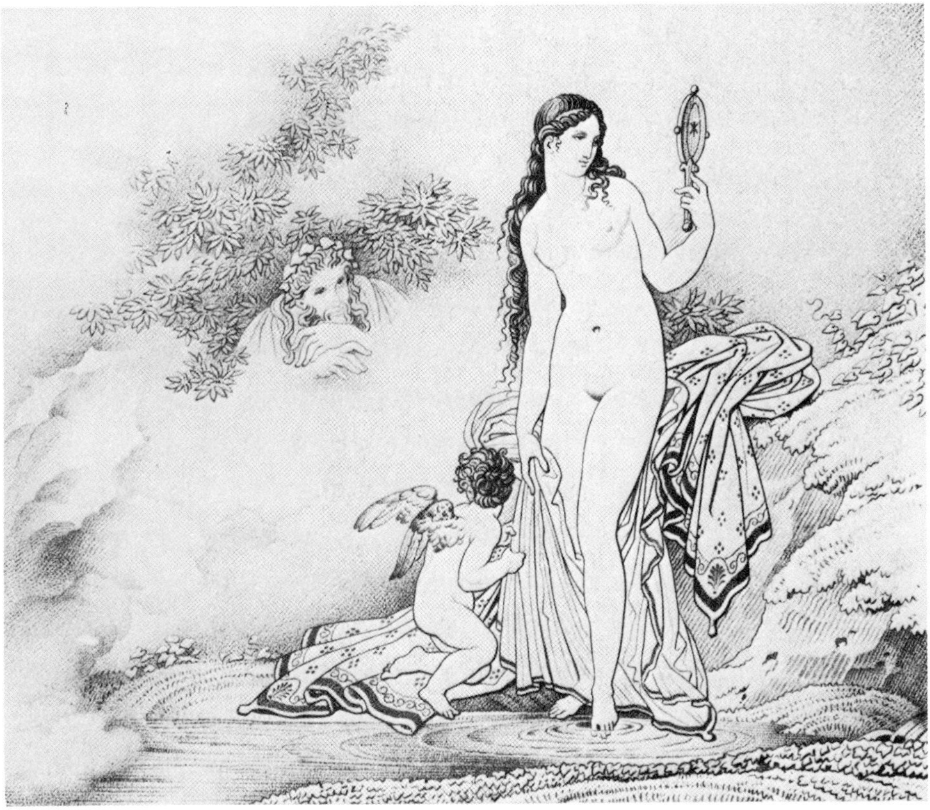

43 Anne-Louis Girodet de Roucy-Trioson, *Die Maitresse,* aus der Serie von Illustrationen zu den Oden Anakreons. 1825

haltensmuster demaskiert und auf seinen voyeuristischen Kern bringt. Der blassen heidnischen Unbefangenheit antwortet in Delacroix' Bild die entblößte Nacktheit, zur Hingabe an den lauernden Käufer (oder Zuhälter) bereit. Das Thema des Bildes ist tatsächlich nicht die unbefangene Schönheit, auch nicht eine pikante Belauschungsszene oder eine spätromantische Diablerie, sondern die Schönheit als Ware und der Mann als Käufer. Diesen Akzent bringt die »kauernde Fratze« in das Bild. Richtig sieht Rosenkranz, daß Delacroix den teuflischen Komplizen des Weibes in einen reichen Rentier säkularisiert, aber den Faden zur allegorischen Tradition nicht abschneidet. Manet wird diese Verweltlichung in seinem Zylinderherrn vollenden. Um

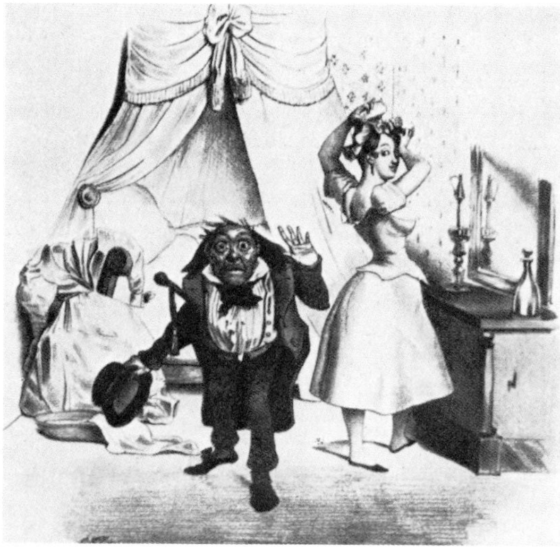

44 Charles J. Traviès, *Ein Familienvater ...*, aus der Folge ›Les Mayeux‹. 1830

diesen Prozeß anschaulich zu machen, müssen wir einen Exkurs über die Herkunft des flanierenden Lebemannes einschalten.

Der Rechtshegelianer Rosenkranz deutet die Zivilisationsmasken der zeitgenössischen Kunst und Literatur als Säkularisationsprodukte. Wenn er sich eine Stadt wie Paris umgestülpt vorstellt (man denke an Zolas ›Bauch von Paris‹!), »so daß das Unterste zu oberst käme«, denkt er sicher an die mittelalterliche Allegorie der ›Frau Welt‹, deren Kehrseite von Würmern zerfressen ist. Und den modernen Dandy durchschaut er als Abkömmling des Teufels: »... in diesen kontemplativen Teufeln ... geht das Böse durch das sophistische Spiel einer schlechten, hohlen Ironie in eine scheußliche Verwesung über. Aus den unruhig ermatteten, genußgierig impotenten, übersättigt gelangweilten, vornehm cynischen, zwecklos gebildeten, jeder Schwäche willfahrenden, leichtsinnig lasterhaften, mit dem Schmerz kokettierenden Menschen der heutigen Zeit hat sich ein *Ideal satanischer Blasirtheit* entwickelt, das in den Romanen der Engländer, Franzosen und Deutschen mit dem Anspruch auftritt, für edel gehalten zu werden, zumal diese Helden gewöhnlich viel reisen, sehr gut essen und trinken, die feinste Toilette machen, nach Patschouli duften und elegante, weltmännische Manieren haben. Aber diese Noblesse ist nichts als die jüngste Form der anthropologischen Erscheinung des satanischen Prinzips.«[36] Wir sind diesen Gestalten, ohne Hörner und Pferdefuß, in Manets Flaneuren begegnet, und wir kennen den reichen Nichtstuer und kaltblütigen Verführer aus Zolas ›La Curée‹ und ›Nana‹.

Das Gesten- und Rollenrepertoire, auf das der gelassen distanzierte Lebemann sich zurückzieht, ist der weltmännische Extrakt der Masken zweier Bösewichter, die während des Bürgerkönigtums sehr populär waren: Mayeux und Robert Macaire[37]. Charles J. Traviès gilt als der Erfinder des buckeligen Mayeux. Dieses Zerrbild des vulgären Schürzenjägers (Abb. 44) tritt in verschiedenen Rollen und Berufen auf, bald als lüsterner Kleinbürger, bald als verschlagener Tartuffe, manchmal als zynischer Außenseiter der Gesellschaft, einmal auch in der Maske des Bürgerkönigs. Als die Figur gegen Ende der dreißiger Jahre an Popularität einbüßte, suchte Traviès bei Robert Macaire Anschluß: in einer Serie von sechs Lithographien (1839) machte er beide zu Komplizen. Macaire erläutert Mayeux seine Strategie: »Sie beschäftigten sich mit dem schönen Geschlecht, ich mit den Industriellen. Werden Sie mein Gehilfe, bemächtigen Sie sich der Frauen!« Der kapitalistische Hochstapler braucht die Partnerschaft von Fleisch und Geld. Jahrzehnte später zieht Rops aus dieser Kumpanei das epigrammatische Fazit: »Diebstahl und Prostitution regieren die Welt« (Abb. 45).

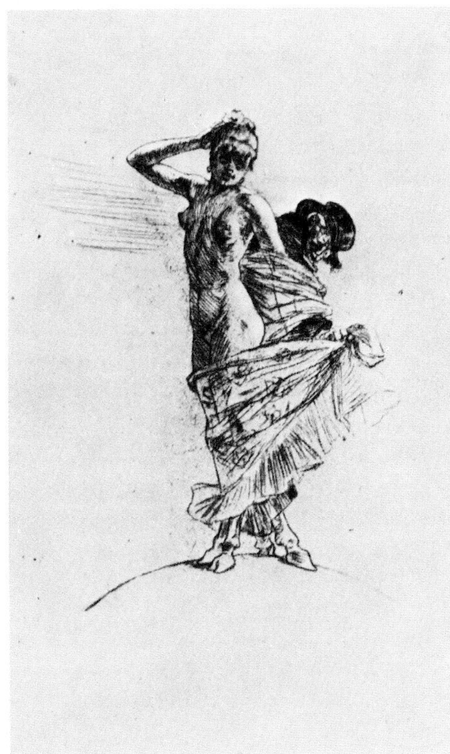

45 Félicien Rops, *Diebstahl und Prostitution regieren die Welt*

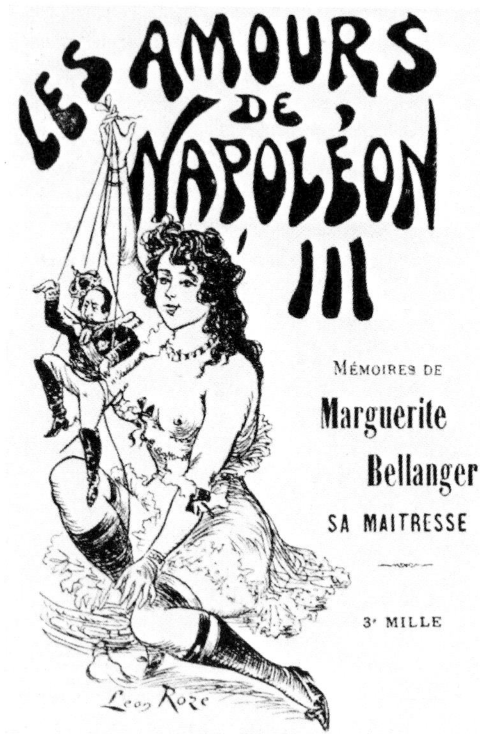

46 Léon Roze, Titelblatt der angeblichen ›Memoiren der Marguerite Bellanger‹, Maitresse Napoleons III.

1836–38 erschienen Daumiers hundert Robert-Macaire-Lithographien. Dieser Prototyp des Alleskönners und Massenverführers hat eine lange Geschichte. Er ist der späte Nachfahr des scheinheiligen Bettlers, des »faux mendiant«, dessen Ursprung in der volkstümlichen Literatur des Mittelalters zu suchen ist[38]. Der Name Robert Macaires weist in eine andere Richtung, er geht auf einen Verräter in einem altfranzösischen Heldengedicht zurück, den ein romantisches Melodram 1814 populär machte[39]. In den zwanziger Jahren brach in Paris in allen Kunstsparten die Robert-Macaire-Mode aus. Heute Mörder, morgen Hochstapler, dann wieder Räuber oder Betrüger, entzieht sich der mit allen Wassern gewaschene Zyniker immer wieder der strafenden Gerechtigkeit. Die Popularität der Gestalt rührt daher, daß sie das brüchige gesellschaftliche Terrain demaskiert, auf dem die großen und kleinen Gauner ihre Winkelzüge inszenieren. Der rücksichtslose Emporkömmling ist eines der Symptome der sozialen Unruhe, die in den Revolutionen von 1830 und 1848 vergeblich nach einem Ventil sucht. Schon 1840 sieht man ihn als säkularen Typ: »Unser Jahrhundert wird das Jahrhundert Robert Macaires sein.«[40] Der Spekulant als honoriger Politiker, der Politiker als gerissener Roßtäuscher, der Systemgegner, der sich von der Regierung kaufen läßt[41] – das ist der Hokuspokus, den das Bürgerkönigtum den Massen vorgaukelt. Zwei konservative Kritiker, die Brüder Goncourt, sehen Louis Philippe als Robert Macaire mit dem Regenschirm[42], und Marx schreibt in seinem Buch ›Die Klassenkämpfe in Frankreich‹: »Die Julimonarchie war nichts als eine Aktienkompanie zur Exploitation des französischen Nationalreichtums, deren Dividenden sich verteilten unter Minister, Kammern, 240000 Wähler und ihren Anhang. Louis Philippe war der Direktor dieser Kompanie – Robert Macaire auf dem Throne.«[43] Doch es sollte noch besser kommen. Die Julimonarchie war bloß das Vorspiel zum Zweiten Kaiserreich, diesem »Jubelfest der kosmopolitischen Prellerei«, wie Marx es nennt, zu dem die »Hochstapler aller Länder« herbeigestürzt waren, um »an seinen Orgien und an der Ausplünderung des französischen Volks« teilzunehmen[44]. Louis Bonapartes Staatsstreich am 2. Dezember 1851 war das Meisterstück eines neuen Robert Macaire, der mit der Devise »genießt und bereichert euch!« das Bündnis von Fleisch und Gold aufs neue ausrief. Die Verschwendungssucht und die Liebesaffären des kaiserlichen Ehepaares bekräftigten diesen Wahlspruch (Abb. 46). Am 5. Juli 1864 schreiben die Goncourts in ihr Tagebuch: »Heutzutage besteigt ein Kaiser den Thron wie ein Spieler, der gewonnen hat, ins Bordell geht.« Zolas Nana und der Kometenschweif ihrer Verehrer – Graf Muffat war kaiserlicher Kammerherr – gehören zu den Nutznießern dieses Paketes. Auch in Manets Bild ist diese Bedeutungsschicht enthalten, jedoch wird sie nicht kritisch akzentuiert, sondern bloß festgestellt.

5 Cézanne: ›Eine moderne Olympia‹, ›Das Ewig Weibliche‹

Delacroix' *Lever* war 1864 auf der großen Gedächtnisausstellung zu sehen. Ob Manet, der sicher in der Ausstellung war, von dem Bild berührt wurde und ob es ihm vierzehn Jahre später – im Original oder in der Lithographie Lamys – gegenwärtig war, als er die *Nana* malte, wird man wahrscheinlich nie ermitteln.

Cézanne hat zweimal den Oberkörper der sich kämmenden Frau kopiert. Diese Zeichnung wird um 1879/80 datiert[45]. Als Paraphrase des *Lever,* nicht als Kopie, ist ein Bild Cézannes anzusehen, das eine stehende nackte Frau vor einem Spiegel zeigt, den ein Negerpage hält (Abb. 47). Die Datierung lautet »1875–77«. Könnte es nicht 1877 entstanden sein? Dann hätten wir es mit Cézannes ›Nana‹ zu tun. Das ist im Sinne des ›Bilderdialoges‹ zu verstehen, den

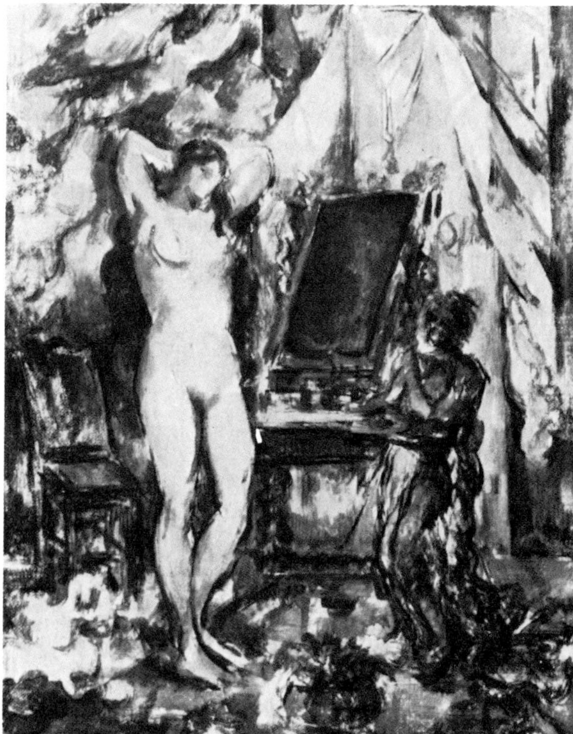

47 Paul Cézanne, *Die Toilette*. 1875–77

der Maler seit Jahren mit Manet führte: das *Frühstück im Freien* und die beiden Fassungen der *Modernen Olympia* (Ft. 5) sind Cézannes Anworten auf die zwei berühmtesten Skandalbilder seiner Zeit. Vielleicht sah er Manets *Nana* bei Giroux, vielleicht wurde sie ihm von einem Freund beschrieben. Cézanne las die ›Nana‹ erst in der Buchausgabe, für deren Übersendung er Zola im Februar 1880 dankte: »Es ist ein großartiges Buch ...«[46] Ein Aquarell, *Olympia* genannt, ließe sich als »gedankliche Erinnerung«[47] an Manets Bild deuten, wenn seine Datierung (1875/77) weniger ungewiß wäre (Abb. 48). Es zeigt einen Zylinderherrn, der eine liegende nackte Frau betrachtet, deren Körper von einer anderen auf- oder zugedeckt wird – eine moderne Danae mit ihrer Dienerin oder eine tote ›Frau Welt‹? Eindeutiger im zeitgenössischen Erlebnisbereich steht eine Zeichnung, für deren Entstehung die Jahre zwischen 1871 und 1877 zur Wahl angeboten werden (Abb. 49). In einem volkstümlichen Lokal produziert sich eine Tänzerin in erhitzter Hemmungslosigkeit, das Haar geöffnet, die

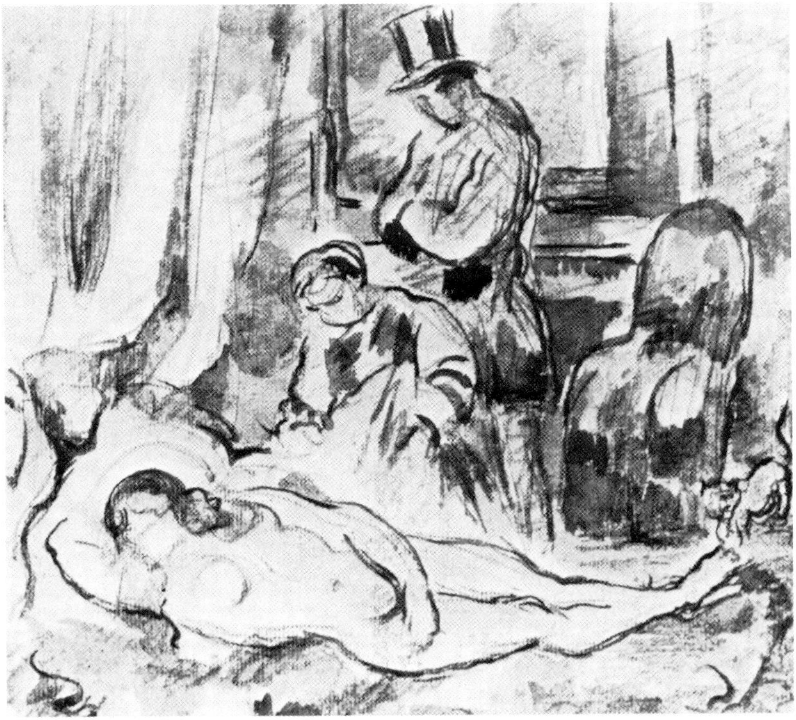

48 Paul Cézanne, *Olympia*. 1875–77

Brüste entblößt. Das Publikum sind lauter Männer, vulgäre Dickwänste und steife Zylindertypen, die den Tanz als erotische Schaustellung konsumieren. Brutaler als Guys und früher als Toulouse-Lautrec hat Cézanne in diesem Blatt ein Stück Bodensatz der Großstadtwirklichkeit aufgezeichnet. Man vergleiche seine ›tranche de vie‹ mit der Beschreibung einer ähnlichen Szene im Tagebuch der Goncourt: »... eine neue Verführung für die stumpfen Begierden. Im Kasino sah ich sie neben ihren Tänzern, eine Art elender Schreiber, junger Gringoires, trauernder Kommis in schwarzen Samtwesten und einem Flor auf dem Hut: unheimliche Hampelmänner! In havannafarbenem Kleid tanzte ein Weib, in liederlicher Perücke, die großen Augen standen auseinander, und den großen Mund spaltete ein Lachen – das Lachen einer Bacchantin von der Salpetrière! Sie exzellierte darin, daß sie über sich und um sich toll die Volants ihrer Röcke schleuderte und darin untertauchte wie in einer Musselinflut. Bei

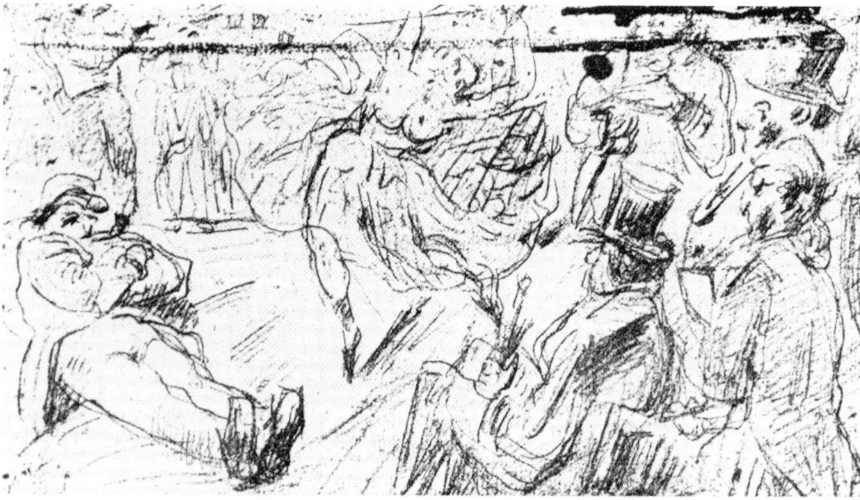

49 Paul Cézanne, *Der Tanz*. 1871 oder 1877

der Pastorelle schleuderte sie unaufhörlich das Bein über ihren Kopf und wirbelte sich so herum, der Kopf lag dabei ganz auf dem Rücken, wobei sie einen trunkenen, prahlerischen Blick zum Himmel hinaufwarf ... Das war keine Schamlosigkeit mehr, das war Blasphemie. Alle Schrecklichkeiten des Straßenrotwelschs, alle vom Trottoir auf die Liebe gespuckten Ironien, die Worte, die darüber hinspeien, alle Zynismen, die sie beschmutzten – diese Beine, dieser Leib, dieses Weib, dieses Kleid, sie schienen sie vor dir auszuspritzen und dir vorzutanzen.«[48]

In ihrer symbolhaft gesteigerten ›Modernität‹ ist diese Alltagsszene das zeitgenössische Gegenstück zu dem Bild *L'Eternel Féminin* (Das Ewig Weibliche), in dem Cézanne das Thema ›Fleisch und Gold‹ als Allegorie der ›Weibermacht‹ deutet (Abb. 50). Das Gemälde entstand um 1875, sein Titel ist ironisch gemeint, möglicherweise eine ›Antwort‹ auf den mystischen Chor, mit dem Goethe den zweiten Teil seines ›Faust‹ enden läßt. Ist Cézannes Spott über die Große Unreine, der die Männerwelt zu Füßen liegt, nur das private Bekenntnis eines Mannes, der zur Frau ein aus Faszination, Furcht und Abscheu gemischtes Verhältnis hatte oder zusätzlich ein kritischer Kommentar auf die gesellschaftlichen Zustände?

L'Eternel Féminin ist romantischen Ursprungs. Die Briefe und Gedichte, die der zwanzigjährige Cézanne an seinen Freund Zola richtete, kreisen um die ›Frau Welt‹, hinter deren verführerischer Schönheit das Unheil lauert[49]. Im

Juli 1859 ist in einem Gedicht von dem »weiblichen Dämon« die Rede, der Cézannes Hirn aus der Fassung gebracht hat. Auf diese Traumvision folgt die des kleinen Glücks: »ich hatte geträumt, daß ich meine Loretta, meine Näherin ... in den Armen hielte« – und in der Nachschrift wird ein Stück brutaler Wirklichkeit, der Tod einer ›Frau Welt‹, berichtet: »Ich habe M. Leclerc gesehen, der mir gesagt hat, daß die jüngste der Töchter M. und ehemals die schönste von Kopf bis Fuß mit Geschwüren bedeckt ist und im Begriff sei, auf einem Spitalbett den letzten Atemzug von sich zu geben.« Am 29. Dezember 1859 schickt Cézanne ein langes Gedicht an Zola, das von einer wunderschönen blonden Frau handelt, die ihn in ihre Karosse bittet: er steigt ein, wirft sich ihr zu Füßen und während er sie küßt, verwandelt sie sich in einen »blassen Kadaver mit eckigen Formen«. Cézannes makabre Erotik hat vermutlich verschiedene Quellen: Flauberts ›Versuchung des heiligen Antonius‹, Baudelaires ›Blumen des Bösen‹ und dessen Beschreibung einer *Totentanz*-Statuette von Ernest Christophe im ›Salon von 1859‹[50]. Von Realisten und

50 Paul Cézanne, *Das Ewig Weibliche (L'Eternel Féminin)*. Um 1875

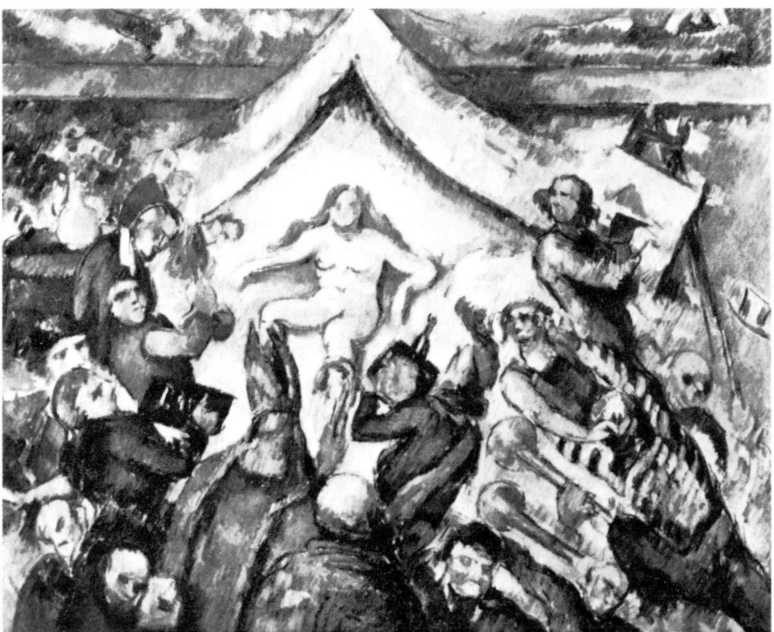

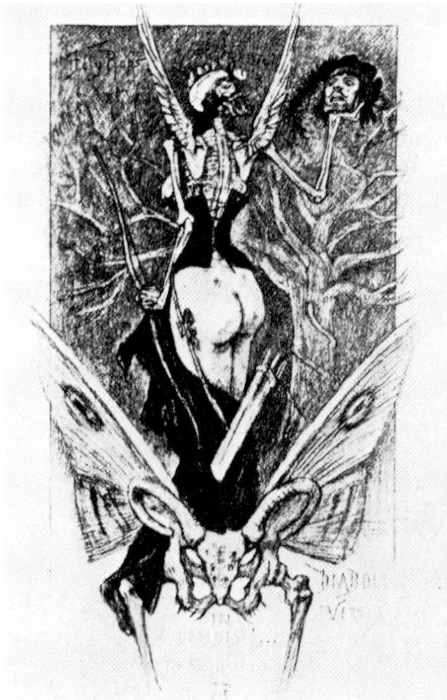

51 Félicien Rops, *Diaboli Virtus in Lombis!*

Impressionisten nicht beachtet, wurde der Topos der Frau als Tod später wieder von Rops aufgegriffen (Abb. 51). Der junge Cézanne konnte seine schwärmerischen Tag- und Nachtträume wortreich beschreiben, allein als Maler brachte er sie noch nicht in den Griff. Erst in den sechziger Jahren entstanden die Bilder, an deren Erotik man das Merkmal der wilden Gewaltsamkeit hervorgehoben hat: *Die Orgie* (1864–68, Venturi 92), *Die Entführung* (1867, V. 101), die Zola gehörte, *Die Versuchung des heiligen Antonius* (1867–69, V. 103), *Der Mord* (1867–70, V. 121) und *Die erwürgte Frau* (1870–72, V. 123). Das mögen Wunschbilder des Verlangens sein, sie sind aber auch apotropäisch zu verstehen, als Gesten der Bannung und Abwehr des Eros.

Zweimal malte Cézanne *Eine moderne Olympia* (1870 und 1872/73, V. 106, 225, Ft. 5). Manet beschränkte sich auf die Andeutung, Cézanne nennt die Dinge beim Namen. Seine Olympia zeigt ihre mächtige Kehrseite, die Dienerin tritt kupplerisch in Aktion, der Kunde sitzt in gespannter Erwartung. Seine Gegenwart rückt das Bildthema in die Nähe der *Nana*. Cézannes *Moderne Olympia* ist eine Art Bindestrich zwischen Manets *Olympia* und der *Nana*. Es ist möglich, daß Manet sich dieses Bindestrichs – bewußt oder unbewußt – bedient hat, denn Cézannes Bild war 1874 auf der ersten Impressionisten-Ausstellung zu sehen. Ein solcher Kontakt würde besagen, daß Cézannes halluzinatorischer Dialog zwischen der Dirne und ihrem Besucher – ein spöttischer Kritiker sprach 1874 von einem malerischen delirium tremens[51] – von Manet wieder beruhigt und versachlicht wurde. Cézanne steigerte das Thema in die Pseudoallegorie und ins Visionäre, Manet stellt es wieder auf den Boden der Tatsachen. Die *Moderne Olympia* wird immer als Ausdruck der Bewunderung aufgefaßt, die Cézanne für Manet empfand, doch sollte man den Einschlag der vergröbernden Parodie nicht übersehen. Außerdem malt Cézanne mit diesem Bild eine Absage an sich selbst: er ironisiert den schwärmerischen Adorationsgestus der romantischen Liebe. Nicht nur die kallipygische Frau, auch der Mann zu ihren Füßen ist eine Verspottung der bürgerlichen Bordell-, d. h. Ersatzerotik, die sich von Manets nüchterner Feststellung deutlich unterscheidet. Vielleicht steckt darin aber auch ein gemalter Wunsch- und Angsttraum: sublimierte Projektion dessen, was Cézanne sich im Leben versagte. Verachtung kann eine Maske des Verlangens sein.

L'Eternel Féminin (Abb. 50) ist die Olympia der kollektiven Begierde. Die öffentliche Schaufenstersituation, in der Manets *Nana* sich bei Giroux befand, verwandelt sich in ein thronartiges Himmelbett, das als Vagina gedeutet werden kann. Diese profanierende Metaphorik ist nicht neu: schon der *Triumph der Venus* (Abb. 52) eines unbekannten Quattrocentisten spielt auf die formale Verwandtschaft von Mandorla und Vagina an. In Flauberts ›Versuchung‹ erscheint dem Heiligen das weibliche Geschlechtsorgan in einer illuminierten Grotte[52]. In diesen Zusammenhang fügt sich eine Vision des Grafen Muffat ein, die Zola im Manuskript der ›Nana‹ beschrieb, aber nicht in das Buch aufnahm: »Das Geschlecht des Weibes strahlte gleich einer Sonne in der Blendung seiner Begierde, mit der fatalen Allmacht einer Gottheit ... Er verlor sich im Genuß der heftigen Lüste des Katholiken, den die Hölle anzieht.«[53] Cézannes »Ewig Weibliches« pervertiert die Anbetung der Gottesmutter. Eva, nicht Maria, regiert diese Welt, von »unheimlichen Hampelmännern« umdrängt. Venturi führt mehrere Titelvarianten an: das Goldene Kalb, der Triumph des Weibes, die schöne Imperia. Offenbar dachte Cézanne bei den Männern an die verschiedenen Stände und Berufe, doch nur der Bischof ist durch seine Mitra eindeutig charakterisiert. Der Maler an der Staffelei ist Augenzeuge, er hält die ekstatische Unterwerfung im Bild fest. Er tut das nicht nur, um die dämonischen Anfechtungen des Eros zu bannen, vielmehr denunziert er in der ›Weibermacht‹ die vom Geld inthronisierte Gottheit seiner Zeit, die bürgerlich-kapitalistische Reinkarnation der Babylonischen Hure, vor der die Mächtigen

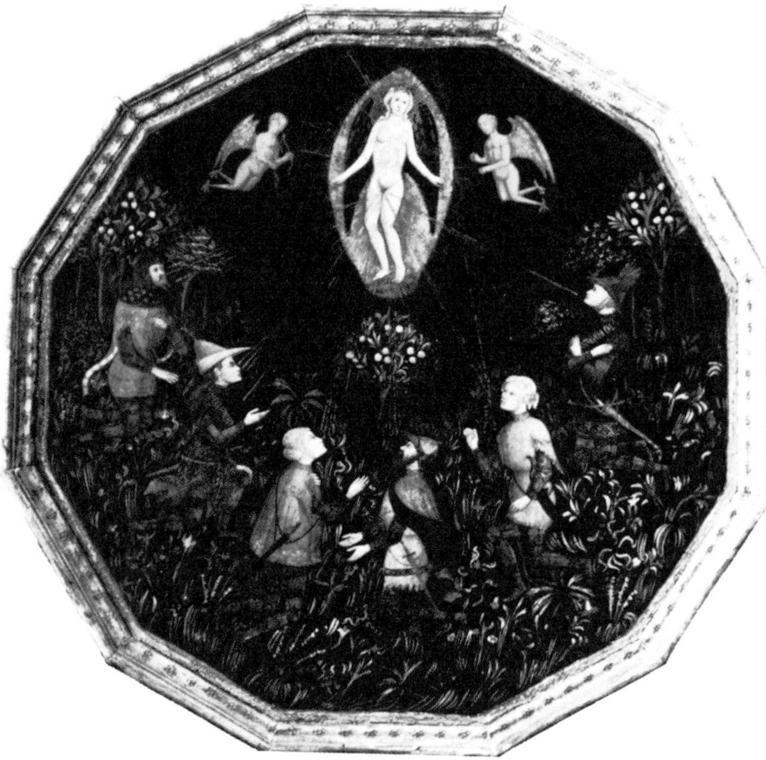

52 Schule von Verona, *Triumph der Venus*. Um 1420

dieser Welt sich beugen. Privates Ressentiment steigert sich zur zeitkritischen Anklage. Diese Aggression wird verständlich, wenn man sich Cézannes damalige Lebensumstände vergegenwärtigt. Er lebt in völliger materieller Abhängigkeit von seinem Vater, einem reichen Bankier, dessen monatliche Zuwendungen Almosen sind. (Cézanne muß immer wieder Zola um finanzielle Unterstützung bitten.) Der Vater mißbilligt die Künstlerlaufbahn des Sohnes ebenso wie dessen lange geheimgehaltene Verbindung mit Hortense Fiquet, indes er selbst »mit einem reizenden kleinen Dienstmädchen liebäugelt«[54]. Dieser ›Monsieur Kapital‹ ist ein Monument des geizigen, heuchlerischen Spießbürgers und solcherart in Cézannes Augen die verhaßte Verkörperung des Unverstandes der Klasse, die ihn demütigt, seine Bilder verlacht und aus den ›Salons‹ verweist. Was Cézanne am 24. September 1878 in einem Brief an Zola über die

Menschen in Marseille und die »Vermessenheit dieser grimmigen Bevölkerung« sagt, trifft auf alle Besitzbürger zu: »sie hat nur einen Instinkt, den des Geldes. Man sagt, daß sie sehr viel verdienen, aber sie sind recht häßlich ... In einigen hundert Jahren wird es völlig unnütz sein zu leben; alles wird verflacht sein.«[55] Was machen diese Vielverdiener mit dem Geld? *L'Eternel Féminin* beantwortet diese Frage. In den Frauenhaß mag sich auch sublimierter Brotneid gemischt haben, denn der Maler weiß, daß die thronende Frau seine Rivalin ist: die zaudernden Spießbürger[56], die für seine Bilder kein Geld haben, verschwenden es bei ihren Mätressen.

Zola hat diese allegorische Anti-Apotheose wahrscheinlich nicht gekannt. Um so überraschender ist die Tatsache, daß wichtige Stellen des *Nana*-Dossiers[57], an dem er 1877 arbeitete, wie ein Kommentar zu *L'Eternel Féminin* anmuten, wobei man auch an die ihm sicher bekannte *Moderne Olympia* denken kann. Es heißt da: »Nana wird eine Elementarkraft ein Ferment der Zerstörung, doch ohne dies zu wollen, nur durch ihr Geschlecht und ihren Frauengeruch zerstört sie alles, was in ihre Nähe kommt ... Der Hintern in seiner ganzen Macht. Der Hintern auf einem Altar, vor dem alle opfern. Das Buch muß die Dichtung des Hintern sein, und die Moral wird der Hintern sein, der alle um sich tanzen läßt ...« Einige Seiten später notiert Zola: »Dies ist das philosophische Thema: Eine ganze Gesellschaft stürzt sich auf den Hintern. Eine Meute hinter einer Hündin, die nicht in der Brunst ist und sich über die Hunde lustig macht, die sie verfolgen. Das Gedicht von der männlichen Begierde, der große Hebel, der die Welt in Bewegung setzt. Es gibt nur den Hintern und die Religion. Ich muß also Nana zeigen: Mittelpunkt wie das Idol, zu dessen Füßen sich alle Männer hinwerfen, für verschiedene Motive und mit verschiedenen Temperamenten ... Ich werde eine Anzahl Männer versammeln, welche die ganze Gesellschaft verkörpern ...«

6 Courbet und Proudhons ›Pornokratie‹

Wie Cézanne begann auch der zwanzig Jahre ältere Courbet (1819–1877) mit romantischen Allegorien. Seine *Klassische Walpurgisnacht* (1847) ist nur in Beschreibungen überliefert. Das Bild zeigte einen jungen Mann in Frack und Filzhut, der eine mächtige Nymphe – die Natur – verfolgt[58]. In seinem *Atelier* (1855) sieht Courbet die Frau differenzierter: als ›Natur‹ (in der Gestalt der Muse, die hinter dem Maler steht), als Geliebte, Mutter und Dirne (Abb. 10). Aus dieser Rollenvielfalt greift er im Jahr darauf die *Demoiselles am Ufer der Seine* (Ft. 6) heraus. Die Entrüstung, die das Bild hervorrief, ging in die Richtung des sittlichen Protestes. Duldete man noch Delacroix' *Lever,* weil für den Lebemann eine allegorische Figur einstand, so widersprach Courbet den ästhetischen Konventionen durch die unverhohlen indiskrete Wiedergabe einer alltäglichen Szene. Sein philosophischer Mentor Proudhon stellte 1865 im Namen der ›kritischen Schule der Kritik‹ wieder einmal die schon abgedroschene Forderung der ›Modernität‹ auf: die Maler sollten die Götter und Helden fahren lassen und sich mit gewöhnlichen Sterblichen abgeben. Proudhon fragt: »Wer steht heute dem Maler Modell?« Seine Antwort zählt allegorische Gestalten auf: »Der Geiz, die Spielleidenschaft, der Stolz, die Unzucht, die gierige, untätige Verweichlichung, der wilde Parasitismus, die Prostitution.«[59] An früherer Stelle beschreibt er die *Demoiselles am Ufer der Seine*: die beiden leben im Luxus; Hochmut, Ehebruch, Scheidung und Selbstmord begleiten ihren Weg – das hört sich wie ein Exposé des ›Nana‹-Romans an. Proudhon weiß überdies, daß die Sitzende Aktien hat, sich auf Geschäfte versteht und einmal einen Lord oder einen russischen Großfürsten kennenlernen wird. Sie ist für ihn das Gegenstück zu Courbets *Steinklopfern.* Man kann diesen Vergleich so verstehen, daß beide, Arbeit und Müßiggang, im Sold der herrschenden Klasse stehen. Das entspricht Marxens Gleichung von Lohnarbeit und Prostitution. Proudhon stellt die Frage, die auch Zola bald darauf beschäftigt[60], aber er beantwortet sie direkter, moralisch engagierter: warum duldet man ein kallipygische Venus im Salon und wettert gegen die *Demoiselles?* Seine Antwort lautet: weil Courbet neben die Idealisierung des Lasters ein Korrektiv stellt, jene verzweifelte Mattigkeit, welche die Unglückliche befallen hat und ihr Elend erahnen läßt. Im Bild des Salonmalers fehlt dieses Schutzmittel, es stellt einfach den Triumph der Venus vulgivaga dar. Wie hätte man ein solches Bild moralisch machen können? Der Maler hätte der Frau ein Geschwür in den After setzen müssen. Also auch Proudhon denkt schaudernd an die böse ›Frau Welt‹.

In Proudhons Kritik der ›Pornokratie‹, von der ein im Nachlaß vorgefundenes Manuskript[61] handelt, begegnet wieder das Fleisch-und-Gold-Thema. Die Pornokratie ist die Komplizin der Bankokratie, diese hat Malthus, jene Saint-Simon, der Propagandist der Frauenemanzipation, auf dem Gewissen. Mehrmals taucht der Vergleich des Zweiten Kaiserreiches mit dem Rom der Verfallszeit auf. Proudhon beklagt die totale Ästhetisierung und Feminisierung seiner Nation: »Frankreich ist heute eine Hure.« Dieselbe allegorische Vision steigert den Usurpator, der für Victor Hugo bloß »Napoléon le petit« war, zum allesbeherrschenden Ungeheuer, in dessen Werk die Pornokratie sich vollenden wird, denn Despotismus und Militarismus sind ihre natürlichen Verbündeten. Auf die Unterdrückung der öffentlichen Rechte und Freiheiten wird die

Kastration der Ehemänner, auf die Ehe das Konkubinat folgen: »Napoleon III., Oberhaupt des Staates, der Freiheiten und Eigentümer, der Posten und Rechte; Monsieur Enfantin mit seiner Konkubine, Oberhaupt der Familien, Beichtvater der Ehemänner etc.: ein Kaiser, ein Papst.«[62] Doch auch in diesem kaiserlichen »Lumpen«, diesem »Caesar auf dem Welttheater«, wie ihn die Goncourts nennen, steckt noch die Fratze des Robert Macaire.

7 Moreau, Degas und Toulouse-Lautrec

Allegorie gegen ›Modernität‹ – gilt dieser Gegensatz auch noch für die siebziger Jahre des 19. Jahrhunderts? Vom Aufstieg und Triumph der Impressionisten fasziniert, hat die Kunstgeschichte lange Zeit darin den konsequenten Sieg des realistischen Prinzips feststellen wollen. Diese vereinfachende Geschichtsperspektive ließ außer acht, daß die Untersuchung der Wahrnehmungswirklichkeit im letzten Drittel des Jahrhunderts keineswegs allein das Feld beherrscht, vielmehr behaupten neben ihr die Gedankenmaler, die Allegoriker und Symbolisten weiterhin die Position einer Kunst, die sich der Vermittlung von Ideen verschreibt. Aus dieser Geschichtstatsache nichts als den Gegensatz zweier Weltanschauungen abzulesen, einer fortschrittlichen und einer zurückblickenden, wäre falsch. Zu den Aufgaben, die das 19. Jahrhundert der kunstgeschichtlichen Forschung in Hülle und Fülle bietet, zählen gerade die Querverbindungen, die sich im ikonographischen Bereich zwischen den verschiedenen künstlerischen Sprachhöhen nachweisen lassen. Dafür bietet auch der geschichtliche Augenblick, in dem Manet seine *Nana* malte, mannigfache Beispiele. Ein Blick auf Moreau und Degas soll das anschaulich machen.

Kann man Moreau (1826–98) und Degas (1834–1917) überhaupt in einem Atem nennen? Die Freundschaft, die beide Maler während ihrer Lehr- und Wanderjahre verband, reicht zur Bejahung dieser Frage nicht aus. Beide maßen sich in ihren Anfängen an den alten Meistern, vor allem an den Italienern des 15. Jahrhunderts. In den sechziger Jahren – noch 1868 malte Degas ein Bildnis Moreaus – trennten sich ihre künstlerischen Wege. Während Degas sich den Motiven des großstädtischen Lebens zuwandte, überließ Moreau sich den mythischen Symbolgestalten, deren Bann ihn gegen die Wirklichkeit seiner Zeit abschirmt. So wird er zum Vermittler, der die Todeserotik der Romantiker – Delacroix' *Sardanapal* – zu lebensmüder, mystischer Dekadenz stilisiert und an die Symbolisten des Fin de siècle weitergibt[63]. An Coutures Verfallsantike anknüpfend, malt er 1852 *Herkules und die Töchter des Thespios* (Abb. 53). (Der König hatte fünfzig Töchter, die er nacheinander mit dem Gast schlafen

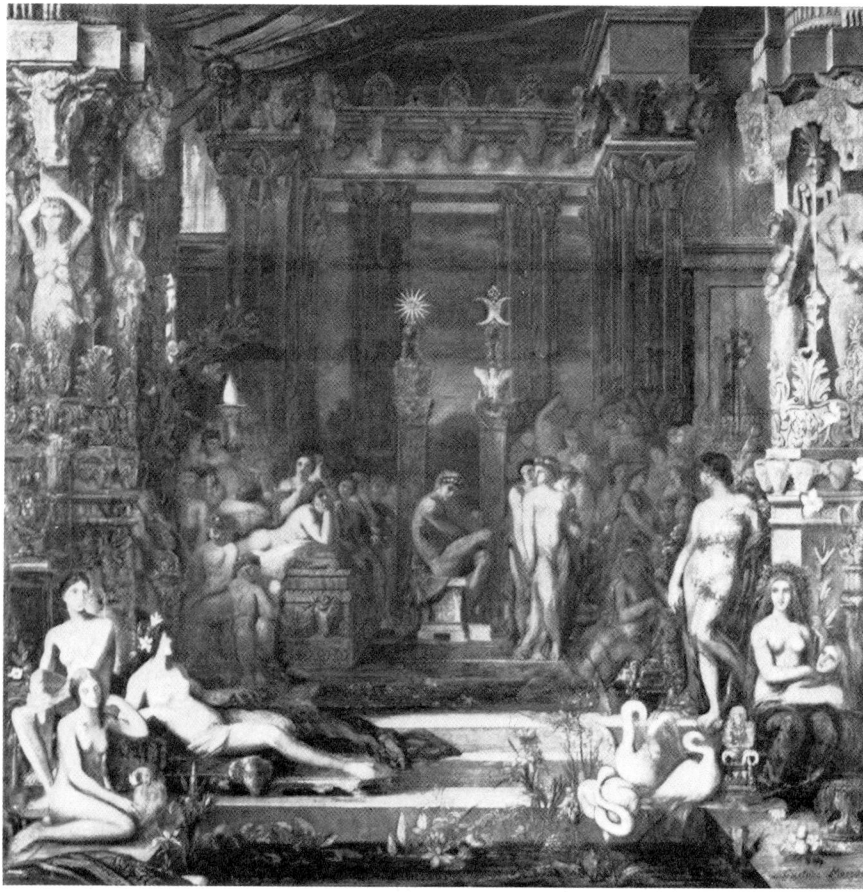

53 Gustave Moreau, *Herkules und die Töchter des Thespios*. 1852

ließ.) Auf die Gegenwart übertragen, entspricht dieses Überangebot an Partnerinnen etwa der Schaustellung, die den Besucher eines Bordells erwartet. Das realistische Gegenstück, *Im Salon* von Degas, entstand um 1879 (Abb. 54). 1852 beginnt Moreau *Die Werber*, 1855 malt er die dem Minotaurus geopferten Athener. Erst 1864 stellt sich der große Salon-Erfolg ein: *Oedipus und die Sphinx* (Abb. 36) wird von der Kritik begeistert aufgenommen und für 8000 F vom Prinzen Napoleon erworben. (Zum Vergleich: Manet verkaufte damals fast nichts, 1878 erwarb der Sänger Faure das *Frühstück im Freien* für 3000 F.) In den

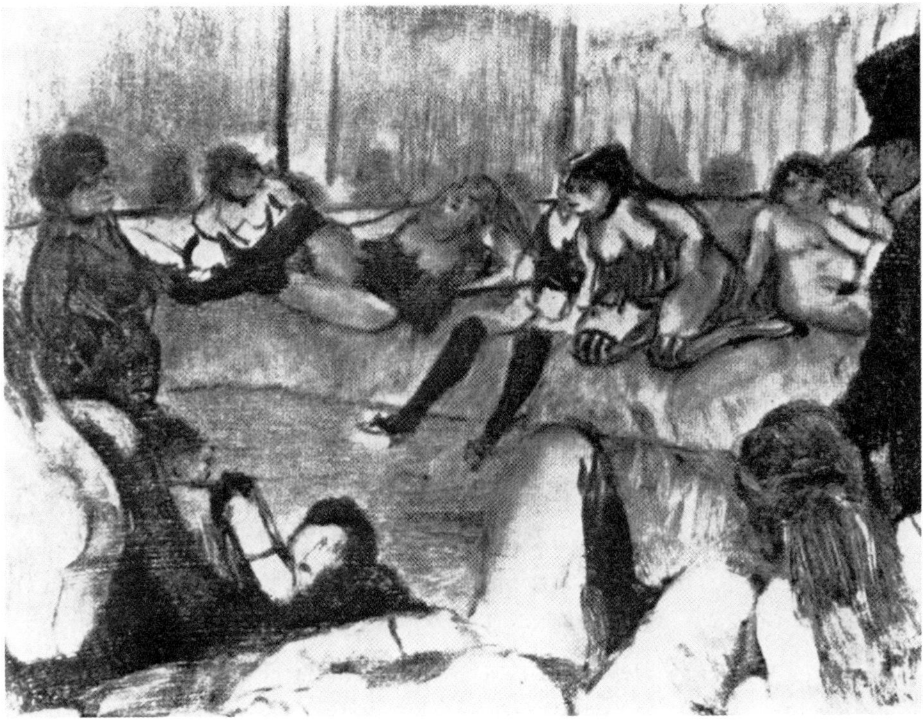

54 Edgar Degas, *Im Salon*. Um 1879–80

siebziger Jahren erreicht Moreau seinen künstlerischen Höhepunkt. 1876 stellt er vier Werke im Salon aus: *Herkules und die Hydra von Lerna, Salomes Tanz vor Herodes, Die Erscheinung* und *Der heilige Sebastian und ein Engel.* Im Jahr darauf entstand Manets *Nana*.

Moreaus Lebenswerk wird von einem Thema und dessen Variationen beherrscht. Das Thema ist die Luxuria, die Variationen heißen Salome, Leda, Sphinx, Helena, Galathea, Dalila, Maria Magdalena und Circe, gefolgt von den Erynnien, den Sirenen, den Todsünden und den *Damen mit den Einhörnern* (Abb. 55). Das ist die vollständigste Ahnenreihe der ›femme fatale‹, die je von einem Künstler erdacht wurde. Moreau versetzt seine regungslosen Idolgestalten in einen prunkvollen theatralischen Rahmen, er schmückt ihre entblößte oder suggestiv verschleierte Nacktheit mit kostbarem Geschmeide, er vereint Fleisch und Gold zur unzüchtigen Symbiose. Gelehrter Kompilator eines

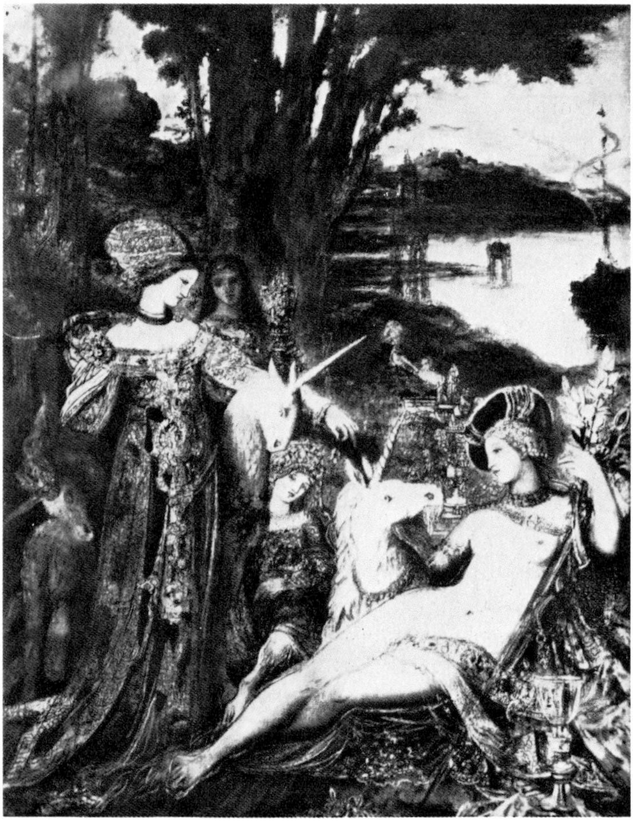

55 Gustave Moreau, *Die Einhörner.* Um 1887

›satanischen Dekamerons‹ – so lautet der zweite Teil des Bildes *Die Chimären* (beg. 1884) –, ist Moreau ein grüblerischer Mensch, dessen Religiosität die Inkarnationsmöglichkeiten des Weibes in der Spannung zwischen Eva und Maria, zwischen der bösen und der guten Mutter erlebt, dessen künstlerische Imagination sich jedoch am stärksten in den männerzerstörenden Gestalten mitteilt. Wie Cézanne erleidet auch Moreau den Stachel des Sündenbewußtseins gleich einer Lockung und Verführung, erlebt er die Frau als Schreckbild und als Faszination. Blasse Erlösungszeichen, etwa das ferne Kreuz in den *Chimären,* vermögen dagegen nichts auszurichten.

Aus einer Äußerung über Rodin spricht Moreaus Gegenwartsverachtung: »Rodin – der Traum Michelangelos, die Seele und das Gehirn Dorés durchquerend ... immer und immer mit dem Sadismus à la Rops und der Fäulnis des modernen Geistes, idiotische Mischungen aus dem Mystizismus der Bierlokale und der Boulevard-Pornographie, aber bei all dem Talent, sehr viel Talent.«[64] Moreau zu unterstellen, er habe die ›Pornokratie‹ seiner Zeit in den Metamorphosen der Luxuria demaskieren wollen, wäre eine kaum beweisbare Vereinfachung. In erster Linie ging es ihm anscheinend um persönliche Befreiung, um einen bannenden Gestaltungsakt also, vergleichbar der Selbstdarstellung, die Flaubert sich in der ›Versuchung‹ abrang und von der er sagte. »Ich war selbst der heilige Antonius«.[65] Indes, eine Fluchtwelt mag man Moreaus erotisches Pandämonium nennen, doch es ist keine »heile« Welt. Dieser Künstler floh die Boulevard-Pornographie, aber er nahm die erotisch-exotischen Wunschträume seiner Zeitgenossen mit. Hebt man von seinen Frauengestalten die esoterische Allegorik ab, dann geben sie sich als vergöttlichte Luxusdirnen zu erkennen, ähnlich den Idolen, mit denen sich die ausschweifende Phantasie des jungen Maxime in Zolas ›La Curée‹ beschäftigt. Ihre Gegenwartsferne spiegelt dasselbe Projektionsbedürfnis wider, das gleichzeitig in den Luxusbordellen und in den Salons der Spekulanten und Emporkömmlinge von aufwendigen ›tableaux vivants‹ befriedigt wird. Der Pakt von Fleisch und Gold, zum kostbaren ästhetischen Ritual stilisiert, veranschaulicht ein Wort von Proudhon über das Zweite Kaiserreich, das auch für die Dritte Republik gilt: »Der Luxus degeneriert zur Luxuria.«[66]

Manet bekennt 1878 seine Sympathie für Moreau, glaubt ihn aber auf einem Irrweg: »Er führt uns zurück in die Regionen des Unverständlichen, uns, die für das Verständliche kämpfen.«[67] Das sagte der Maler, an dessen Bildern die Kritiker nicht weniger herumrätselten als an der Gelehrsamkeit Moreaus. Auch Duranty versagte Moreau in der ›Nouvelle Peinture‹ (1876) nicht seinen Respekt, kritisierte ihn aber dann im Namen der ›Modernität‹. Moreau ist für ihn ein Eklektiker, Anachronist und Archäologe, der nicht weiß, daß die großen Künstler, die scharfsinnigen Köpfe, die Antike am Feuer des gegenwärtigen Lebens erhellen. Das bezieht sich auf Degas und seine Freunde, die ihre Themen aus der zeitgenössischen Wirklichkeit nehmen, und besagt, daß sie die wahren Erneuerer der Tradition sind.

Die Polarität von Gegenwartsflucht und Gegenwartsanalyse stimmt, sie trifft aber nur einen Teil des Sachverhalts. Überlegt man die Themenkomplexe, mit denen die Künstler der beiden Lager beschäftigt sind, dann stellt sich heraus, daß die Pole – auf verschiedenen formalen Höhenlagen – einander berühren. Bei den Ideenmalern heißt unser Thema ›Fleisch und Gold‹, bei den Realisten ›Fleisch und Geld‹. Moreau malt den Jüngling Herkules inmitten von Königstöchtern, Degas einen Zylinderherrn, umgeben von Bordellmädchen. Moreau tätowiert seine Frauengestalten (Abb. 56) und behängt sie mit Perlen und Gold,

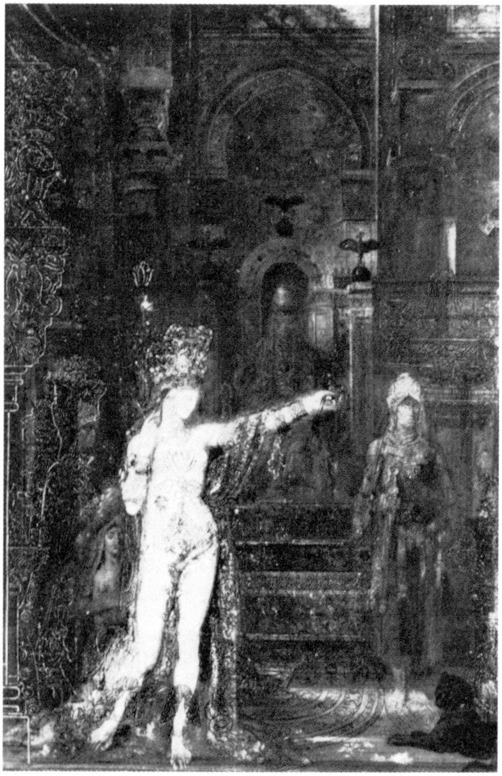

56 Gustave Moreau, *Die Erscheinung (Salome)*. Um 1876

während der Journalist Jantron, eine Figur aus Zolas Roman ›L'Argent‹, »die Worte ›Kauft Aktien der Universellen‹ auf die geheimsten und delikatesten Körperstellen liebenswürdiger Damen tätowieren« läßt, die er auf den »Markt der Galanterie« wirft.[68] Inhaltliche Eindeutigkeit ist keineswegs das Privileg der Realisten. Fromentin räumt 1876 ein, daß Moreaus Tiefsinn den Interpreten Rätsel aufgibt: »Vor diesen Bildern zögert man oft zwischen mehreren verschiedenen Deutungen, die vielleicht alle gleichermaßen gültig sind ...«[69] Mit einigen Bilden Manets geht es der Forschung bis heute nicht anders, und die sogenannte *Notzucht* (Ft. 8) von Degas wird uns sogleich zeigen, daß Vorgänge aus der Welt der Kleinbürger nicht weniger rätselhaft sind als umständliche Allegorien, zu deren Auflösung man Lexika benötigt. Nehmen wir einen anderen Vergleichspunkt. Man kann dem Gesamtwerk Moreaus eine Galerie erhabener Frauengestalten aus Legende und Geschichte entnehmen. Jede dieser Figuren trägt einen berühmten Namen. In einem Brief vom 13. Oktober 1890 deutet Degas an, daß er sich für solche Bild-Enzyklopädien berühmter Frauen und Männer interessierte[70]. Er selbst malt jedoch keine legendären ›Stars‹, sondern zeitgenössische Statistinnen, keine Göttinnen und Königinnen, sondern anonyme Kreaturen in der Rolle der Verfügbarkeit, die ihnen die moderne Zivilisation zuweist: als Tänzerinnen, Wäscherinnen und Dirnen. Ein frühes Bild, *Die Tochter Jephthahs* (1859/60) ist bereits ein Vorgriff auf das Thema der Frau, die dem Willen des Mannes ausgeliefert ist. Jephthahs Vater, ein Hauptmann in der israelitischen Armee, schwört, er werde, wenn er siege, dem Herrn opfern, was ihm entgegen komme. Das ist seine ahnungslose Tochter. Sie unterwirft sich dem väterlichen Schwur und erbittet nur einen Aufschub, um mit ihren Freundinnen ihr Los zu beweinen, ehe sie geopfert wird.[71]

Unabhängig von Rang und Kostüm gibt es eine entscheidende Gemeinsamkeit in der Optik: beide Maler sehen in der Frau die Trauer und Melancholie von Geschöpfen, die unbefriedigt sind. Das geschieht ohne den Ausdruck der Sympathie, denn offenbar stimmten beide mit dem Wort Salomos überein, das Degas einmal stundenlang Berthe Morisot erläuterte: »Das Weib ist die Verzweiflung des Gerechten«. Moreau umgibt die Trauer mit hoheitsvoller Distanz, Degas zeigt sie ohne schaustellerische Pose im abstumpfenden Einerlei der täglichen Verrichtungen. Dort ist Trauer eine elitäre Auszeichnung, hier das Stigma der unterdrückten Klasse und des unterdrückten Geschlechts. Degas sagte zu Jeanniot über seine Modelle: »Ich zeige sie ohne Koketterie, im Zustand der sich putzenden Tiere.«[72] Degas denkt dabei offenbar an niedere, gewöhnliche Tiere, Moreau hingegen an solche einer auserlesenen, edlen Rasse, wenn er von der »animalischen Natur« seiner Salome und von ihrem »pflanzlichen und bestialischen Gang« spricht[73]. Beide Maler treffen sich also in der herabsetzenden Perspektive, obgleich sie formal auf verschiedenen Sprachhöhen stehen. Indem Degas mit der Objektivität des Zynikers die dumpfe Animalität der Frau hervorkehrt und das Arbeits- und Geschlechtstier analysiert, zerstört er sowohl die äußere Form als auch den moralischen Inhalt des klassischen Schönheitsideals. Er zerschneidet die Einheit zwischen dem Guten, dem Wahren und dem Schönen. Insofern ist er eindeutiger und radikaler als Moreau, der die Animalität der Frau zu manieristischer Eleganz hochzüchtet und auf diesem Umweg das Idealschöne gleichermaßen konserviert und pervertiert. Daraus entsteht das Bündnis des Schönen mit dem Bösen, die satanische Schönheit. Versteht man Kunstwerke u. a. als Sublimations- und/oder Ersatzprodukte des Sexualtriebes, dann malt Moreau die ekstatischen Tagträume mystischer Voyeure: seine unnahbaren Idolgestalten sind so lebendig wie einstudierte Tableaux vivants – kalte Schauobjekte, die sich jeglicher Umarmung verweigern.

Moreaus Bilder sind auch Abwehrhandlungen eines Introvertierten, der in seinem Schaffen den Akt der Selbstbefriedigung sublimiert: »So sehr liebe ich meine Kunst, daß ich nur dann glücklich wäre, wenn ich sie für mich allein vollbrächte.«[74] Diesem vielsagenden Ausspruch Moreaus stellen wir ein Wort von Degas gegenüber, das die männliche Aggression aus dem Geschlechts- auf den Gestaltungsakt überträgt: »Die Kunst, das ist das Laster. Man heiratet sie nicht, man vergewaltigt sie. Wer Kunst sagt, sagt Kunstgriff. Die Kunst ist unredlich und grausam.«[75] Indiskretion ist die subtilste Form der Vergewaltigung. Wenn diese einen gewaltsamen physischen Eingriff darstellt, dann ist die Indiskretion ihre psychologische Verfeinerung, eine Verletzung, die in eine geschlossene Sphäre des menschlichen Verhaltens einbricht und sie entblößt. Eine solche ›Indiskretion‹ ist das *Intérieur* (1868/69, Ft. 8), das einmal auch *Der Streit* hieß. Der geläufigste Titel, *Die Notzucht,* stammt nicht von Degas, der bloß von seinem ›Genrebild‹ sprach. Wir blicken in einen stark verkürzten Raum, der wahrscheinlich ein Hotelzimmer ist. Auf einem runden Tisch liegt ein geöffneter Koffer, auf dem Fußboden ein Mieder, andere, offenbar männliche Kleidungsstücke wurden auf das Bett geworfen. Links sitzt, von uns abgewendet, eine Frau in Unterwäsche, ihre Haltung verrät ein Nachdenken, das sich grüblerisch verhärtet. Auf den Mann bezogen, ist die Wendung der Frau von Furcht gezeichnet. Der Mann fixiert die Sitzende, er lehnt an der Tür und verriegelt sie mit seinem Körper nach beiden Seiten. Die Frau ist seine Gefangene, sein Objekt, wir sind Zeugen einer ausweglosen Situation. Die Spannung zwischen den beiden Gestalten drückt Gegnerschaft aus: ein Zerwürfnis liegt in der Luft. Daraus kann die Deutung zwei verschiedene Schlüsse ziehen. Sie kann die Situation als Komprimat einer Handlungsepisode auffassen und fragen: was ging ihr voraus, was wird zwischen den beiden Menschen geschehen? Man kann aber auch von der erzählerischen Komponente absehen und das Bild als ›Allégorie réelle‹ auffassen. Schließlich kann man auch beide Interpretationen nebeneinander bestehen lassen.

Die Tatsache, daß Degas einer literarischen Deutung keine Handhabe geboten hat, stellt kein ausdrückliches Veto dar: vielleicht wollte er die Spuren verwischen und uns vor ein Rätsel stellen. Zunächst wurde das literarische Vorbild in Durantys Roman ›Les Combats de Françoise du Quesnoy‹ vermutet, neuerdings glaubt man es in Zolas ›Madeleine Férat‹ (1868) gefunden zu haben[76]. Demnach hätte Degas die entscheidende Szene dargestellt, in der die Entfremdung der beiden Ehepartner erstmals zum Ausdruck kommt. Madeleine und Guillaume befinden sich in einem Hotelzimmer, in dem die Frau früher einmal eine Nacht mit ihrem Geliebten verbracht hat. Erinnerungen steigen in ihr auf, und sie weist Guillaume zurück. Selbst von Befürwortern dieser Deutung wird nicht übersehen, daß Degas ziemlich frei mit dem Text Zolas umgegangen ist, der übrigens den anekdotischen Titel des Bildes in keiner Weise rechtfertigt.

Mag dieser oder jener Roman den Anstoß gegeben haben, entscheidend ist, wie Degas das Ausweglose und Trostlose dieser stummen Trotzhaltung anschaulich gemacht hat. Die Feindschaft zwischen den beiden Menschen äußert sich gleichzeitig als Abstoßung und als Verklammerung, aus der es kein Entrinnen gibt. Seine Eindringlichkeit verdankt das Bild der exemplarischen Formaussage, nicht dieser oder jener literarischen Partnerschaft. Es ist eine ›Allégorie réelle‹, welche die Kehrseite der bürgerlichen Lebenslüge vorweist und hinter die Anstandsfassade blickt. In der brutalen Herrschaftsattitüde des Mannes und in der Demütigung der Frau ist der Zustand der totalen Entfremdung fixiert, wobei es gleichgültig ist, ob wir die Sitzende als Ehefrau, Geliebte oder Dirne deuten. In jedem Fall ist sie willenloses Objekt gleich der leblosen

57 Edgar Degas, *La Bouderie*. 1873–75

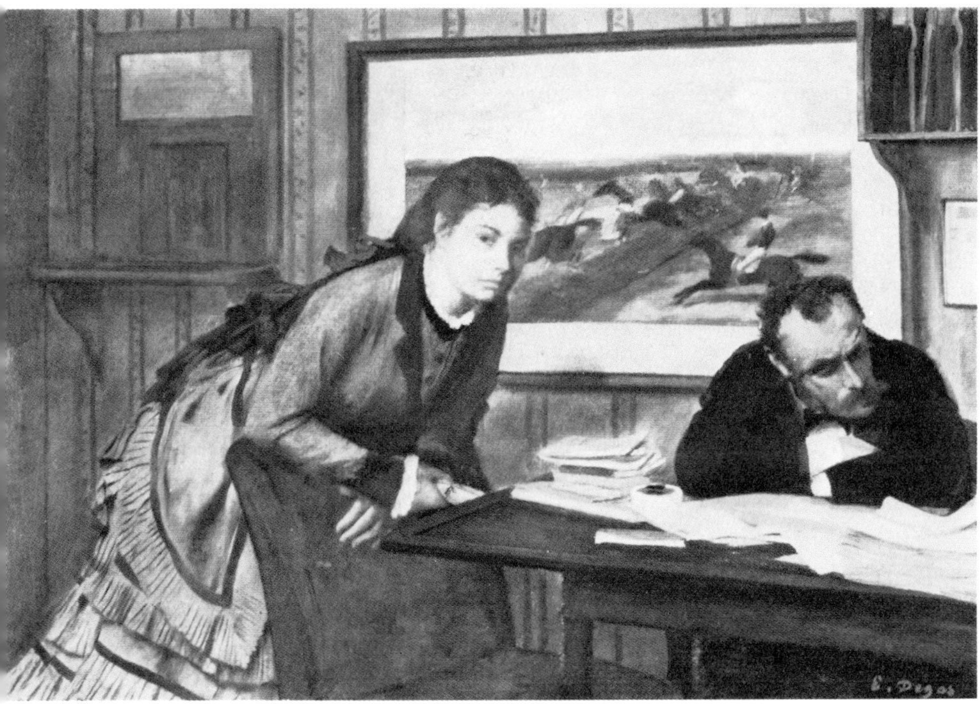

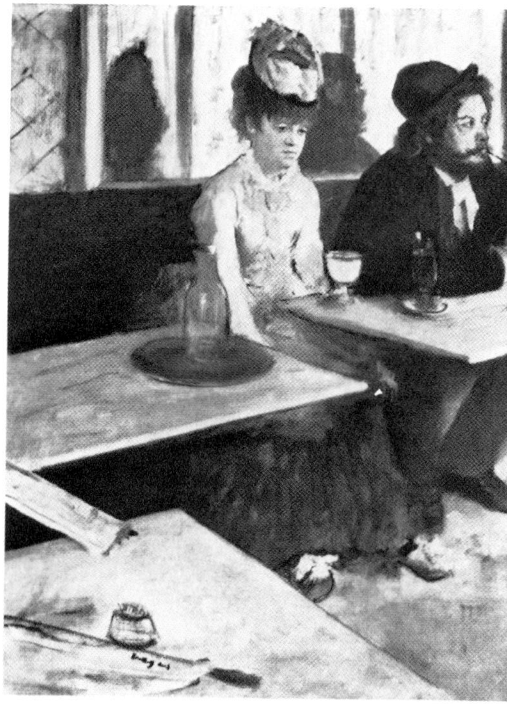

58 Edgar Degas, *Der Absinth*. 1876

Puppe auf Degas' rätselhaftem Bild in Lissabon[77]. Im Vorwort zu dem 1877 erschienenen Dirnenroman ›La Fille Elisa‹ bemerkt Edmond de Goncourt: »Die Prostitution und die Prostituierte – das sind nur Episoden, das Gefängnis und die Gefangene –, darin steckt das Interesse meines Buches.« Man könnte auch vom *Intérieur* sagen, es sei nicht Episode, sondern Gefängnis-Metapher. Von ›Fleisch und Gold‹ ist hier nicht die Rede, wohl aber von dem Eigentums- und Verfügungsanspruch, den der Besitzbürger auf beide erhebt. Das *Intérieur* steht in Degas' Schaffen nicht allein. Man muß es neben *La Bouderie* (*Das Schmollen*, 1873–75, Abb. 57) und *L'Absinthe* (1876, Abb. 58) stellen, dann hat man ein imaginäres Triptychon der Vereinzelung des Großstadtmenschen.

Manet dürfte das *Intérieur* und *La Bouderie* – der Titel könnte auf das Genrebild eines Salonmalers passen[78] – im Atelier Degas' gesehen haben. *La Bouderie* hat ihn vielleicht beeinflußt, als er *Dans la Serre* (Abb. 31) malte. Manets Paar im Gewächshaus ist zuständlich gesehen, seine Haltung die des ruhigen Verweilens. *La Bouderie* hat ein kürzeres Zeitmaß. Das Paar ist von der Verstim-

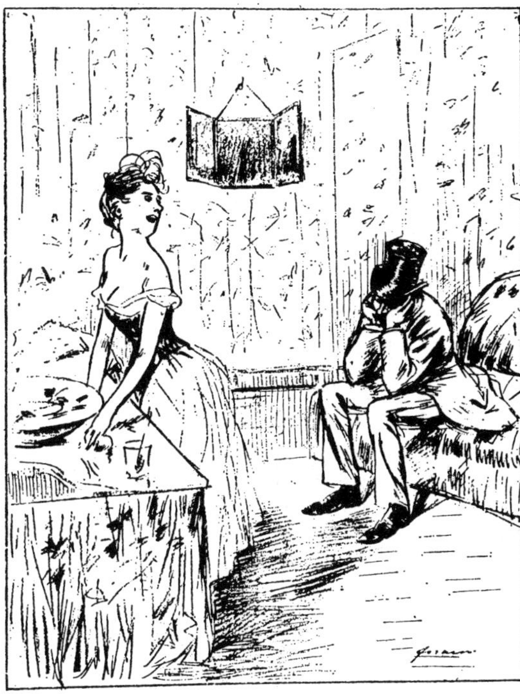

59 Jean-Louis Forain, *Vielleicht gehst Du wieder zu Deiner Frau zurück,* aus ›Les joies de l'adultère‹, Paris

mung, zu deren Zeugen wir gemacht werden, nicht durch und durch geprägt. Degas gibt die Momentaufnahme einer flüchtigen Laune – mehr nicht. Was er als Konflikt sieht, der sich entlädt und vorübergeht, bekommt bei Manet das Gewicht der Stetigkeit. Die Menschen im Gewächshaus sind sich des inneren Abstandes, der sie trennt, bewußt: er gefährdet ihre Beziehungen nicht, er stabilisiert sie. Neben dem *Intérieur* wird die *Nana* zur harmlosen Idylle. Degas praktiziert hier die ätzende Schärfe, auf die sein Wort von der Kunst als einer Vergewaltigung anspielt. Er stellt eine psychische Zerreißprobe mit adäquaten, d. h. riskanten formalen Mitteln dar. Manet konstatiert in der *Nana* einen Zustand. Degas' künstlerische Intelligenz neigt zur komprimierten Formulierung, zur grellen Dissonanz. Das ist Manets Sache nicht: seine Bildordnung wirkt neben Degas umständlich und geradezu behutsam, wie nüchterne Prosa neben einem beißenden Epigramm.

Aus Manets Milieuschilderung führt ein absteigender Weg in die Stundenhotels von Forain, denen allerdings die Aura der Regungslosigkeit abgeht (Abb. 59).

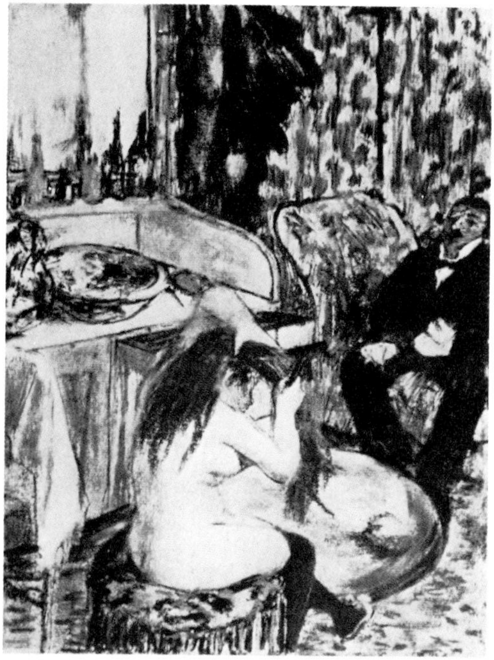

60 Edgar Degas, *Nackte Frau sich kämmend.* Um 1877–79

Oft würzt Forain die Beziehung zwischen Dirnen und Kunden (die eine Nicht-Beziehung ist) mit frechen Sätzen, deren Spott meist aus dem Mund der Frau kommt. Er weiß aber auch die Darsteller dieser Episoden zu Prototypen zu isolieren, z. B. in den liebenswürdigen Initialen zu zwei Aufsätzen über Zolas ›Nana‹, die im Oktober 1879 und im Februar 1880 in ›La Vie moderne‹ erschienen und dem Vorbild von Manets Gemälde geschickt aus dem Weg gehen. Wir begegnen hier Nana als zierlicher Modepuppe, und nur einmal greift der Zeichner zum Figurendialog, wenn er das Blumenmädchen einem wohlsituierten Herrn über den Weg laufen läßt (Abb. 98). Beide bedienen das Klischee von der ›Vie parisienne‹, das der Fremdenverkehr heute noch ausschlachtet.

Unterdessen deckten Degas und Toulouse-Lautrec die trostlose Banalität auf, die sich hinter der frivolen Leichtlebigkeit verbirgt. Degas greift verschiedene Leerformen der Beziehungslosigkeit heraus (Abb. 60, 61). Eine nackte, sich kämmende Frau ist animalisch nur mit sich selbst beschäftigt, indes ein dem Tapetenmuster aufgesetzter Schnauzbart sich mit einer Randrolle begnügen muß. Ähnlich marginal ist ein anderer Kunde einer geschäftigen Kokotte zugeordnet, die sich vor dem Spiegel schön macht. Sie tut das wie Manets *Nana*

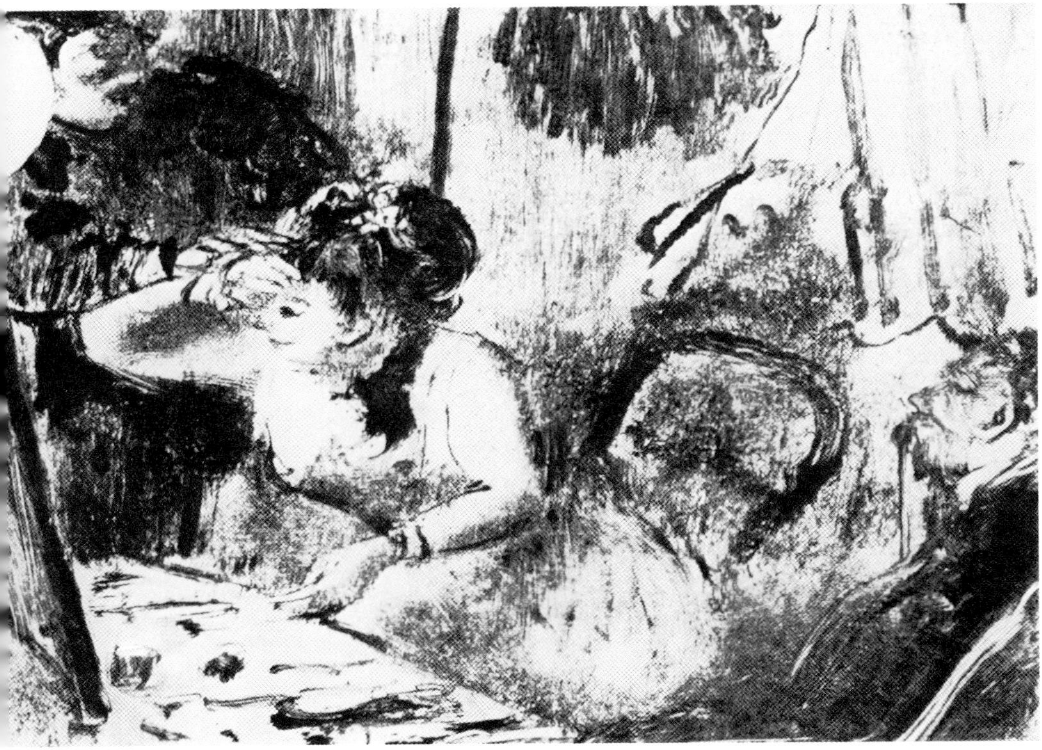

61 Edgar Degas, *Intimität.* Um 1877–80

weniger für ihn, als für den, der das Blatt betrachtet – zynische Kundenwerbung oder -abschreckung? Parfüm, Puder, Rauch und wohl auch Alkoholdünste vernebeln die Sinneswahrnehmung, so daß von den Raum- und Dingbeziehungen ein träger Taumel ausgeht.

Toulouse-Lautrec handhabt seinen Pinsel nicht wie eine Puderquaste, er setzt schnelle Hiebe auf die Leinwand, vergleichbar dem martialischen Artilleristen, zu dem eine verwüstete, grobschlächtige Dirne paßt. Sie nimmt die Herrscherpose des Macho nicht zur Kenntnis (Ft. 7). In der Lithographienfolge *Elles* geht es vornehmlich um Frauen verschiedener Altersstufen, die den Männern zu Diensten sind (Abb. 62, 63). Ihre Kunden sind bloß Statisten. Diese Rollenverteilung wird bereits im Titelblatt zum Epigramm verdichtet. Die vom männlichen Blick abgewandte Frau gleicht einem schwerelosen Kunstge-

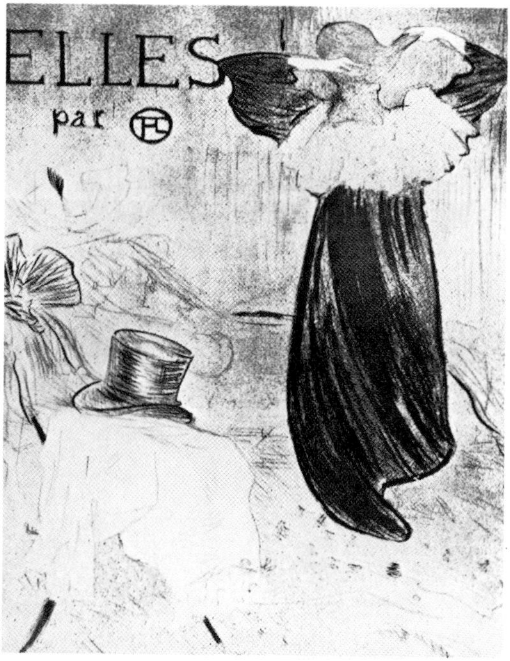

62 Henri Toulouse-Lautrec, Titelblatt der Folge ›Elles‹. 1896

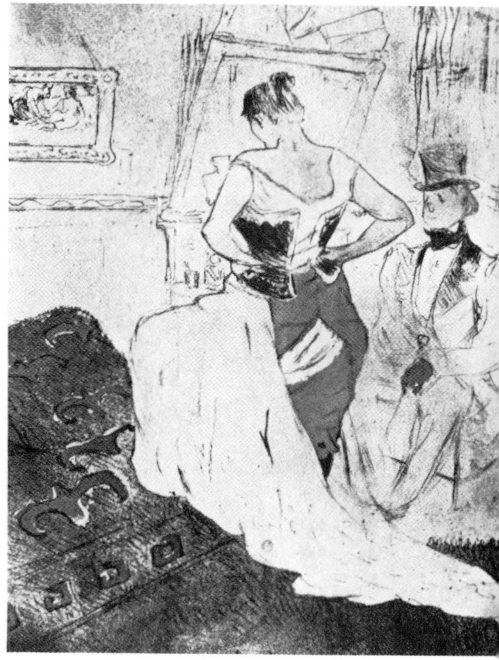

63 Henri Toulouse-Lautrec, *Frau im Korsett (La Conquête de Passage)*. Blatt 10 der Folge ›Elles‹. 1896

bilde. Der Partner ist auf den Zylinder reduziert: verdinglichte Anonymität, in der sich der Betrachter der Lithographie entdecken soll. Dieses Standesrequisit trägt ein junger Kunde, der blasiert eine Dirne betrachtet. Ihr hünenhafter Körper wird von üppiger Unterwäsche ummantelt und kantig modelliert. Im Schauspiel des Sichbekleidens und -entkleidens errichtet die Zivilisation verlockende Sperren zwischen Mann und Frau. Diesen Zwängen stellt Toulouse-Lautrec in einem kleinen Bild an der Wand die von keiner Konvention gehemmte Sinnenfreude entgegen: ein Satyr nähert sich umstandslos einer nackten Frau.

Etwas von dieser paradiesischen Partnerschaft hoffte Gauguin damals in der Südsee anzutreffen. Doch bei seiner Suche nach dem verlorenen Paradies konnte er den Sündenfall nicht aus seinem Bewußtsein verdrängen. Die Monotypie *Misères humaines* (1889, Abb. 64) ist eine Paraphrase auf die Entfremdung zwischen Adam und Eva, die der Griff nach dem Baum der Erkenntnis verursacht hat. Die Frau scheint schuldbewußt in dumpfes Brüten versun-

64 Paul Gauguin,
Misères humaines. 1889

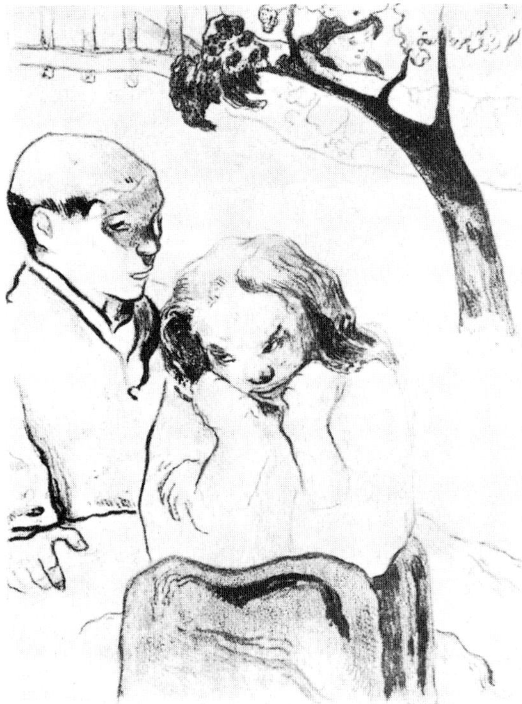

ken, der Mann ahnungslos. In diesem Paar kündigt sich das Vereinsamungspathos an, das Munch wenig später in zeitlose Parabeln umsetzte. Seine Lithographie *Trennung* (1896), eine Antwort auf Gauguins *Misères humaines*, zeigt Mann und Frau an einem Meeresstrand, in schlafwandlerischer Befangenheit einander abgewandt. Munch stimmt seine Paare auf eine düstere Schicksalsmelodie, ohne nach deren Gründen zu fragen. Anders Steinlen, der eindeutig in der Frau das Opfer des Mannes heroisiert und über den gesellschaftlichen Ort dieser Erniedrigung, das Milieu des Großstadtproletariats, keinen Zweifel läßt. Sein Buchumschlag zu Abel Hermants Roman ›Nathalie Madoré‹ (Abb. 65) erneuert den Wechselbezug von Wort und Bild, der schon bei Zola und Manet zur Erhellung der gesellschaftlichen Konflikte beitrug. Steinlen hat den Verursacher dieser Misere auf die Rückseite des Umschlags verwiesen. Zwischen ihm, für den das Abenteuer mit einer Zigarette endet, und der jungen Frau mit dem leeren Blick (den wir aus Degas' *Absinth*, Abb. 58, kennen), liegt mehr als die Zäsur des Buchrückens. Die Verlassene ist kein Objekt sexueller Begierde

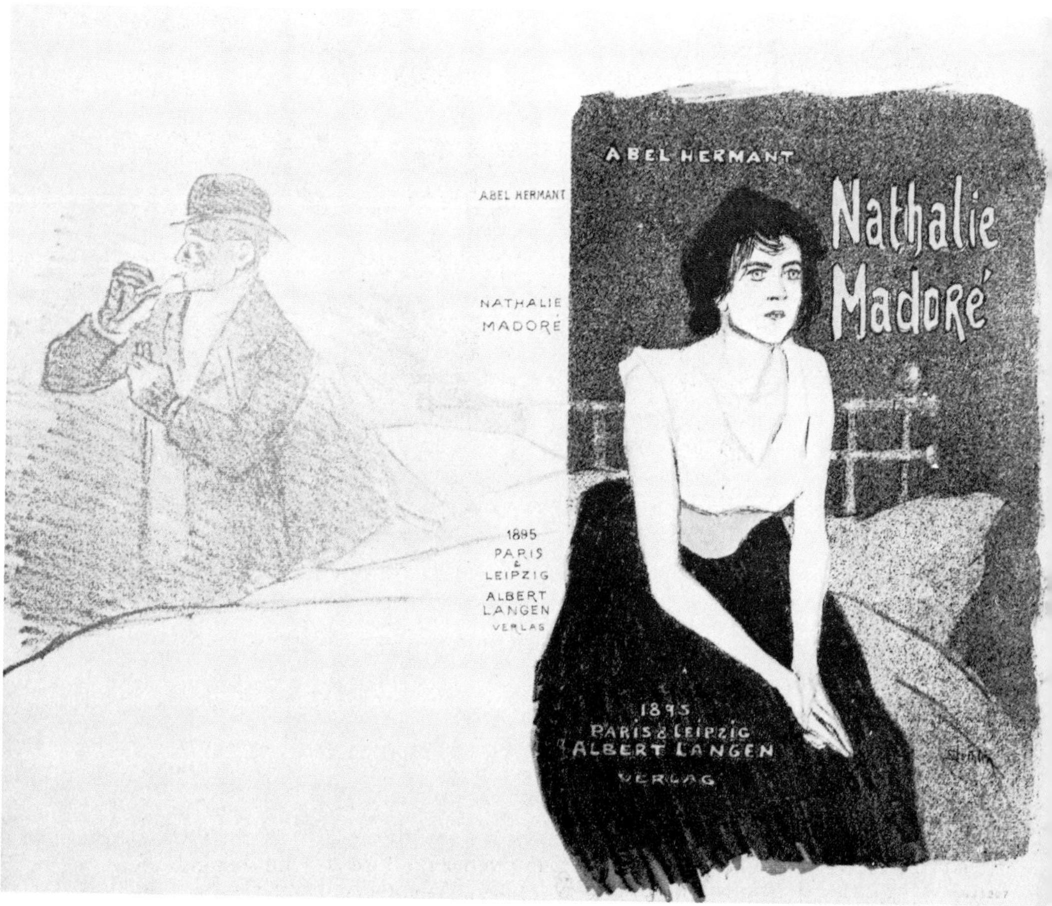

65 Théophile-Alexandre Steinlen, Buchumschlag zu Abel Hermants ›Nathalie Madoré‹, Paris 1895

mehr, sondern eine mißbrauchte, weggestellte Kreatur. (Im selben Jahr – 1895 – wurde Schnitzlers ›Liebelei‹ im Wiener Burgtheater uraufgeführt. Die Lebemänner im Zuschauerraum sahen auf der Bühne sich selbst und das bittere Ende ihres Zeitvertreibs mit dem ›süßen Mädel‹.)

Nathalie Madoré hat den Blick des erschrockenen Innewerdens, den wir von einer bürgerlichen Dame der Jahrhundertmitte kennen: Holman Hunt gab ihn der jungen Frau, die, wie Emma Bovary, plötzlich ihren Fehltritt erkennt. Flau-

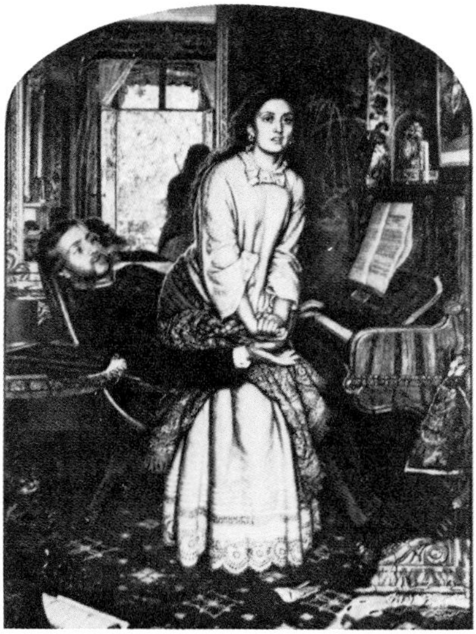

66 William Holman Hunt, *Das erwachende Gewissen*. 1853

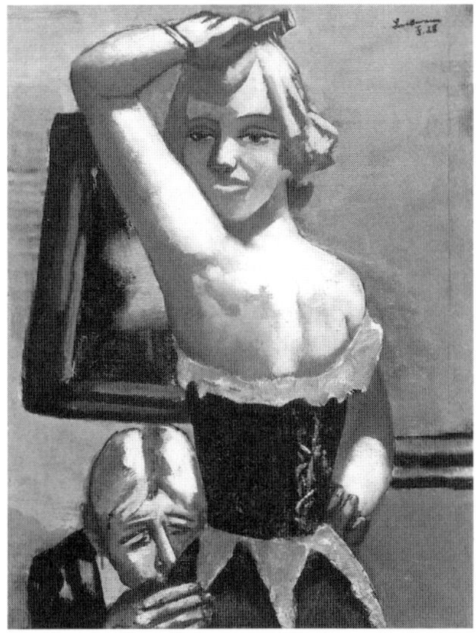

67 Max Beckmann, *Garderobe (Die Anprobe)*. 1928

berts Roman erschien 1856, Hunt malte *The awakening conscience* 1853 (Abb. 66). Der englische Titel läßt zwei Deutungen zu, die beide mit dem Baum der Erkenntnis und den Folgen zu tun haben. Anders als der Mann, der seinen Besitz festhält, stellt sich die Frau der Selbstprüfung: Erwacht ihr *Gewissen* zum reuigen Wissen um den Verstoß gegen das 6. Gebot oder befreit sich ihr *Bewußtsein* von der gesellschaftlichen Entmündigung? In jedem Fall hat die Frau bei Hunt (wie bei Flaubert) mehr Gespür für die prekäre Situation als ihr Liebhaber. (Manets Nana und ihr Zylinderherr kennen weder die Lust der Sünde noch die Last der Reue.) Rechnen wir Hunts Klavierspieler zu den Verkleidungen des Teufels, von denen Rosenkranz in seiner Analyse des *Lever* von Delacroix spricht (S. 97f.), dann dürfen wir von ihm keine Gewissensbisse erwarten.

Degas und Toulouse-Lautrec nehmen die vulgäre Derbheit der Boudoirszenen von Traviès wieder auf, in denen die vormärzliche Idylle pervertiert wird (Abb. 44). Im buckeligen Mayeux und in seiner ungelenken Partnerin steckt aber auch schon die zynische Dissonanz, auf die Beckmann hundert Jahre später seinen Beitrag zum Nana-Thema abstellte. Zugleich malte er eine Huldigung an Manet. Die *Anprobe* (Abb. 67) zeigt ein »ungleiches Paar«. Der kümmerliche Alte, eine Randfigur, preßt seine kurzsichtige Gier an den Leib der Frau (angeblich eine Kellnerin), die sich nicht für ihn, sondern für den Maler verrenkt, also auch für uns. Beckmanns Sachlichkeit scheint das expressionistische Gebärdenpathos zu verspotten. Zugleich macht sie aus der Gestalt eine verfügbare Gliederpuppe, die sich in ihrem trüb-verbrauchten Blick zu ihrer Rolle bekennt.

8 ›Allégorie réelle‹ – Manet und der Salon von 1877

Die vorstehende Skizze erhebt keinen Anspruch auf Vollständigkeit. Sicher kann man in der französischen Malerei der ersten zwei Drittel des 19. Jahrhunderts noch manches Bild finden, das sich mit der käuflichen Liebe befaßt. Für unseren Zweck mußte die konzentrierte Untersuchung der namhaftesten Maler und ihrer Werke genügen. Sie dürfte immerhin dies erbracht haben: das Thema ›Fleisch und Gold‹ wird häufiger in der Sprache der Allegorie als in jener der ›Modernität‹ dargestellt. Unser Thema gehört, traditionell gesehen, zur Gattung des Ideenbildes. Gerade in diesem Bereich, wo es um Aussagen und höhere Gehalte geht, glaubt man im 19. Jahrhundert ohne die alten ikonographischen Muster nicht auskommen zu können. Im Vertrauen auf ihre Tragkraft und Verbindlichkeit greifen die Idealisten aller Lager, Klassizisten ebenso wie Romantiker, zur sinnbildlichen Steigerung und heben das Thema auf den Podest des Allgemein-Menschlichen, wo die schicksalhafte Aura der Unabänderlichkeit es umgibt. Die *Demoiselles am Ufer der Seine* sind der erste provozierende Verstoß gegen diese Praxis. Sie stammen von dem Maler, der das Problem instinktiv erkannt und auf eine paradoxe, oft mißverstandene Formel gebracht hat. 1855 malte Courbet sein *Atelier* und nannte das riesige Bild eine ›Allégorie réelle‹, die über sieben Jahre seines künstlerischen Lebens Auskunft geben soll. Dargestellt ist ein imaginäres Beisammensein von Freunden des Künstlers und Vertretern der verschiedenen Berufe und Gesellschaftsklassen, die in seinem Schaffen eine Rolle spielen (Abb. 10). Allégorie réelle – das ist die Plattform, auf die sich das Ideenbild im Schaffen der Realisten und Impressionisten zurückziehen wird[79]. Die Hauptwerke von Manet, Degas, Renoir und Cézanne sind ›wirkliche Allegorien‹. Das gilt auch für die *Nana*, und das – nicht die Malweise – machte das Bild seinerzeit zu einer Herausforderung. Man erkannte wohl kaum die ›Idee‹ des Bildes, spürte aber, daß in ihm keine galante Anekdote erzählt, sondern eine exemplarische Feststellung formuliert wird. Daß der Maler, anstatt sich der Mittel der Überhöhung zu bedienen, seine Aussage mit der Direktheit eines protokollierenden Augenzeugen machte, mußte verletzen und befremden. Es heißt, der Zylinderherr habe die Jurymitglieder besonders aufgebracht und die Zurückweisung ausgelöst. Vielleicht hat der eine oder andere dieser honorigen Juroren in Nanas Besucher sich selbst erkannt und deshalb betroffen reagiert. Das dürfte Huysmans vermutet haben, denn am Ende seines Aufsatzes zieht er gegen die »messieurs vieillis« ins Feld, die dem Maler noch immer die offizielle Anerkennung verweigern (Manets *Porträt des Sängers Faure* wurde übrigens im gleichen Jahr zum Salon zugelassen).

Wodurch unterscheidet sich Manet von den heute meist vergessenen Malern, mit deren Werken die Salonjury keine Schwierigkeiten hatte? Die Antwort auf diese Frage gibt Aufschluß über den geschichtlichen Bezugsraum, in dem die *Nana* vor hundert Jahren stand, denn damals wurde das Bild ja nicht an Degas' *Intérieur* oder am *Eternel Féminin,* sondern an der kompakten Majorität gemessen. (1877 mußte die Salonjury 7923 Einsendungen beurteilen, 5000 wurden zurückgewiesen). Der Spruch der sittenstrengen Jury wäre vielleicht anders ausgefallen, hätte Manet den Regeln des moralisch-ästhetischen Wohlverhaltens Konzessionen gemacht. Das fängt mit dem Titel an, der für jeden Zola-Leser nichts an Eindeutigkeit übrig ließ, also provozieren mußte. Dieses Risiko hat der Maler sicher einkalkuliert. Vielleicht hätte ein Titel wie *Das*

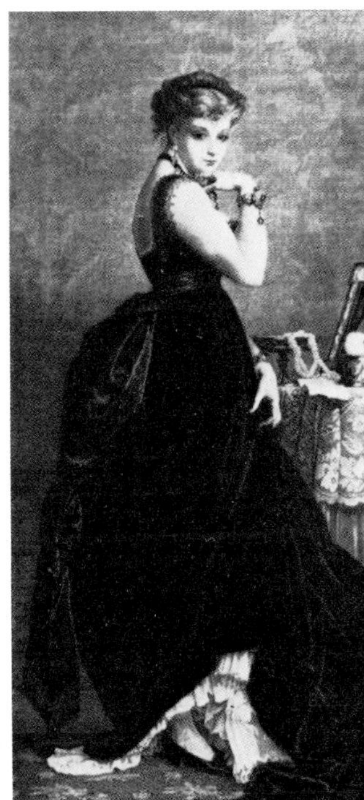

68 Adolphe Joseph Huot, Reproduktionsstich nach Charles Marchal, ›*Phryne*‹. 1868

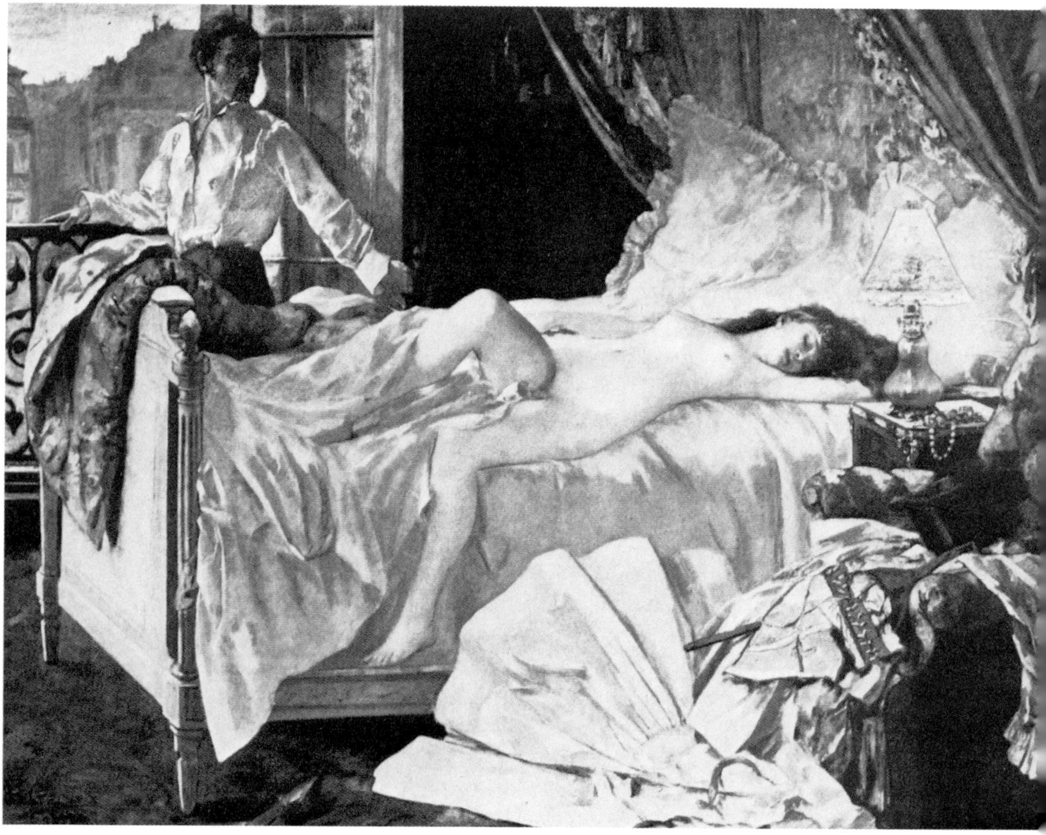

69 Henri Gervex, *Rolla*. 1878

ungleiche Paar das Bild für die Jury annehmbar gemacht. Auch die Wahl eines würdigen literarischen Alibis wäre möglicherweise toleriert worden. Als Marchal eine *Phryne* (Abb. 68) und eine *Penelope,* zwei Damen in moderner Kleidung, im Salon von 1868 zeigte, sah mancher darin einen Kommentar zum Fleisch-und-Gold-Thema in der zeitgenössischen Gesellschaft – »die eine ließ sich lächelnd verkaufen, während die andere sich verkauft«[80] –, doch nahm niemand Anstoß an den beiden Bildern. Wäre indes Moreau auf die Idee gekommen, eine seiner Idolgestalten *Nana* zu nennen, hätte man sich kaum entrüstet, denn jedermann konnte aus der ›Grande Encyclopédie‹ erfahren, daß eine babylonische Liebesgöttin des 3. Jahrtausends v. Chr. Nanaea hieß. Manet verstieß also doppelt gegen die Konvention: er malte eine zeitgenössische Dirne und er gab dem Bild einen anrüchigen zeitgenössischen Titel. Unsere Deutung, das muß betont werden, ist primär auf diesen Titel nicht angewiesen. Auch wenn Manet das Bild ›Intérieur‹ genannt hätte, wüßten wir, worum es geht, nämlich nicht um eine Episode, sondern um das anschauliche Paradigma eines Spannungszustandes, an dem psychologische, soziale und erotische Faktoren mitwirken. Das unterscheidet Manet von Gervex, dessen *Rolla* (Abb. 69) eine äußere Handlung erzählt, die wir ohne Kenntnis der gleichnamigen Dichtung von Alfred de Musset nicht entschlüsseln können. Die Salonjury von 1878 ließ sich übrigens vom erlauchten literarischen Vorbild nicht beeindrucken und verweigerte dem romantischen Wüstling den Zutritt. Manet folgend, stellte Gervex das Bild in einem Geschäft der Chaussée d'Antin aus.

Was Manet vom offiziellen Geschmacksstandard jener Jahre trennt, zeigt ein Blick auf einige Bilder des Salons von 1877, die uns in den Prachtpublikationen überliefert sind. Der berühmte Cabanel, Jurymitglied seit 1864, zeigte *Lucretia und Sextus Tarquinius* (Abb. 70), jedoch nicht in der gewohnten handgreiflichen Vergewaltigungsszene, sondern vorher: die Frau am Spinnrocken, der Mann hinter ihr, den Blick voller Begierde. Für den Kritiker Ferticault war sie die verkörperte, uneinnehmbare Tugend, er ein antiker Lovelace[81]. Das besagt, daß die Konfrontation von Tugend und Laster vom prüden Publikum akzeptiert wurde, da man sie auf das Konto der moralischen Erbauung setzen konnte. Wenn der Maler überdies das Thema historisch distanzierte und an das Schulbuchwissen des Publikums appellierte, dann konnte sich sein Schurke sogar lüsterne Blicke erlauben. Nanas Besucher brauchte nicht so weit zu gehen, um zu schockieren: seine Anwesenheit im Bild reichte aus. Weder korrigiert Manet das Laster durch die Tugend, noch tut er das, was Proudhon aus Courbets *Demoiselles am Ufer der Seine* herauslas: er zeigt nicht auf das Unheil, das die beiden Partner erwartet, sondern nur, daß Fleisch und Geld handelseins geworden sind. Jede prophezeiende Dämonisierung, an die sich das nach sittlichen Werten suchende allegorische Bildverständnis halten könnte, ist vermieden, desgleichen jede Ausflucht in genrebildende Gefühlsornamente. Der Salon von 1877 enthielt mehrere Beispiele der tändelnden, verharmlosenden Erotik, an der sich der bürgerliche Anstand bis zum heutigen Tag delektiert[82]. Da saß eine *Zaïda* halb nackt und einladend in ihrem Boudoir, da wurden Rendezvous und keusche Mädchenträume belauscht, da bewunderte *Die slavische Braut* ihre Schönheit im Spiegel. Von Jules Saintin sah man eine junge Frau, deren Blick aus einem Spiegel auf den Bildbetrachter zurückfällt. Wer will, kann aus dieser sentimentalen Koketterie, genannt *Selfsatisfied,* ein intimes Versprechen herauslesen – im Gegensatz zum Blick der Nana, der ebenfalls ›selfsa-

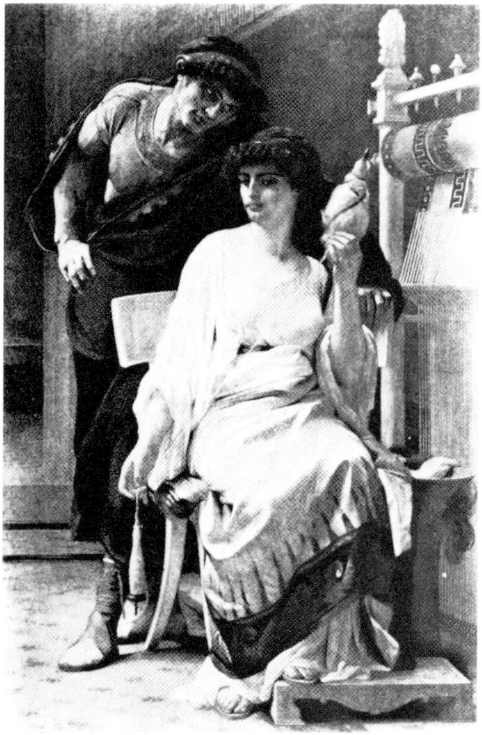

70 Alexandre Cabanel,
Lucretia und Sextus Tarquinius. 1877

tisfied‹ wirkt, aber zu nichts verpflichtet. Wie wäre das Urteil der Jury ausgefallen, wenn Saintin den Partner, mit dem die Dame kokettiert, im Bild selbst untergebracht hätte?

Durch seine kompromißlose Sachlichkeit mußte Manets Bild zum Anstoßerreger werden. Wir sollten uns darüber weder wundern noch die Ablehnung durch die Juroren und deren Gesinnungsfreunde belächeln. In dieser ›Allégorie réelle‹ ereignet sich ein schroffer Traditionsbruch. Das Thema ›Fleisch und Gold‹ lautet für Manet eindeutig ›Fleisch und Geld‹, d. h. es wird aller nur möglichen imaginären, historisierenden oder anekdotisch-psychologischen ›Charaktermasken‹ entkleidet und auf seinen nüchternen Nenner gebracht. Aus der Sicht der traditionellen ästhetisch-moralischen Werte bedeutet das den Verzicht auf alle sinnbildlichen Bedeutungsdimensionen und die totale Profanierung und Entsublimierung der Mann-Frau-Beziehung auf der vulgären Ebene des kommerziellen Geschlechtsverkehrs.

VI Manet und die Tageskunst

1 Die Fragwürdigkeit der Geschmacksnormen

Huysmans läßt durchblicken, daß er gegen die *Nana* manches einzuwenden habe, doch wiegt das nicht schwer neben der wesentlichen Leistung des Künstlers, die er darin erblickt, daß Manet *die Dirne* malte – das war bisher noch keinem der nicht-impressionistischen Maler gelungen. Als er Manet und den Impressionisten[1] diese Priorität zusprach, hatte Huysmans nur die Malerei im Auge, denn sie allein ist für ihn der Ort, an dem künstlerische Entscheidungen fallen, wo formales oder inhaltliches Neuland erschlossen wird. Nicht anders als frühere Fürsprecher der Modernität erkennt Huysmans, daß die »hohe Kunst« einer Auffrischung und Vitalisierung bedarf. Wenn er jedoch gegen die »hohlen Atelierposen« und die »kostümierten Puppen« die volkstümlichen Frauentypen von Degas[2] ausspielt, bleibt er die entscheidende Konsequenz schuldig, die Frage nach der Herkunft dieser Gestalten. Bevor Dirnen und Wäscherinnen *gemalt* wurden, gab es sie bereits in anderen, weniger anspruchsvollen Bildgattungen. Dafür hat Huysmans keinen Blick. Über die Zeichner, deren flotter Stift die Plaudereien der Boulevardpresse würzt, urteilt er ohne Nachsicht: sie haben keine Augen im Kopf[3]. Gewiß, räumt er ein, gibt es Maler, die bloß auf dem Niveau eines Grévin oder Robida (Abb. 71, 72, 73) stehen und blind für die Wirklichkeit sind, aber deren Bilder sind eben keine Kunstwerke. Dieses Kunsturteil trennt unnachsichtig zwischen Kunstwerk und Tageskunst: fortschrittlich anmutend, ist es exklusiv angelegt, denn es setzt der Salonästhetik einen nicht minder geschlossenen Kunstbegriff, den Akademismus der Avantgarde, entgegen.

Nicht erst seit achtzig Jahren, seit Warburg und den Dadaisten[4], bahnt sich ein neuer, offener und undoktrinärer Kunstbegriff an, schon unter Huysmans' Zeitgenossen werden Stimmen laut, die sich über die Grenzen ästhetischer Geschmacksnormen hinwegsetzen. Rimbaud bekennt 1873 in der ›Alchimie du Verbe‹: »Seit langem brüstete ich mich, alle möglichen Landschaftsbilder zu besitzen, und ich fand alle Berühmtheiten der modernen Malerei und Poesie hundeschlecht. Ich liebte die kindischen Malereien, Supraporten, Dekorationen, Segeltücher an Seiltänzerbuden, Ladenschilder, bunte Bilderbogen; die aus dem Geschmack gekommene Literatur, Kirchenlatein, erotische Bücher ohne Orthographie, Romane unserer Großmütter, Märchengeschichten, kleine Kinderbücher, alte Opern, täppische Schlußreime, einfältige

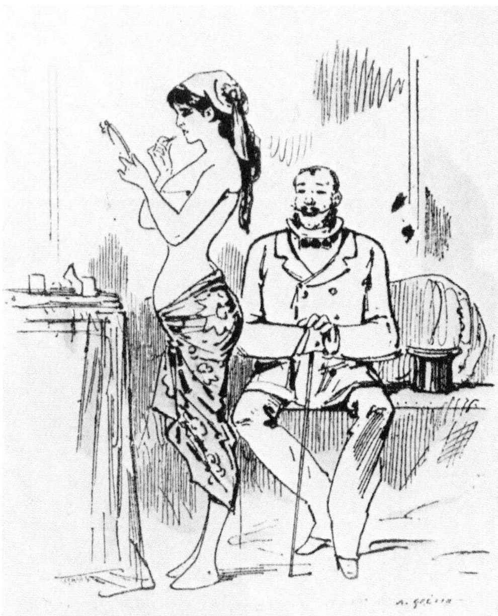

71 Alfred Grévin, *Fantasia,* aus ›Petit Journal pur Rire‹, Nr. 329, 1881–82

72 Alfred Grévin, *Pariser Mode,* aus ›Almanach des Parisiennes‹, S. 32, Paris 1876 (links unten)

73 Robida, Nana-Karikatur, aus ›La Vie parisienne‹ vom 12. Mai 1877 (rechts unten)

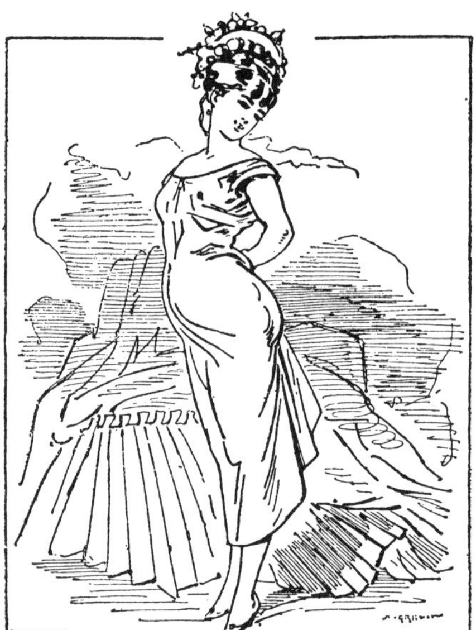

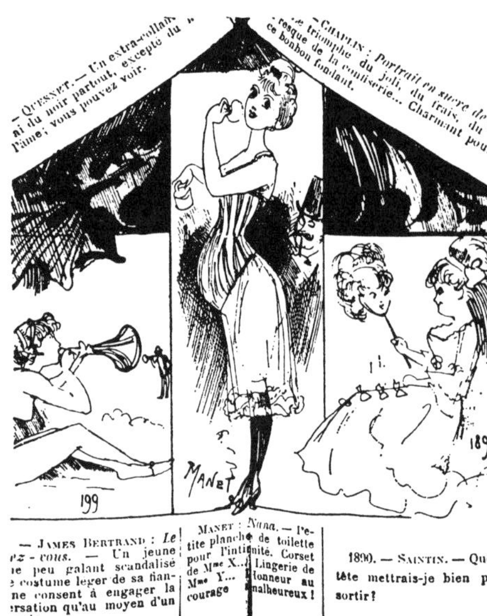
199
MANET
1890
— JAMES BERTRAND : *Le*
ez - vous. — Un jeune
e peu galant scandalisé
costume leger de sa fian-
ne consent à engager la
ersation qu'au moyen d'un
-voix.
MANET : *Nana.* — Petite planche de toilette pour l'intimité. Corset de Mme X... Lingerie de Mme Y... Honneur au courage malheureux !
1890. — SAINTIN. — Que
tête mettrais-je bien po
sortir?

Rhythmen .«[5] Als Mallarmé im Jahr darauf die Zeitschrift ›La dernière mode‹ redigierte, nahm er einen ähnlichen Standpunkt ein. Am 6. November 1874 schrieb er an Zola über dessen Theaterstück ›Les Héritiers de Rabourdin‹, das von der Kritik als populärer Bilderbogen verrissen worden war: »Wenn schon, aber ist das nicht auch der Geschmack der zart Empfindenden? Was mich angeht, der ich ein Plakat ... ebenso bewundere wie ein Deckengemälde oder eine Apotheose, so kenne ich in der Kunst keinen Gesichtspunkt, der niedriger als ein anderer wäre; und ich erfreue mich überall wie es sich schickt. Würde unser Freund Manet eine Leinwand [toile de parade] für die Baracke malen und sie gäbe einen ausgezeichneten Rahmen für die ›Héritiers‹ ab – die ganze Presse würde Beifall klatschen und sie [die ›Héritiers‹] darin entdecken.«[6]

Zu welchem Kunstbegriff gehört Manet? Die für ihn eintretende Kritik hat Huysmans' Unterscheidung zwischen Kunst und Tageskunst unbesehen akzeptiert, denn ihr ging es ja darum, einen der Scharlatanerie und der Unmoral bezichtigten Revolutionär nicht in die Gesellschaft der Unterhaltungskünstler geraten zu lassen, sondern als Propheten einer neue Wahrheit auf den Thron zu heben. Seit Zola vom Paria sprach, exilierte man die Gestalt Manets in das Ghetto der Geschmähten und Verkannten. Und da sein Bekenntnis zur unmittelbaren Auseinandersetzung mit der Erscheinungswelt von Freund und Feind für bare Münze genommen wurde, mußte er beiden für die Rolle des Außenseiters herhalten. Den Gegnern galt er als Verstoß gegen die guten Sitten der Malerei, die Bewunderer sahen in ihm die wiedergewonnene Ursprünglichkeit verkörpert, die keiner Schule und keiner Tradition verpflichtet ist. Es scheint an der Zeit, Manets Werk aus solchen geschlossenen Deutungsumrissen herauszulösen.

2 Manet zwischen Salonkunst und Boulevard-Imagerie

Daß Manet auf die Plattform der offiziellen Anerkennung drängte, läßt ein Selbstbewußtsein erkennen, das die Herausforderung nicht scheut und die Spielregeln des Wettbewerbs akzeptiert. Der alljährliche ›Salon‹ entschied über den Rang, den die Pariser Kunstwelt einem Maler zuerkannte. Das rechtfertigt Manets Hartnäckigkeit, die ja auch in der Regel zum Ziel führte. Von 1859 bis 1882 sandte er 41 Arbeiten ein, 27 wurden angenommen, sechsmal (1859, 1863, 1866, 1874, 1876 und 1877) wurden insgesamt 14 Werke zurückgewiesen. Diesen Affront zu übersehen, wäre unstatthaft, noch falscher freilich wäre es, ihn zu dramatisieren. Man sollte sich vor Augen halten, daß zwischen Manet und dem, was wir summarisch ›Salonmalerei‹ nennen, Verständigungsmöglichkeiten existierten, denn sonst hätte man nicht zwei Drittel seiner Einsendungen angenommen. Thematisch paßt er oft in das von Jury, Kritik und Publikum geschätzte Repertoire. 1875 mokiert sich Zola über die Maler, die Frauen mit Papageien spielen lassen und vergißt, daß Manets *Frau mit dem Papagei* 1868 im Salon gezeigt und von ihm gelobt worden war[7]. Und wie steht es mit dem Vorwurf der halbherzigen Modernität, den Duranty an den Orientmaler Fromentin richtet?[8] Was dem einen die Wüstensöhne, sind dem andern die tanzenden Spanier – ein Motiv, auf das Manet noch 1879 zurückgreift. Exotisches Genre ist sein toter Stierkämpfer, von dem wir heute wissen, daß er im künstlerischen Wettstreit mit einem Bild des historischen Genres, dem toten Caesar von Gérôme, entstanden ist[9]. Der Unterschied ist aus der Sicht der Avantgarde symptomatisch und folgenreich, er liegt in der Darstellungsweise: Manet malt, Gérôme zeichnet mit dem Pinsel. Also nicht nur Raffael, Tizian oder Velázquez, auch die Funde und Formeln eines akademischen Realisten waren Manet willkommene Stützen. Das gilt auch für den Vergleich der *Nana* mit Marchals *Phryne* (1868, Abb. 68), der eine Verwandtschaft erkennen läßt, hinter der man eine Anregung vermuten kann.

Das sind vereinzelte Aspekte eines Terrains, auf dem noch manche Entdeckung bevorsteht. Dabei geht es nicht um diese oder jene geringfügige Motivanleihe, es geht um Innovationen, die von der Kunstgeschichte kurzerhand Manet und den Impressionisten zugeschrieben werden, etwa um das Kernstück von Durantys Fragmentästhetik, die vom Bildrand abgeschnittene Figur. Es genügt nicht festzustellen, daß Manet sie bereits im *Alten Musikanten* (1862, Abb. 13) verwendete, als Degas sie bei Mantegna lernte[10], man sollte nicht übersehen, daß dieses Sprachmittel in der Tageskunst, bei Toepffer, Grandville und Daumier etwa[11], eine von den Chronisten der hohen Kunst (sprich Malerei) nicht beachtete Vorgeschichte hat, aber auch schon von Alphonse Legros sehr bewußt angewendet wird: 1859 im *Angelus*, 1860 im *Ex voto* und in der *Berufung des heiligen Franziskus*.

Bei diesen Fragen, deren Erforschung eben erst begonnen hat, kommt es nicht darauf an, mit detektivischer Akribie für jedes Detail ein Vorbild nachzuweisen, um letztlich Manet zum einfallslosen Kompilator zu stempeln[12]. Auch Einebnung kann nicht das Ziel sein. Das Problem stellt sich auf der Ebene der Methode. Wir sollen uns bemühen, Manet in der historischen und gesellschaftlichen Bedingtheit seiner Sprachmittel zu erkennen. Dieses Verfahren wird seinen Rang als Erneuerer und Rebell zwar relativieren, dafür aber das Spezifische seiner Leistung klarer hervortreten lassen. Wenn wir einsehen, daß diesen Paria keine Abgründe von der zeitgenössischen Salonkunst und der Boulevard-Imagerie trennen, können wir seinen Stellenwert präziser angeben, als wenn wir am romantischen Klischee des großen Einzelgängers festhalten. Von den Salonmalern war im letzten Kapitel die Rede. Wir wenden uns nun einem Beispiel der ›Straßenkunst‹ und danach der galanten Sittendarstellung und der Illustrationsgraphik zu.

Wie fließend die Grenzen zur populären Unterhaltungskunst sind, ersieht man daraus, daß Manet es nicht unter seiner Würde fand, die *Nana,* nachdem sie eben erst von den Salonjuroren als Profanation der Kunstwürde empfunden worden war, selber zu ›profanieren‹, indem er sie im Schaufenster von M. Giroux zeigte. Nicht nur kehrte so das Bild in den gesellschaftlichen Bereich zurück, aus dem seine Gestalten stammen, es wurde gleichsam auf die Straße gestellt und solcherart entsakralisiert. Damit kam es in die Nähe der Gebrauchskunst und des Jahrmarktspektakels. Als zwei Jahre später die Avenue de l'Opéra fertiggestellt wurde und die Hausbesitzer für die Vermietung der Geschäftslo-

74 H. Scott, *Laden zu vermieten (Boutique à louer – L'Avenue de l'Opéra).* 1879

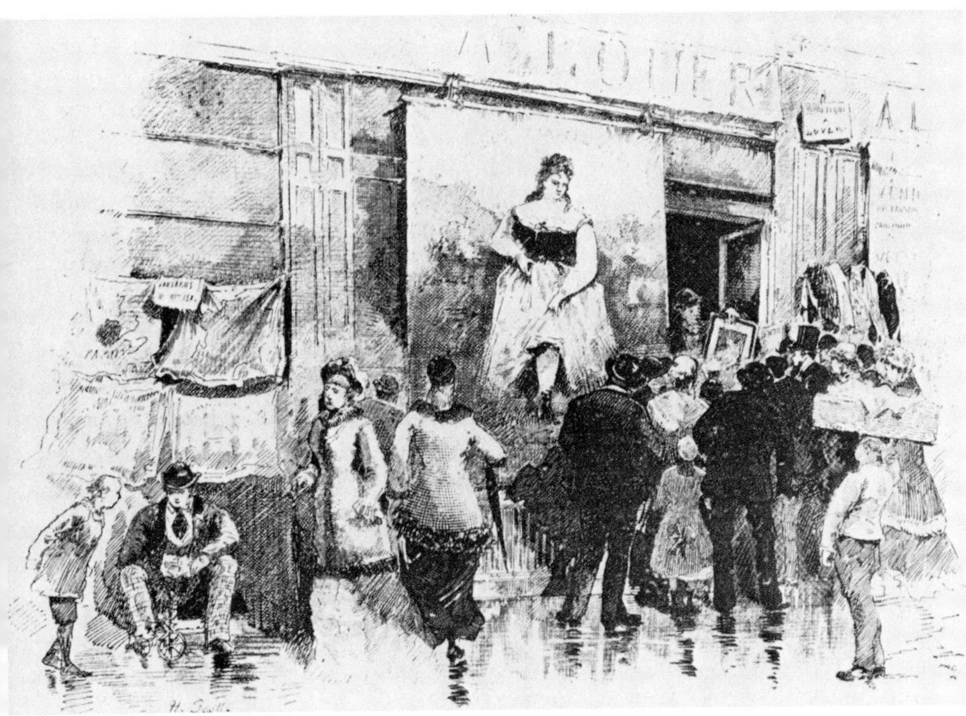

kale warben, griffen sie zu ähnlichen, noch lautstärkeren Methoden. Sicherlich wäre Mallarmé, nach seinem Brief an Zola zu schließen, nicht überrascht oder befremdet gewesen, wenn ein Maler wie Manet sich an dieser Aktion beteiligt hätte[13]. Riesige Ölgemälde, wie Landkarten auf Leisten genagelt, wurden vor die Auslagen gehängt, um schau- und kauflustige Mieter anzulocken (Abb. 74). Diese ›Straßenkunst‹ war ein Mittelding zwischen Plakat und ›toile de parade‹. Inhaltlich stand selbstverständlich das erotische Genre im Vordergrund, denn die Frau, die sich verkauft, hilft verkaufen – von dieser Maxime lebt die Konsumwerbung seit hundert Jahren, auch sie setzt auf das bewährte Bündnis von Fleisch und Geld.

Die hünenhafte *Belle Parisienne* dürfte das Publikum amüsiert haben, hingegen forderte Manets *Nana* zu Protesten heraus. Wie die Salonjury reagierte nun auch das flanierende Boulevardpublikum betroffen, es spürte den Verstoß gegen eine Konvention – diesmal nicht der großen Kunst, sondern der Tageskunst. Es geht hier um Kompetenzfragen. In der Sicht des Salons und seiner Würdeapostel soll die ›hohe Kunst‹ erotische Themen geschichtlich, exotisch oder mythologisch-allegorisch distanzieren und wenn möglich mit einer moralischen Sentenz versehen. Cabanels *Lucretia und Sextus Tarquinius* (Abb. 70) befolgt diese Verabredung. Aus dem vornehmen Kunsttempel ausgeschlossen, bleibt folglich der zeitgenössische Aspekt der Mann-Frau-Beziehung, der Eros in Krawatten und Lackstiefeln, den Tageskünstlern, den Karikaturisten und Bildjournalisten überlassen. Gegen diese Kompetenzverteilung verstoßen Realisten und Impressionisten immer dann, wenn sie ein Thema aus der Tageskunst oder der populären Imagerie in die Malerei übertragen und solcherart nobilitieren. Das tut Courbet mit dem *Begräbnis von Ornans,* Manet mit der *Nana*, Degas mit den *Wäscherinnen,* Cézanne mit den *Kartenspielern*[14]. Motivwanderung, begleitet von einem Gattungswechsel, der Würdegewinn verspricht, war und ist stets ein Stein des Anstoßes. Die Ästhetik der Modernität ist das Produkt dieses Prozesses, der mit Courbet anfängt und vorläufig mit Pop-art und Op-art endet.

Was freche Zeitschriften wie ›Le journal amusant‹, ›Paris-Caprice‹ oder ›Le Cocu‹ (Der Hahnrei) in frivoler Manier schilderten – die Intimsphäre der Kokotte, eingebettet in Tagesablauf und Kundenverkehr (Abb. 75) –, wurde in Manets Bild von der vordergründigen Erotik befreit und auf die anspruchsvolle Ebene des Gemäldes gehoben. Ein Thema, das den Zeichnern bislang als Vorwand für pikante Situationskomik diente, empfing im Medium der Malerei die Bildform ernster Sachlichkeit, die Anspruch auf Monumentalität erhebt. Die moralisch-ästhetische Betroffenheit der Salonjury und der Flaneure kommt aus dem doppelbödigen Moralbegriff des bürgerlichen Kunstkonsumenten. Um das zu erkennen, müssen wir uns die Maßstäbe der damaligen Intoleranz in

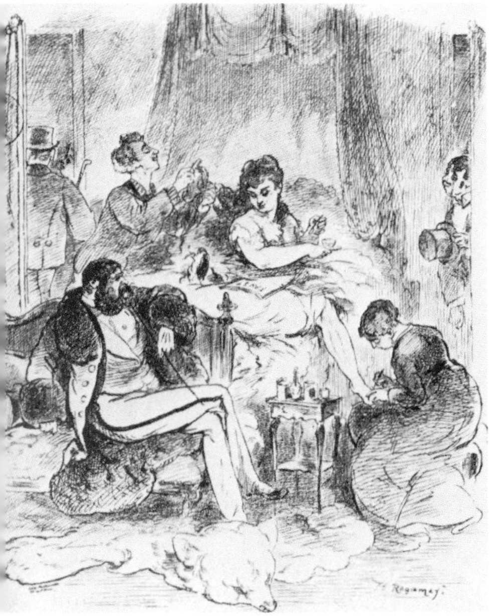

75 Félix Elie Regamey, *Der Morgenempfang (Le Lever d'une petite Dame).* 1879

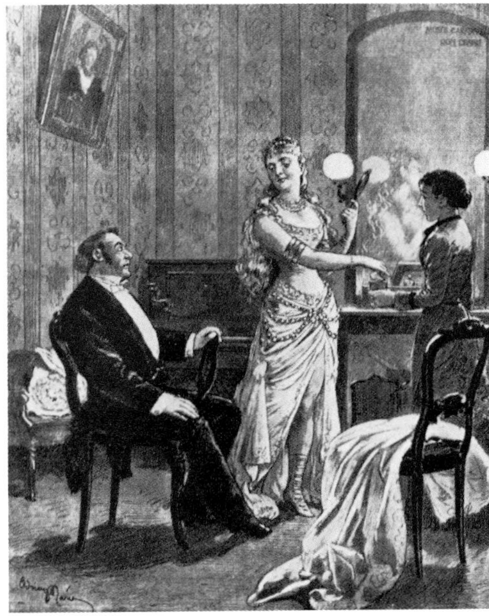

76 Adrien Marie, *Nana in der Rolle der blonden Venus.* 1881

Erinnerung rufen. Dirnenromane wie ›Marthe‹ (1876) von Huysmans und ›La Fille Elisa‹ (1877) von Edmond de Goncourt lösten entrüstete Reaktionen aus[15]. Forains Titelradierung zu ›Marthe‹ – eine nackte Halbwüchsige in Strümpfen – wurde verboten. Das Wort ›Nackt‹ durfte in der Bühnenfassung der ›Nana‹ (1881) nicht vorkommen[16], die Szene zwischen Nana und dem Grafen Muffat wurde von der Zensur gestrichen, was offenbar einen zeichnenden Feuilletonisten dazu bewog, sie für die Leser einer Wochenzeitschrift zu rekonstruieren (Abb. 76). Dabei kam eine Salonkonversation heraus, der man nichts von der Spannung anmerkt, die in Manets Bild steckt. Die Zensurmaßnahmen – sie gehen auf das Konto der 3. Republik – schließen sich würdig der gerichtlichen Verfolgung an, die 1857 gegen Baudelaires ›Fleurs du Mal‹ und Flauberts ›Madame Bovary‹ angestrengt worden war.

Die bürgerliche Fassadenmoral braucht das Laster und seine Verdammung, denn gerade das Verbotene reizt das übersättigte Genußverlangen. Doch nicht nur deshalb verweisen die Hüter der Moral alles ›Anstößige‹ in die gezeichnete und geschriebene ›Pornographie‹, also in die künstlerische Halbwelt, die unter

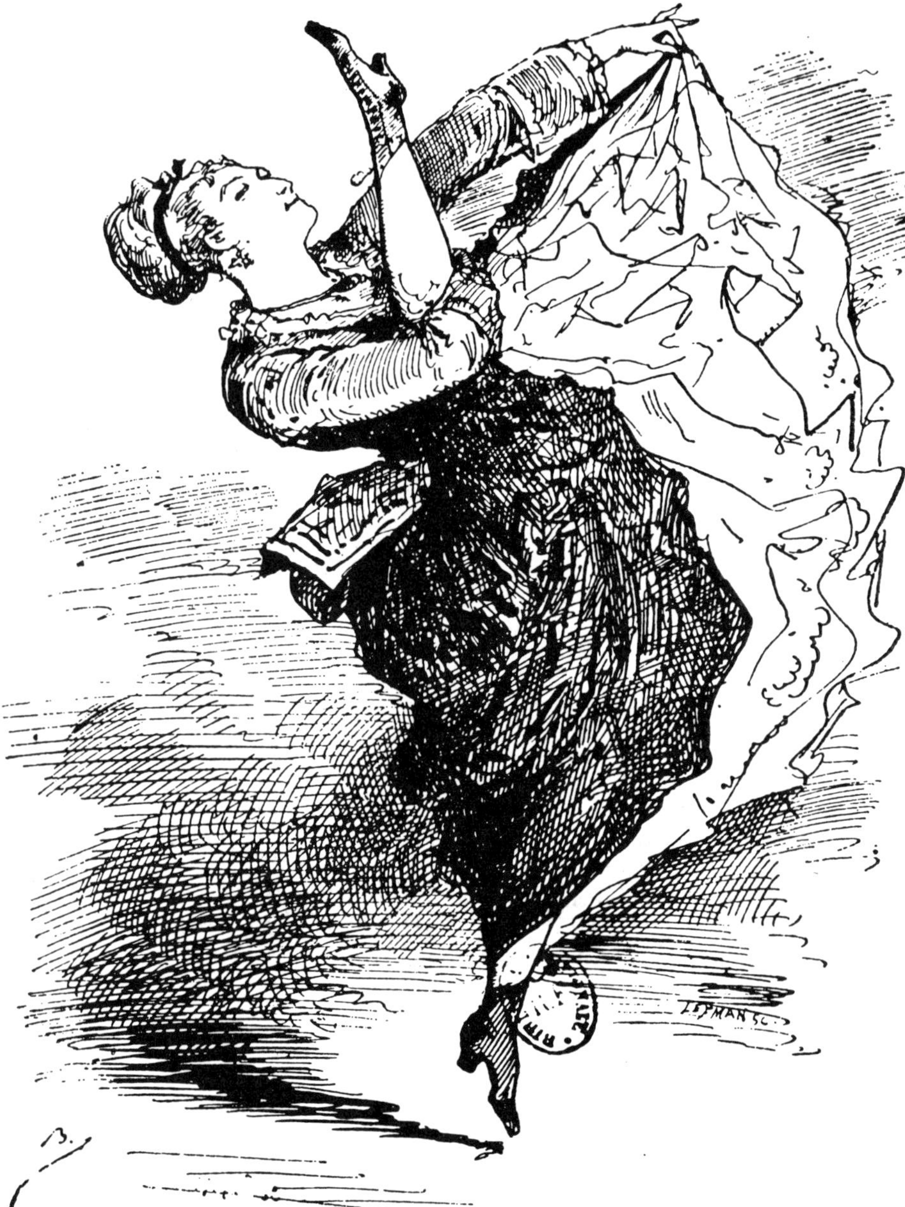

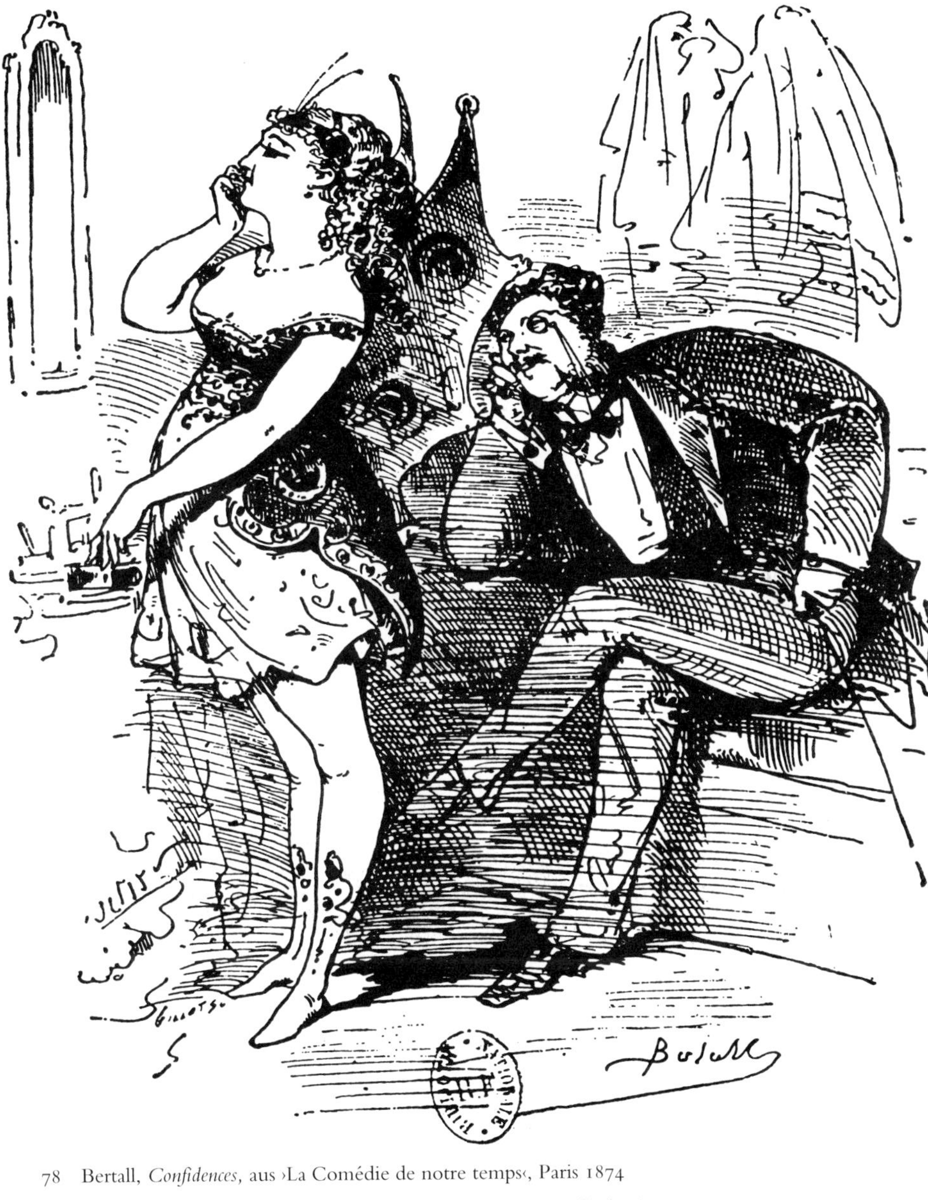

78 Bertall, *Confidences,* aus ›La Comédie de notre temps‹, Paris 1874

◁ 77 Bertall, *Die kleine Nana,* aus ›La Comédie de notre temps‹, Paris 1874

dem Ladentisch geduldet wird – sie tun das auch, weil sie sich dazu berufen glauben, die Würde der hohen Kunst vor der Beschmutzung zu bewahren. Hinter dieser Anmaßung steht ein moralisch abgestützter Kunstbegriff, dessen Verfechter die ›niedrige‹ und ›gewöhnliche‹ Wirklichkeit nur auf dem niedrigsten künstlerischen Niveau, allenfalls noch in den Zoten der Witzblätter und des Tingeltangels dulden. Wenn namhafte Schriftsteller und Maler wie Zola und Manet hinter die Fassade blicken und die Dinge ungeschminkt beim Namen nennen, werden sie der Obszönität und der Zersetzung der Kunstwürde bezichtigt. Manet erhebt nicht den mahnenden Zeigefinger, doch indem er eine typische Situation der käuflichen Liebe sachlich feststellt und nicht beschönigt, protestiert er gegen die ›enguirlandage‹, die Zola an den ›femmes fatales‹ von Dumas kritisierte, gegen operettenhafte Sinnenlust und schlüpfrige Boudoirkoketterie. Seit der *Olympia* deklariert ihn diese Protesthaltung zum Spielverderber, der den Müßiggängern beiderlei Geschlechts die schönen Illusionen zerstört. Der formale Vergleich macht das deutlich und rückt die Gewichte zurecht: wie linkisch und unbeholfen nehmen sich Nana und der Zylinderherr neben den graziösen Damen und gewandten Herren eines Grévin, Bertall oder Robida aus, deren konversierende Posen allerdings unser Auge nicht intensiver beschäftigen als eine geläufige, hundertmal gehörte Redensart unser Ohr (Abb. 71, 72, 73).

1874 veröffentlichte der Zeichner Bertall sein großes zweibändiges Werk ›La Comédie de notre temps‹. Der erste Teil umfaßt ›La Civilité – Les Habitus – Les Moeurs – Les Coutumes – Les Manières et les Manies de notre époque‹, der zweite behandelt die Lebensalter vom Kind bis zum Greis. Zola hat diese Publikation bestimmt gekannt und benutzt. Vielleicht ist sie die Quelle, aus der er den Namen seiner Romanheldin bezog: Im zweiten Band begegnen wir einer temperamentvollen Tänzerin, die Bertall »la petite Nana« nennt (Abb. 77). Doch auch aus anderen Gründen ist ›La Comédie de notre temps‹ für uns interessant, denn es treffen sich darin zwei Traditionen der graphischen Tageskunst: die episodisch zugespitzte, galante bürgerliche Sittenschilderung und die enzyklopädische Bestandsaufnahme des Großstadtlebens (Abb. 78). Beide haben mit Manets Bild zu tun.

Für Bertall ist die Mann-Frau-Beziehung eine Form der gesellschaftlichen Konversation. Er sieht Flirt, Verführung und Liebe als Fortsetzungen dieser Konversation. Mann und Frau sind Akteure eines erotisierten Gesellschaftsspiels. Schon die Sittenchronisten des frühen 19. Jahrhunderts faßten die Intimkonversation und den inneren Monolog, der sich verstohlen an den Bildbetrachter wendet, als Liebesvorspiel auf. Da denkt sich eine junge Dame: *So wird er dich sehen* (Abb. 79), während sie mit uns kokettiert, eine andere schmachtet: *Wie wunderbar mir das steht! Du wirst heute mit mir in die Oper gehen!*

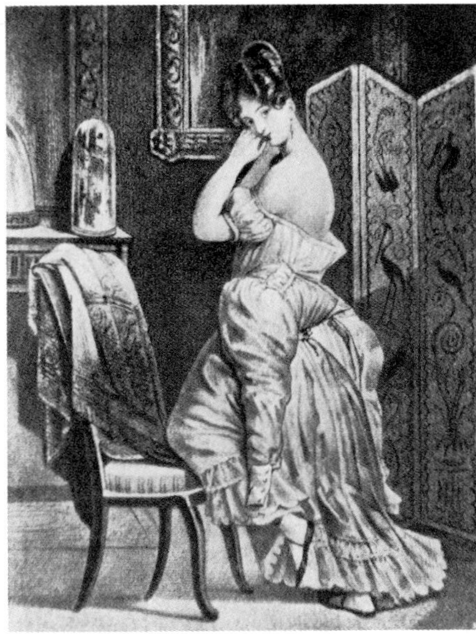

79 Octave Tassaert, *So wird er Dich sehen!* 1830

(Abb. 80). Oder ein Liebhaber spricht aus, was wir empfinden sollen: *Welch wunderbare Figur sie hat!* Das sind Beispiele für das romantische Gefühlsornament, das seinen sanften Schleier über die tatsächlichen Begierden legt. Ein Zyniker wie Traviès entlarvt diese Phrasen in der Gestalt des Mayeux, der sein geheucheltes Schuldgefühl – nach vollbrachter Tat – wie ein Schmierenschauspieler dem Publikum anvertraut, indes seine Grisette sich mit uns geschäftlich verständigt (Abb. 44). Oft enthalten diese galanten oder satirischen Lithographien – ganz oder teilweise – die Grundsituation der *Nana*: eine Frau ist in Gegenwart eines Mannes mit ihrer Toilette beschäftigt, aber kaum jemals blickt sie aus dem Bild heraus auf den Betrachter, es sei denn, wir treffen sie allein an (Abb. 93). Manet unterläßt es, diese Situation sentimental zu verschleiern oder satirisch zu verdeutlichen, dafür gewinnt er dem Thema eine entscheidende neue Dimension: die Sprachlosigkeit. Kann man sich vorstellen, daß Nana träumt: *Du wirst heute mit mir in die Oper gehen!* oder der Zylinderherr schwärmt: *Welch wunderbare Figur sie hat?* Wohl kaum. Auch ein anekdotisch beredter Titel wäre unter der lapidaren Würde des Bildes. Manet läßt das Rankenwerk verbaler Empfindungsmasken beiseite und bringt die Partner zum Verstummen. Solcherart archaisiert und monumentalisiert, wird das Thema aus der Beiläufigkeit eines galanten Schäferstündchens herausgelöst

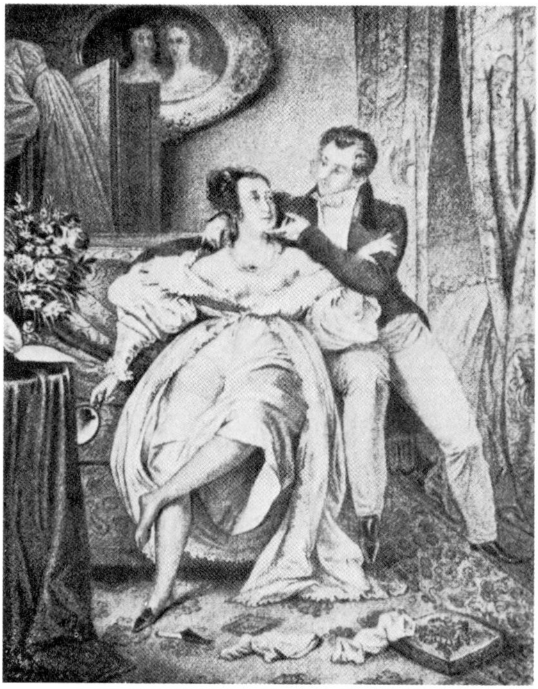

80 Nicolas-Eustache Maurin, *Wie wunderbar mir das steht! Du wirst mit mir heute in die Oper gehen!* 1832

und zum Exempel erhoben. Das bedeutet den Bruch mit dem sittenbildlichen Konversationsstück, das in zahllosen Abwandlungen – man denke bloß an das Riesenwerk Gavarnis – die Erotik der Mann-Frau-Beziehung auf die Ebene der tändelnden Plauderei fixiert. In dieser Tradition steht auch Bertall. Er verfeinert die romantisch-kleinbürgerlichen Ansätze der ersten Jahrhunderthälfte, er gibt seinen Akteuren weltgewandten Schliff und die exhibitionistische Blasiertheit der großen Gesellschaft. Sein Welttheater ist der Schauort eines raffinierten Gesellschaftsspiels, das keine sprachlosen Situationen zwischen Mann und Frau kennt.

3 Protokolle der großstädtischen Fauna

Auf den 1300 Seiten seiner ›Comédie‹ berichtet Bertall nicht nur von Flirt, Verführung und Partnertausch, er entfaltet überdies – das ist der zweite wichtige Aspekt seines Buches – ein gesellschaftliches Panorama seiner Epoche, das beim intimen Modedetail und den Umgangsformen – wie man sitzt, grüßt, sich die Nase putzt – anfängt und bis zur breit angelegten Typologie der großstädtischen Fauna reicht. Auch dafür gibt es eine Tradition. Das von Jules Janin herausgegebene neunbändige Werk ›Les Français peints par eux-mêmes‹ (1840–42) und die vielen Dutzend Bändchen der ›Physiologies‹ (1841–44) sind die Vorläufer und Vorbilder von Bertalls weitläufigem Unterfangen, in dem allerdings die Akzente anders gesetzt werden. Der Berufs- und Typenkatalog von Bertall konzentriert sich auf das Tun und Lassen der tonangebenden Schicht der zeitgenössischen Gesellschaft, auf das Bürgertum. Der vierte Stand wird an den Rand geschoben. Gemessen an den tatsächlichen gesellschaftlichen Verhältnissen bedeutet das eine Verschleierung, die der Titel des Werkes gleichzeitig rechtfertigt und decouvriert, denn tatsächlich hatte das Proletariat – drei Jahre nach der Niederschlagung der Commune – in einer ›Komödie unserer Zeit‹ nichts verloren. Aus ›Les Français peints par eux-mêmes‹ erfahren wir ungleich mehr über sämtliche Schichten der Gesellschaft, besonders ausführlich werden die kleinen Leute, die anonymen Randexistenzen, die Gescheiterten und Ausgestoßenen behandelt. In der Regel ist der Tonfall sachlich, manchmal zeitkritisch. In seinem Aufsatz über die Armen nennt M. Moreau-Christophe das Verbrechen die letzte Stufe des Elends, und in den unersättlichen materiellen Bedürfnissen erblickt er die Krankheit des Jahrhunderts. Bertall macht dreißig Jahre später aus der Eitelkeit der Welt das zentrale Thema seines Buches, doch von Tadel und Kritik ist bei ihm keine Rede, vielmehr zeigt er seinen Zeitgenossen, welche Wege sie einzuschlagen, welche Verhaltensweisen sie zu lernen haben, wenn sie auf der Stufenleiter der gesellschaftlichen Hierarchie emporsteigen, zu Wohlstand und Wunscherfüllung gelangen wollen.

Gemessen an ›Les Français peints par eux-mêmes‹ engt Bertall den Blickwinkel ein und setzt eine optimistische Brille auf. Man kann, mutatis mutandis, eine ähnliche Akzentverschiebung im Schaffen Manets nachweisen. In den sechziger Jahren bevorzugt Manet Gestalten, die von der Verachtung ihrer bürgerlichen Nutznießer und Ausbeuter in ein gesellschaftliches Niemandsland abgeschoben wurden. Am Anfang dieser Typenreihe steht der *Absinthtrinker* (1858/59, Abb. 11), ihm folgen die Zigeunerin, die Mulattin Jeanne Duval (die Geliebte Baudelaires), der alte Musikant (Abb. 13), die Straßensängerin (Abb. 19), Olympia (Ft. 3), der Bettler und der Lumpensammler. Parallel dazu versammeln sich in zwei Bildern – *Die Musik in den Tuilerien* (1861, Abb. 9) und *Die Weltausstellung* (1867, Abb. 81) – jene Typen der etablierten, bürgerlichen Gesellschaft, die im letzten Schaffensjahrzehnt die düsteren Randfiguren verdrängen werden. Dieses Jahrzehnt gehört den Müßiggängern, den Zylinderherren und ihren Begleiterinnen, den Schauspielerinnen, Blaustrümpfen und

Kokotten. In ihrem urbanen Lebensstil entsprechen diese Gestalten haargenau den Rollenträgern, von denen Bertall die Komödie der siebziger Jahre spielen läßt, manchmal verrät auch der Titel – *Die Pariserin, Der Künstler, Die Modistin* –, daß Manet im Porträt den gesellschaftlichen Prototyp mitdarstellen wollte. Der Unterschied zwischen Bertall und dem Manet der siebziger Jahre liegt in der formalen Haltung, und das gibt unserem Vergleich den Ausschlag. Nana, die Eisläuferin, das Barmädchen und der Löwenjäger sind keineswegs romantisch gefärbte Außenseiter der Gesellschaft, dennoch stehen sie in einer diskreten Aura der Distanz. Es ist, als gehörten sie letztlich doch nicht ganz zu der Welt, in der sie sich bewegen. Das hat mit der formalen Archaisierung – sie ist die Metapher der Sprachlosigkeit – zu tun: weder in Haltung noch Umriß können diese Gestalten mit der ausgeschriebenen, verbindlichen Weltläufigkeit wetteifern, die Bertall meisterhaft beherrscht. Das ist der Unterschied zwischen der spröden Strenge eines Malers, dem keine leichte Hand zu Gebote steht, und dem Plauderton eines zeichnenden Feuilletonisten.

Woher kommt Manets Sachlichkeit? Die Frage ist nicht psychologisch gemeint, sie richtet sich auf objektive Geschichtsfaktoren. Diese Sachlichkeit ist

81 Edouard Manet, *Ansicht der Weltausstellung, Paris.* 1867

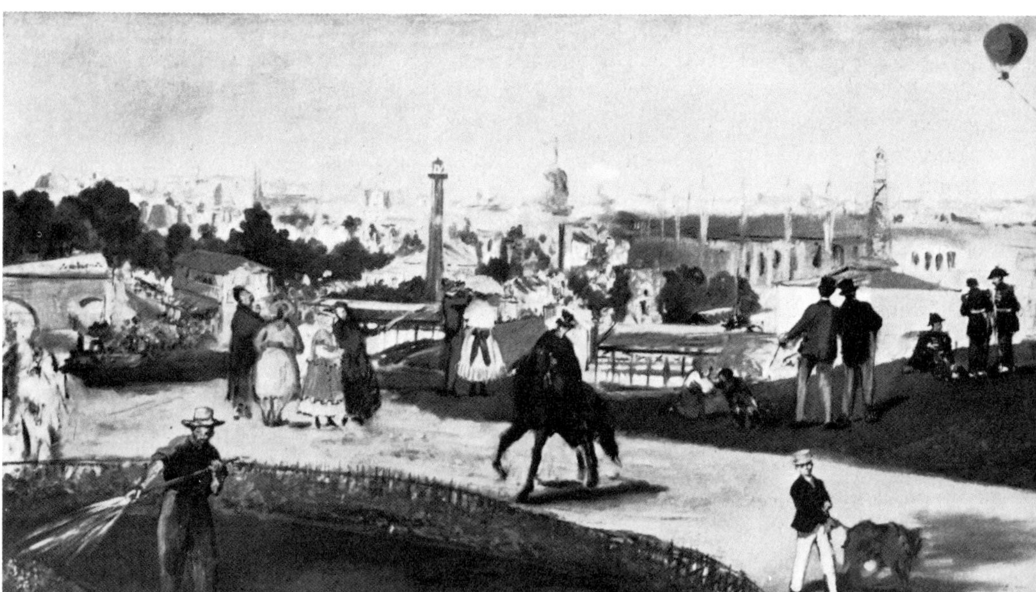

das formale Äquivalent einer Haltung, die aus abwägender Distanz Menschen und Dinge beobachtet, ohne sich an vorgefaßte Werthierarchien zu binden. Diese Haltung ist nur bedingt aus der kunstgeschichtlichen Realismus-Tradition zu begreifen – 1862 veröffentlicht Champfleury, der Freund Manets, seine Studien über die Brüder Le Nain –, sie wurzelt in einer vorurteilslosen Welt- und Menscheneinschätzung, die man als spezifisch französisch bezeichnen darf. Nur eine lange Tradition und Übung im sachlichen Beobachten konnten das Sammelwerk ›Les Français peints par eux-mêmes‹ hervorbringen – ein auf Lückenlosigkeit Anspruch erhebendes Wirklichkeitsprotokoll in Wort und Bild, in dem der Mensch in Krawatte und Lackstiefeln nicht seine poetische Evokation, dafür aber seine gesellschaftlich reflektierte Selbstdarstellung vollbringt. In diesem Meisterwerk der empirischen Soziologie, dem ein deutscher Professor »gründlichste Wissenschaftlichkeit«[17] bescheinigt, werden alle Berufe, Rollen, Verhaltensweisen und Institutionen des Pariser Welttheaters und der französischen Provinz beschrieben und statistisch erfaßt. In der Darstellung verbindet sich oft Faktennähe mit dichterischen Visionen. So erfahren wir, daß es in Paris 30 000 Obdachlose und 200 000 Arbeiter gibt, deren Lebensbedingungen mit Dantes ›Inferno‹ verglichen werden. Das Bewußtsein, das sich hier Klarheit nicht über den Menschen als idealistisches Abstraktum, sondern als gesellschaftliches Konkretum verschaffen will, setzt die psychologische Redlichkeit eines Montaigne fort, der seine ›Essais‹ auf den Entschluß gründete, nichts zu beschönigen, Rechenschaft abzulegen und sich selbst in der »façon simple, naturelle et ordinaire« zu analysieren. Es steht aber auch in der Nachfolge der Charaktertypologie von La Bruyère, auf die Janin in seiner Einführung hinweist.

Dieser zur Skepsis neigende psychologische Empirismus findet in der fluktuierenden großstädtischen Gesellschaft des 19. Jahrhunderts ein Forschungsfeld vor, das die zeitlose Statik der feudal-hierarchischen Ordnung hinter sich gelassen hat und sich als Schauplatz von Klassen- und Interessenkonflikten, als Prozeß der fortwährenden Strukturierung und Entstrukturierung aller privaten und öffentlichen Bereiche zu erkennen gibt. Mit dem Journalisteninstinkt für das Einmalige und Unwiederholbare fordert Janin die kompromißlose Zeitbezogenheit: »Jedes Jahr hat seine Sitten und Charaktere, die Menschheit ändert alle 24 Stunden ihre Laster.« Eine solche Optik macht nicht nur alles gleichwertig, gleich-gültig, sie führt letztlich zu einem von Dogmen und Ideologien gesäuberten Wirklichkeitsprotokoll, das sich jegliche Zukunftsvision versagt. Janin beklagt, daß man trotz der Überwindung des Ancien régime noch immer mit vorgefaßten Phrasen arbeite. Wir können diesen Vorwurf auf den Gegenwartshistoriker beziehen, der sich nur für Schlachten interessiert, ebenso wie auf den Künstler, der sich nicht zu Krawatte und Lackstiefel bekennt. Genau zur gleichen Zeit sprach der junge Marx verächtlich von den austauschbaren »Charaktermasken«, fünf Jahre später formulierte er eine Arbeitshypothese, die den ›Français peints par eux-mêmes‹ als Motto hätte dienen können: »Die Voraussetzungen, mit denen wir beginnen, sind keine willkürlichen, keine Dogmen, es sind wirkliche Voraussetzungen, von denen man nur in der Einbildung abstrahieren kann. Es sind die wirklichen Individuen, ihre Aktion und ihre materiellen Lebensbedingungen, sowohl die vorgefundenen wie die durch ihre eigene Aktion erzeugten. Diese Voraussetzungen sind also auf rein empirischem Wege konstatierbar.«[18]

4 Empirie gegen Dogmen

Empirie gegen Dogmen – zu dieser Formel bekennen sich nicht nur die Autoren und Illustratoren von Janins Sammelwerk –, zu letzteren zählen Daumier, Monnier, Grandville und Gavarni –, sie ist die programmatische Grundsatzerklärung, auf der Realisten, Naturalisten und Impressionisten stehen, sie ist darüber hinaus das Schlagwort des Positivismus, der in Natur- und Geisteswissenschaften die voraussetzungslose Faktenanalyse proklamiert. Gewiß wären ›Les Français peints par eux-mêmes‹ und die ›Physiologies‹ ohne Balzac, der zu ihren Mitarbeitern zählt, nicht denkbar, aber was ihre Bestandsaufnahme der Sitten und Gebräuche, der Berufe und Rollenträger zusätzlich erbringt und dem epischen Panorama die Tatsachenbasis zur Seite stellt, ist der systematische katalogisierende Ansatz, das Herauspräparieren der jeweiligen gesellschaftlichen Spezies und das Bekenntnis zur Modernität. Die Hochkunst der Maler und Dichter ist diesem Blickwinkel mehrfach verpflichtet.

Baudelaire war noch nicht auf den Kronzeugen des großstädtischen Dschungels, den Flaneur, gestoßen, als 1841 bereits die ›Physiologie du flâneur‹ erschien und A. de Lacroix dieser Gestalt im 3. Band der ›Français‹ eine Untersuchung widmete. Der Flaneur ist für ihn Philosoph, ohne es zu wissen, der große Beobachter, der überall etwas bemerkt, der fortwährend unbekannte Beziehungen und Ansichten aufspürt. Die ›Français‹ stellen gleichsam den ersten Versuch dar, die Erträge der Flaneur-Neugierde systematisch zusammenzufassen. Baudelaires Berufstypen (in den ›Tableaux parisiens‹) sind poetische Rangerhöhungen der ›Français‹ und der ›Physiologies‹, hinter denen die ins 17. Jahrhundert zurückreichende Tradition der populären Kaufrufe steht[19]. Zolas dokumentarische Methode, die Akribie der Fakten- und Milieubeschreibung, ist in den ›Français vorweggenommen. Es ist die Optik, über die Degas spottet, wenn er sagt, Zola sei ein Riese, der ein Adreßbuch bearbeite. Die

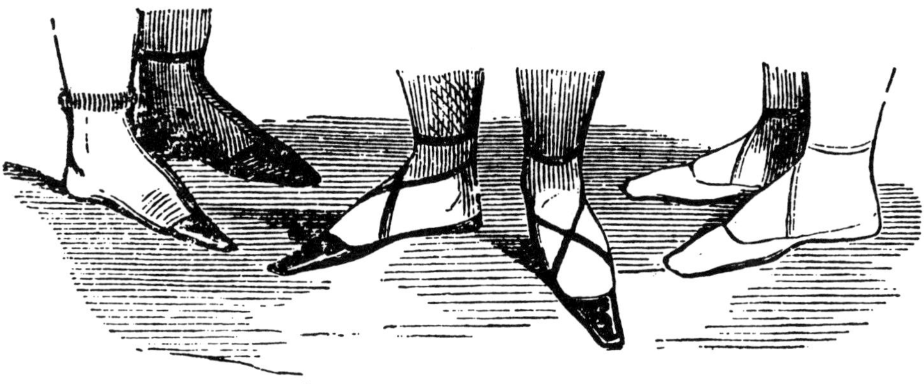

82 Menut-Alophe, *Die Schuhe der Pariserin,* aus Taxile Delord, ›Physiologie de la Parisienne‹, S. 36, Paris 1840

neun Bände der ›Français‹ sind die erste Vorarbeit zu Zolas ›Dossiers‹-Dokumentation, Materialsammlung und sozio-psychologisches Protokoll in einem. Aber auch die von Degas gewählte entgegengesetzte Optik, die Beschränkung auf das signifikante Detail und dessen Umformung in einen anschaulichen Aphorismus, hat ihren Ursprung in den vierziger Jahren, nämlich in den ›Physiologies‹. In der ›Physiologie de la Parisienne‹ behauptet Taxile Delord, die Pariserin erkenne man überall an ihren Schuhen. Eine Vignette macht das deutlich (Abb. 82). Dreißig Jahre später widmet Bertall solchen Indizien breiten Raum (Abb. 83) – zwei Jahre bevor Duranty damit seine Fragmentästhetik bestreitet, ohne seine Quellen zu nennen oder zu kennen. Auch Manet folgt

83 Bertall, *Elegante Schuhe,* aus ›La Comédie de notre temps‹, Paris 1874

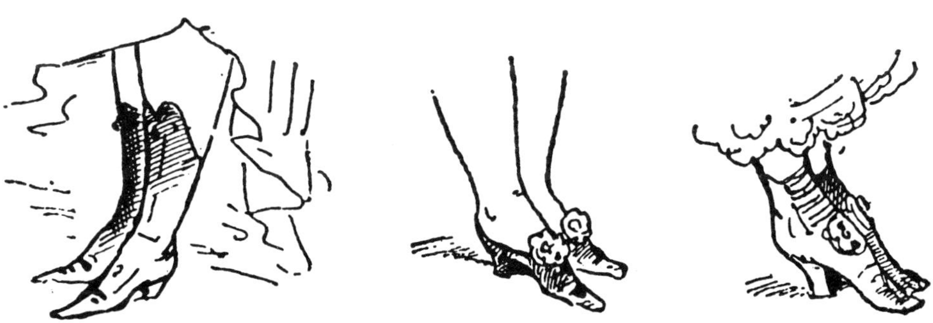

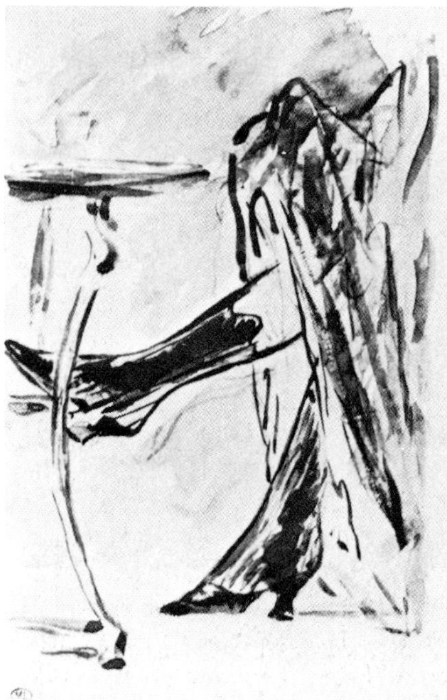

84 Edouard Manet, *Frauenbeine*. Um 1879–83

dem Beispiel der Tageskunst (Abb. 84). Wieder sehen wir: was die Tageskunst darf, ist der hohen Kunst vorerst untersagt; was sich für den Zeichner von selbst versteht, muß Duranty für die impressionistischen Maler erkämpfen und mit dem Hinweis auf Diderot umständlich legitimieren.

Auch im Kontext unserer Fragestellung – wo taucht erstmals *die Dirne* als gesellschaftliche Rollenträgerin auf? – dürften die Prioritätsansprüche bei den ›Français‹ und den ›Physiologies‹ liegen. Dirne, Toilette und Liebhaber – alle drei Motivbereiche der *Nana* werden von den ›Physiologien‹ getrennt vorgestellt, und zwar in den Bändchen über die Lorette, die Grisette, den Verführer, den Lebemann und die Toilette. Im vierten Band der ›Français‹ findet sich im Kapitel über die Inhaftierten eine ausführliche Darstellung der Pariser Straßendirnen, im ersten behandelt Delord Aufstieg und Fall einer Kurtisane unter dem Titel ›Die Frau ohne Namen‹. (Derselbe Autor beschäftigt sich auch mit dem ›Mann ohne Namen‹, dem vagabundierenden ›Paria‹, der von der Prostitution lebt.)

Text und Bild haben in diesen Quellenwerken der Modernität verschiedene Gewichte. Die Texte sind ausführliche Milieuschilderungen mit Handlungs-

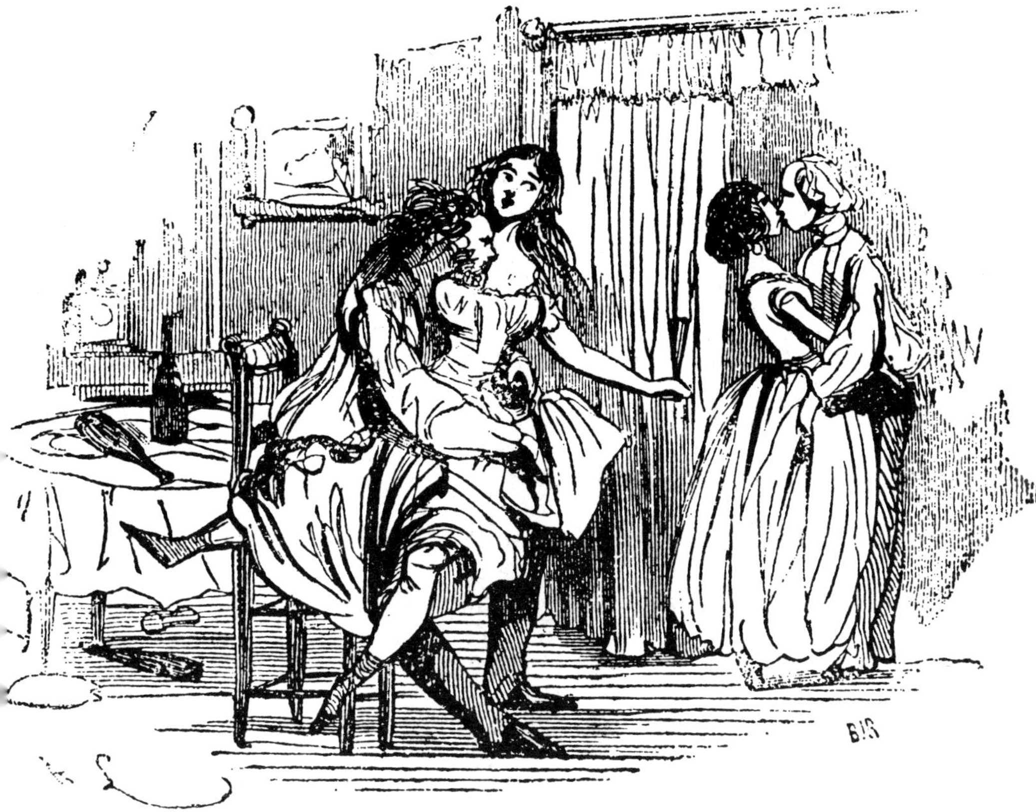

85 Unbekannter Zeichner, *Die Orgie,* aus Arago, ›Physiologie de la femme entretenue par moi‹, S. 39, Paris 1840

einschüben und statistischen Exkursen, die Abbildungen geben nur exemplarische Typenumrisse, ohne Handlung und Milieuzeichnung. Die literarischen Analysen und Porträts nehmen folglich die Themen des Dirnenlebens – wir denken an die Romane von Huysmans, E. de Goncourt und Zola – in stärkerem Maße vorweg als die ihnen beigefügten Illustrationen. So enthält die ›Frau ohne Namen‹ die klassischen Stationen der Kurtisanenkarriere, die uns aus Zolas ›Nana‹ vertraut sind, aber keine entsprechenden Illustrationen. Am weitesten geht die *Orgie* (Abb. 85) in der ›Physiologie de la femme entretenue par moi‹ von Arago. Vergeblich sucht man Szenen, die sich der Genesis von

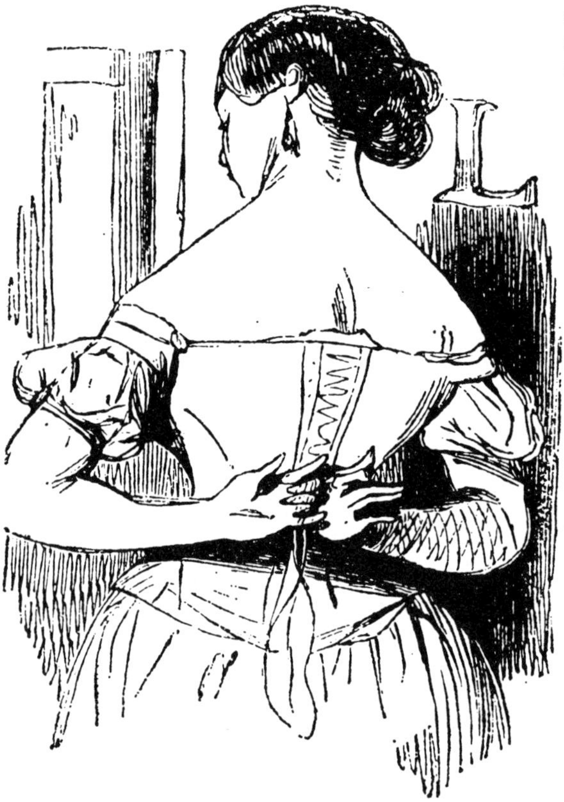

86 Paul Gavarni, *Das Korsett,* aus E. de Neufville, ›Physiologie de la femme‹, S. 18, Paris 1842

Manets Bild einfügen ließen. Nur Einzelelemente – eine Dame im Mieder (Abb. 86), ein unternehmungslustiger Lebemann – lassen sich aufspüren – Wörter also, aus denen Manet die Syntax seines Bildes formen wird.

Manets Syntax nimmt im Hinblick auf den Kontext der Tageskunst eine Zwischenstellung ein. Das sachlich gesehene Für-sich-Sein von Mann und Frau ist bar jeden Gesprächskontaktes. Negativ könnte man (mit Manets ersten Kritikern) von linkischem Posieren sprechen, das positive Urteil sieht diesen steifen, additiven Zug als ein formales Mittel, das die distanzierte Stummheit monumentalisiert. So gesehen steigert Manet den Protokoll-Realismus der ›Français‹, entfernt sich aber insofern von dessen hausbackener Trockenheit, als er eine milieugebundene Situation herstellt. Darin nähert sich die *Nana* dem bürgerlichen Sittenstück, mit dem es auch die Voyeurperspektive teilt, von dem es aber durch den Verzicht auf Gefühlsornamente und galante Konversationsattitüden radikal abrückt.

5 Manet und ›La Vie moderne‹

1878 brachten Marpon und Flammarion eine illustrierte Ausgabe von ›L'Assommoir‹ heraus, an der sich mehrere Künstler beteiligten. Die meisten – Clairin, Bellenger, Garnier – sind heute vergessen, der bekannteste Name ist André Gill. Er zeichnete u. a. Nana und ihren alten Liebhaber (Abb. 88, 89), zwei Einzelgestalten in der Tradition der ›Français peints par eux-mêmes‹ und der ›Physiologies‹, welche ebensogut *Die Kokotte* und *Der vornehme Lebemann* heißen könnten. Den gleichen Zeichnern wurde auch die erste illustrierte Ausgabe der ›Nana‹ (1881) übertragen (Abb. 76, 87, 90, 94, 95, 96). Manets Bild,

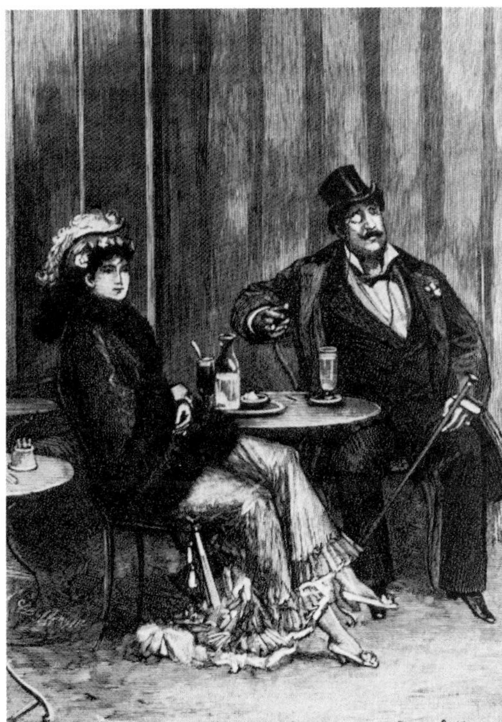

87 Georges Bellenger, *Rose Mignon et Mignon*. 1881

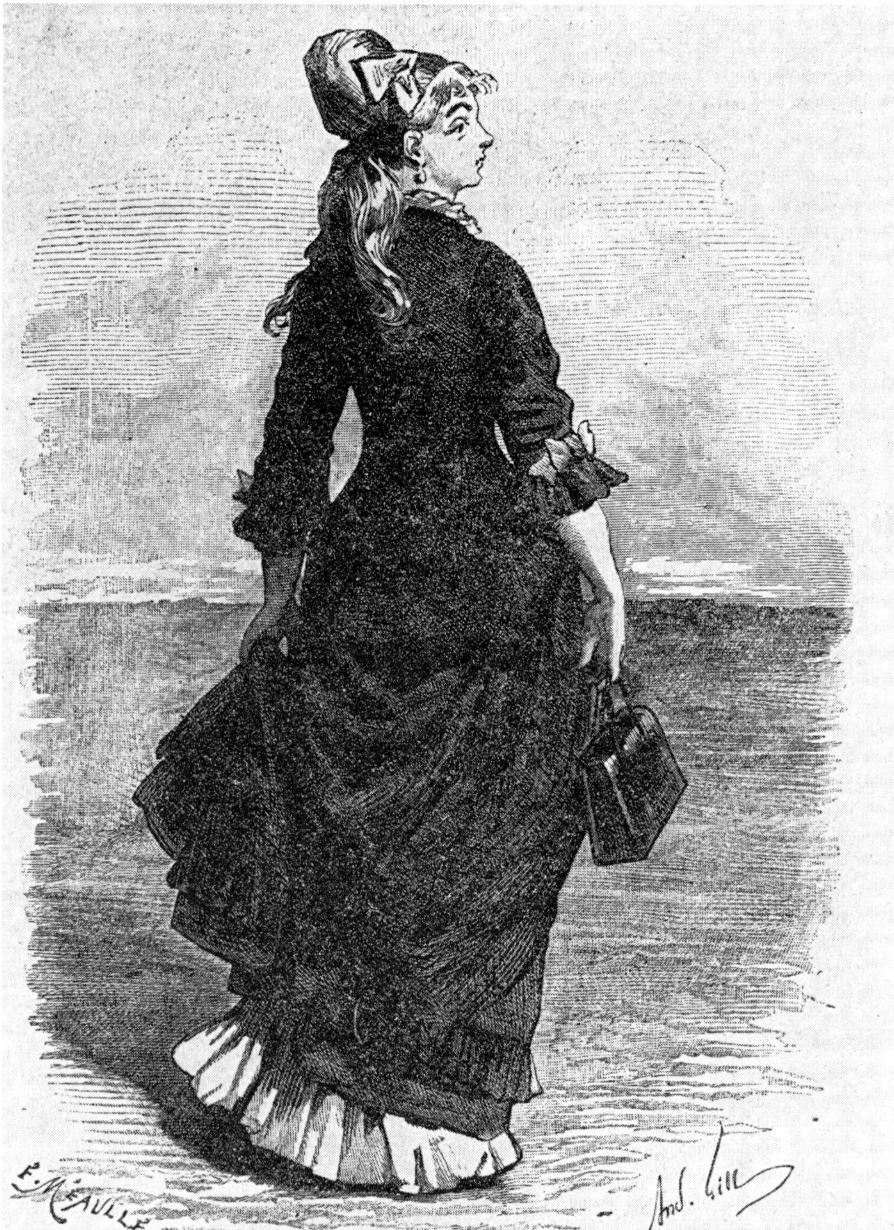

NANA

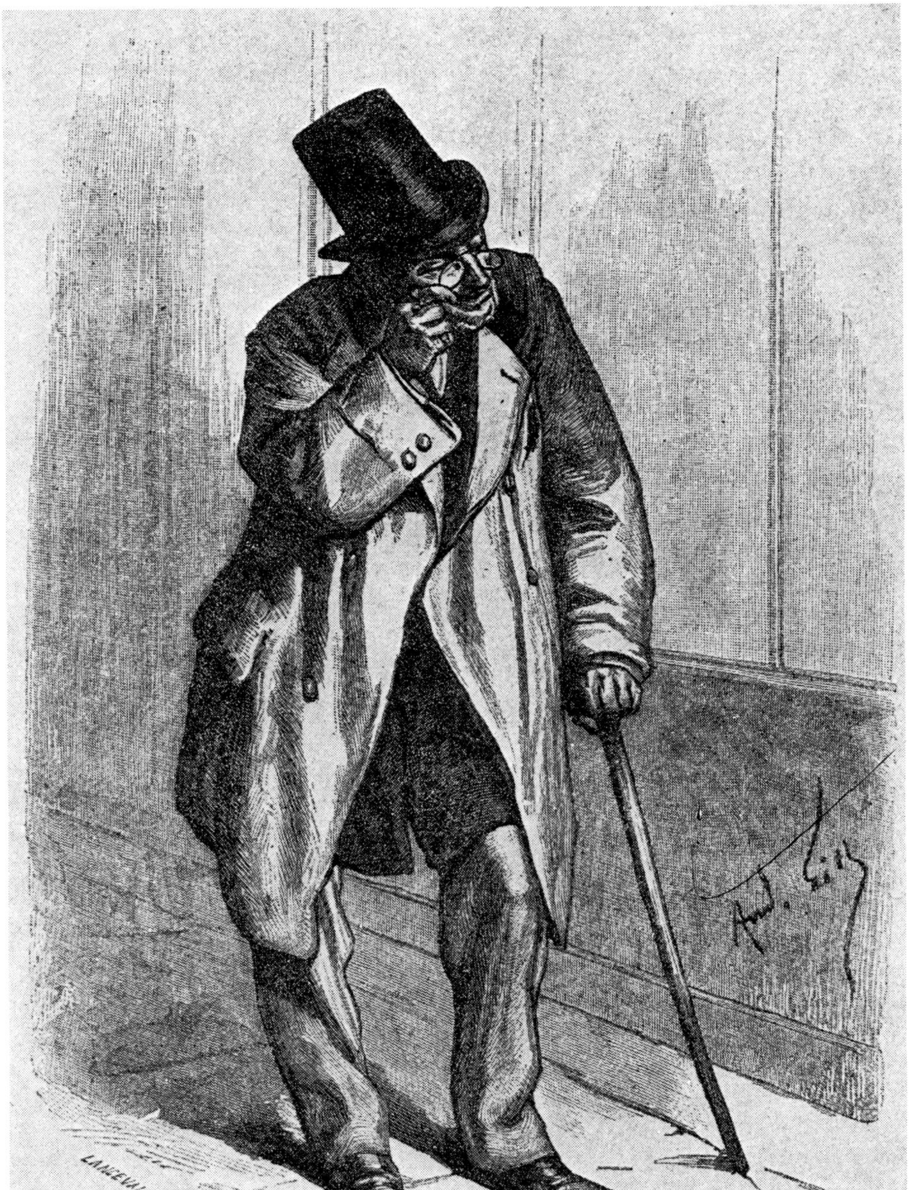

LE VIEUX A NANA

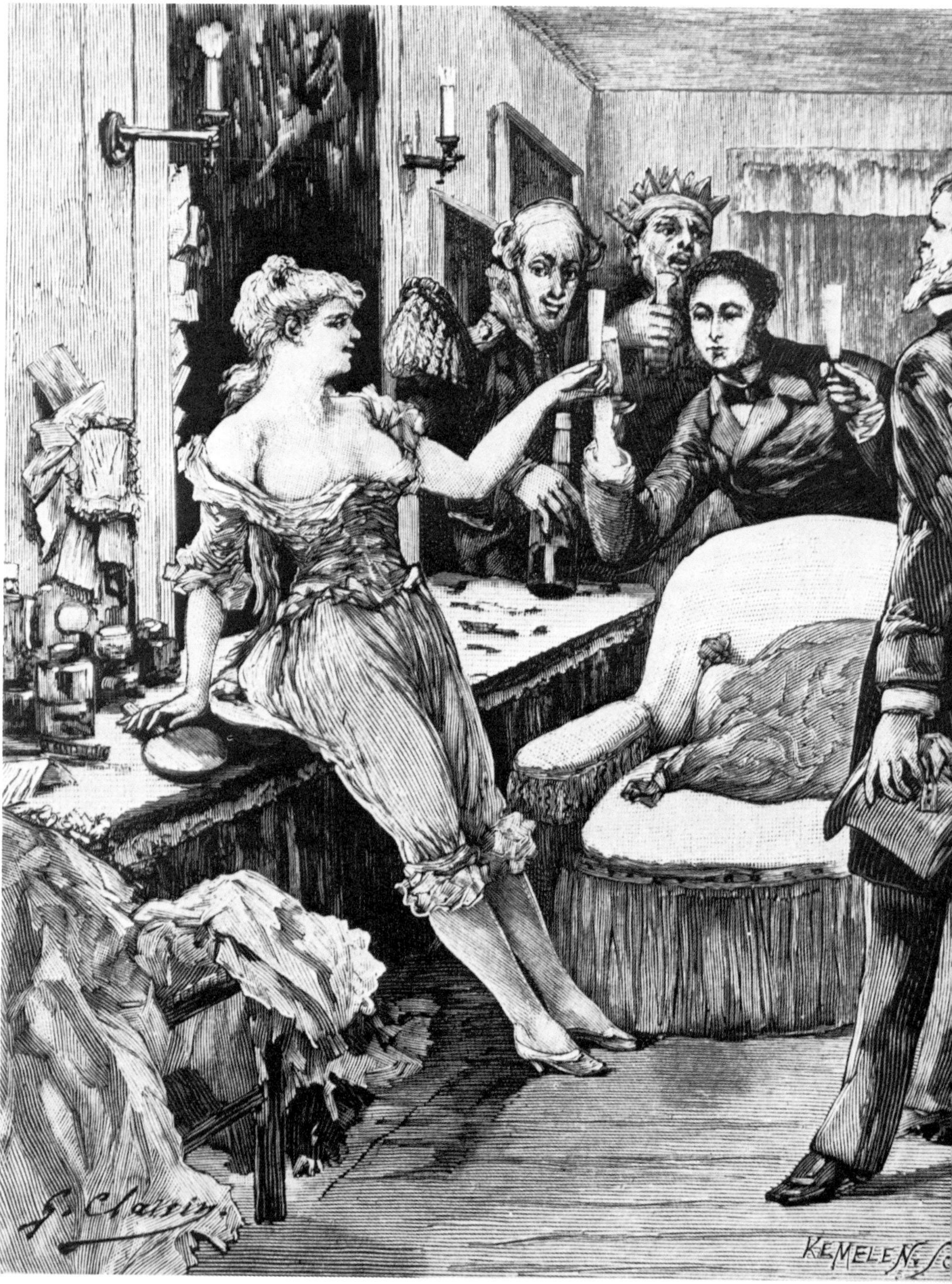
G. Clairin
KEMELEN

91 Jean-Louis Forain, *Toilettenszene*. Um 1880

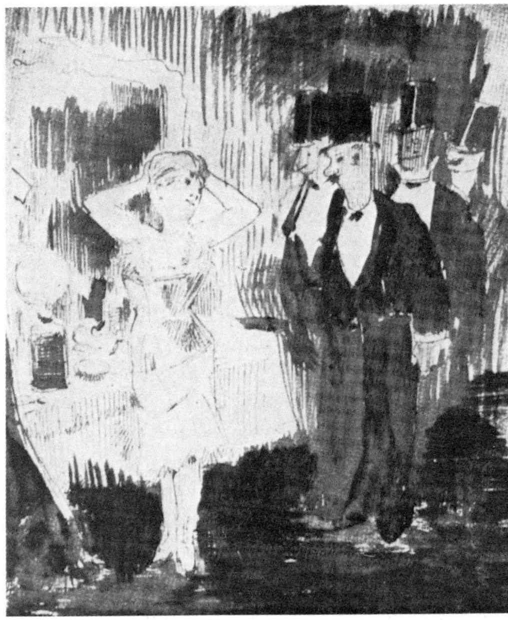

damals offensichtlich schon vergessen, hat keinem der Illustratoren als Anregung gedient. Die Szene in der Loge, die Muffats erste Begegnung mit seiner ›femme fatale‹ behandelt, wird als äußere Handlung dargestellt, der Graf – vermutlich der würdige Herr mit Vollbart – ist nur einer der Bewunderer, die sich um die halbnackte Schauspielerin scharen, und nichts deutet darauf hin, daß er in ihr den Teufel erblickt, wie Zola schreibt (Abb. 90). Dieser Illustration geht freilich auch die Ironie Forains ab, der die Logenbesucher wie eine Abordnung stereotyper Hampelmänner aufmarschieren läßt (Abb. 91). Einer gleicht dem andern – so faßt auch Degas den Flaneur auf, der in einem Bordell seine Fleischbeschau vornimmt (Abb. 54), und aus dieser Sicht wird Munch am Ende des Jahrhunderts ein Kollektiv von Zylinderherren zur kompakten Masse der männlichen Begierde verschmelzen, der die Frau ausgeliefert

◁ 90 Georges-Jules-Victor Clairin, *Nanas Loge*. 1881

◁◁ 88 u. 89 André Gill, *Nana* und *Nanas alter Liebhaber,* aus ›L'Assommoir‹, Paris 1878

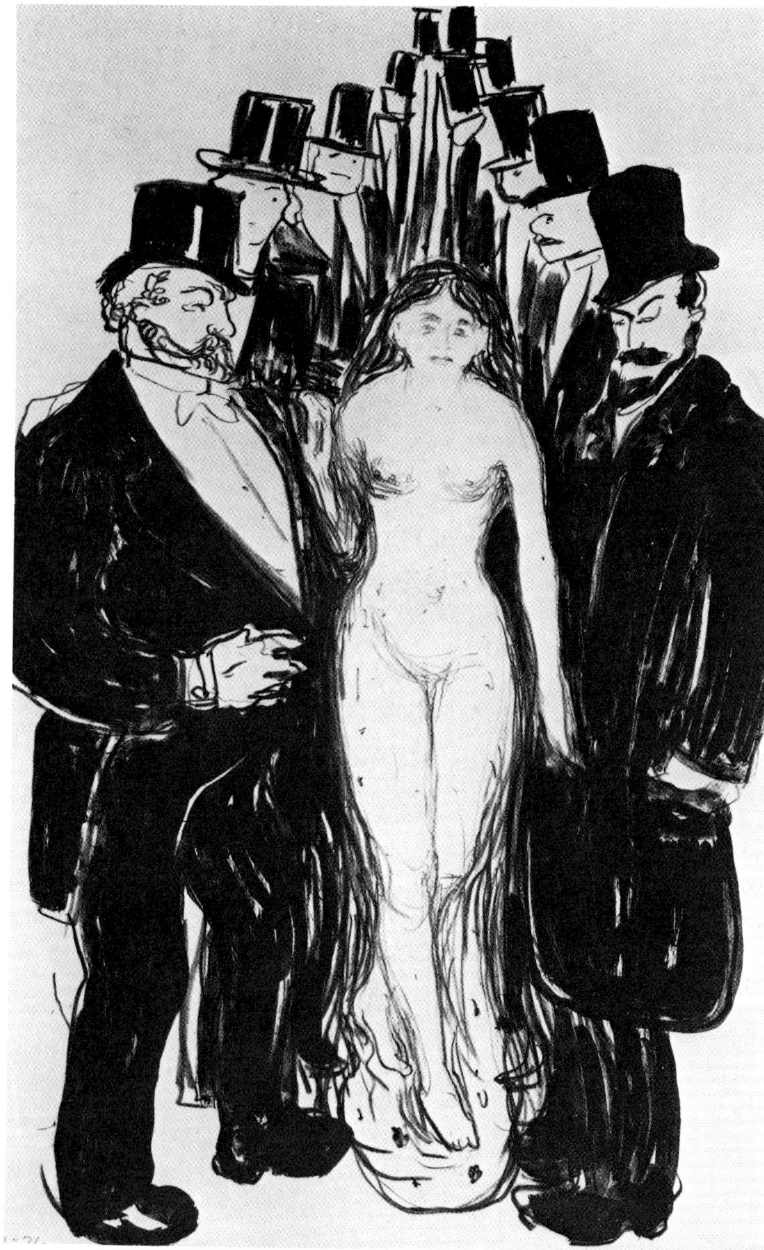

93 Octave Tassaert, *Vor dem Spiegel.* Um 1830

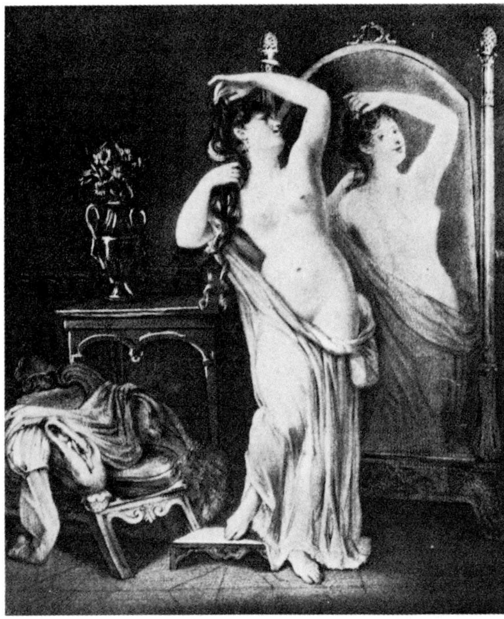

ist (Abb. 92). Vielleicht von Manet angeregt, beschreibt Zola mehrmals die Befriedigung, die Nana, oft in Gegenwart Muffats oder ihres Friseurs, beim Anblick ihres nackten Körpers empfindet. Clairin unterschlägt die männliche Gegenwart, der Zeichner macht, im Sinne der Toilettenszenen der Romantik (Abb. 93), den Betrachter zum einzigen, unbemerkten Augenzeugen und vermeidet folglich den Dialog der Blicke (Abb. 94). Zola schildert, wie Muffat willenlos der Dirne verfällt, dabei bedient er sich eines alten ›Rahmenthemas‹ der Weibermacht: Aristoteles, von Phyllis geritten. Diese Erniedrigung des Mannes in ein Gemälde umzusetzen, hätte ein Maler der achtziger Jahre wohl kaum gewagt, der Illustrator Bellenger hingegen durfte sie zeichnen (Abb. 95). Bellenger nahm sich auch die Szene vor, in der Muffat vor Nana kniet (Abb. 96). Dargestellt ist nicht eine Liebeserklärung, wie sie etwa Renoir mit lyrischer Anmut verklärt (Abb. 30), sondern das harte Aufeinandertreffen von Verlangen und abweisender Kälte. Über Manets wortlose Konfrontation hinausgehend, steht dieses Gegenüber von Mann und Frau im Umkreis der Befra-

◁ 92 Edvard Munch, *Die Gasse (Carmen).* 1895

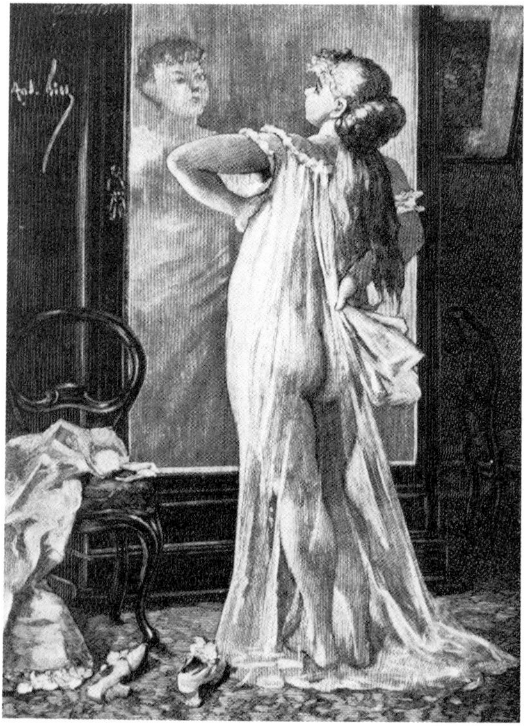

94 Georges Bellenger, *Nana vor dem Spiegel.* 1881

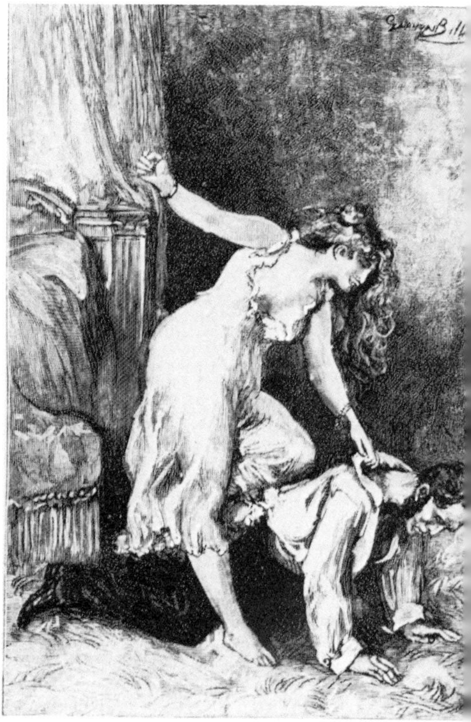

95 Georges Bellenger, *Muffat als Pferd.* 1881

gung, die Oedipus vor der Sphinx zu bestehen hat (Abb. 35, 36). Dahinter zeichnet sich bereits der Umriß von Rodins *Eternel Idole* (1889) ab, das ursprünglich ›Die Hostie‹ hieß.

Für den populären Massenkonsum bestimmt, geben die illustrierten Ausgaben von ›L'Assommoir‹ und ›Nana‹ Einblick in die formalen Eigentümlichkeiten der Tageskunst. Daraus zu folgern, daß sie sich von der gleichzeitigen Hochkunst klar abgrenzen lassen, wäre jedoch falsch. Die meisten Illustratoren stehen noch auf der Sprachhöhe des handfesten, schwerfälligen Realismus, den Courbet um die Jahrhundertmitte durchsetzte: sie schildern die Ereignisse aus der Welt der kleinen Leute mit dem ernsten Pathos des Moritatensängers, der sein Publikum packen will. Vereinzelt kommt es zu Berührungen mit berühmten Zeitgenossen (vgl. Abb. 87 mit Degas' *L'Absinthe,* Abb. 58). Einige der Illustrationen für ›L'Assommoir‹ fassen Handlung und Charaktere impressionistisch

96 Georges Bellenger, *Nana und Muffat.* 1881

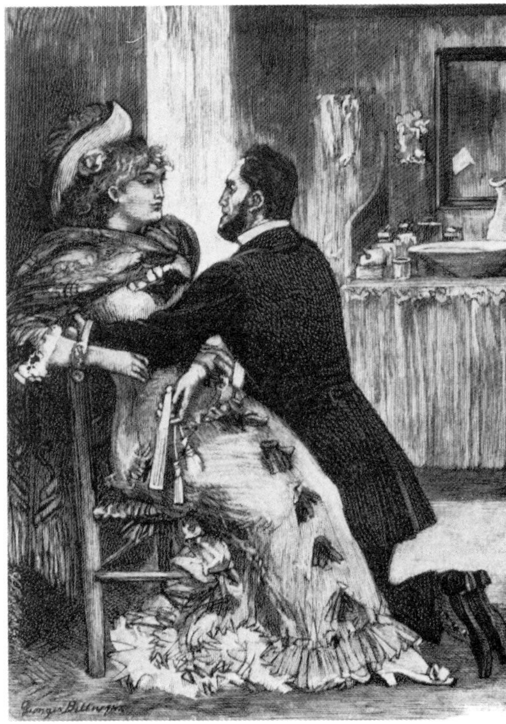

auf, darunter sind drei, die eine uns vertraute Handschrift verraten. Weiche graphische Hell-Dunkel-Übergänge lassen die Menschen in eine konfliktfreie Atmosphäre zurücktreten, in eine ›Stimmung‹, die ihren Umrissen die Härte des Elends und des Aufbegehrens nimmt. Diese Szenen stammen von Renoir (Abb. 97). Erst kürzlich entdeckt[20], sind sie ein weiterer Beweis für das Ineinandergreifen von Avantgarde und Tageskunst. Waren sie für die Buchausgabe bestimmt oder für einen Teilabdruck des Romans in der Zeitschrift ›La Vie moderne‹? Diese Frage betrifft, über den konkreten Anlaß hinaus, die Verfügbarkeit eines Impressionisten innerhalb der verschiedenen Höhenlagen der Tages- und Gebrauchskunst, denn während die Buchausgabe einen volkstümlich-realistischen Zug dominieren läßt, haben wir es bei ›La Vie moderne‹ mit einem Wochenblatt für das mondäne Bürgertum zu tun, das als eklektische Plattform der verschiedensten künstlerischen Strömungen auftrat. Dieser Umstand ist auch für den zeitgenössischen Stellenwert von Manets Kunst von Bedeutung.

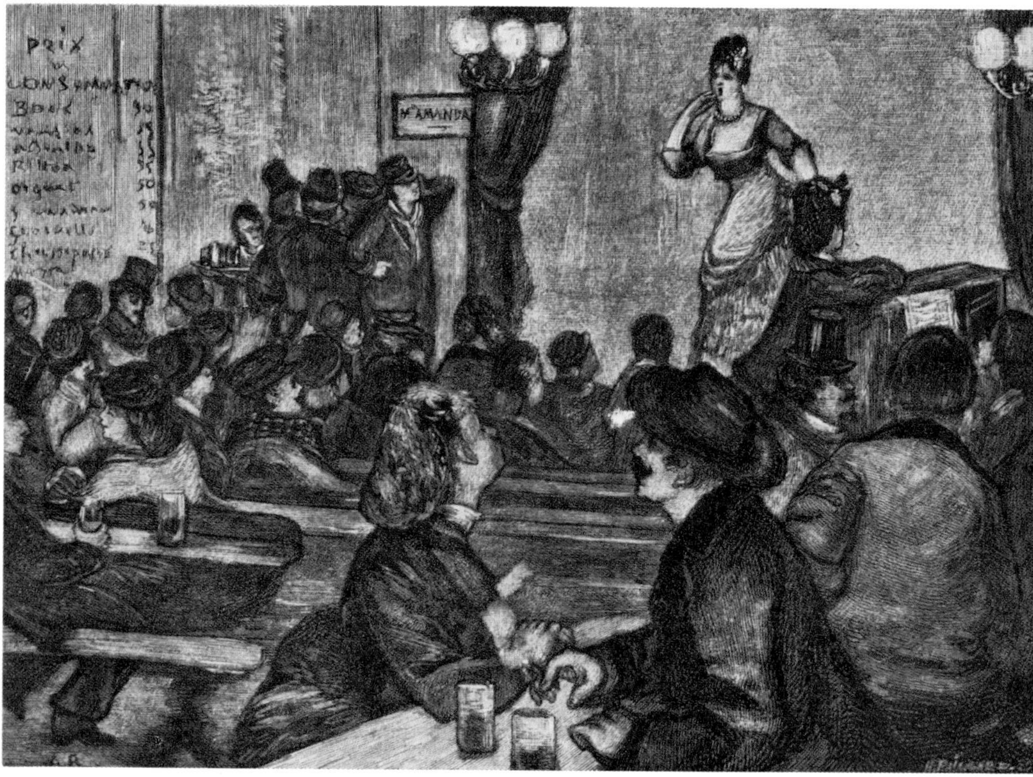

97 Pierre Auguste Renoir, *Konzertszene*. 1878

Die erste Nummer erschien im April 1879. Die Redaktion besorgte Emile Bergerat, ein vielseitiger Journalist und Schriftsteller. Théophile Gautier, sein Schwiegervater, verachtete ihn, Edmond de Goncourt nannte ihn einen Mann von »überquellender Voyoukratie«.[21] Bergerat verstand es, aus künstlerischen Gegensätzen ein journalistisches Potpourri zusammenzustellen. Er beschäftigte Renoir als Bildnis- und Titelblattzeichner, ließ Forain Vignetten (Abb. 98) und Initialen entwerfen und übertrug Armand Silvestre, einem Verteidiger der Impressionisten, die Ausstellungschronik. Auch das konservative Lager kam zu Wort. Bergerat schrieb eine Reihe begeisterter Artikel über Meissonier, er reproduzierte Werke von Bonnat und Couture (u. a. die *Moderne Kurtisane,* Abb. 41), von Rochegrosse, Makart und Detaille ... In Aufsätzen wurden Themen behandelt, über die gebildete Flaneure und Blaustrümpfe Bescheid wissen mußten, etwa Richard Wagner oder der Japonismus. Obgleich sein Ansehen bei den strengen Geschmacksrichtern der Zeit nicht groß war, gelang es Bergerat, exklusive Namen zur Mitarbeit zu gewinnen. E. de Goncourt überließ ihm ein Kapitel aus ›Les frères Zemganno‹, Flaubert seine Zauberposse ›Le Château des cœurs‹ zum Erstabdruck[22].

›La Vie moderne‹ erschien bei Charpentier, dem Verleger Zolas. Ohne sich für Zola zu engagieren – die Serienpublikation der ›Nana‹ wurde beifällig, die Buchausgabe ablehnend kritisiert! –, trat Bergerats Programm für einen temperierten Naturalismus ein. Dazu dürften ihn Rücksichten auf den Geschmack seines Publikums bewogen haben. Solche Erwägungen sind auch den Briefen anzumerken, die er an Manet richtete, um ihn als Zeichner von Vignetten und Initialen zu gewinnen[23]. Der Künstler, von dem er Klein- und Gebrauchskunst erbittet, ist in seinen Augen »einer der Bannerträger des Naturalismus«. Er meint damit wohl einen Naturalismus der geistreichen Andeutung, der die Wirklichkeit mit urbaner Gelassenheit registriert und auch die skizzenhafte Abbreviatur beherrscht. Das sind offenbar die Merkmale, die der Journalist

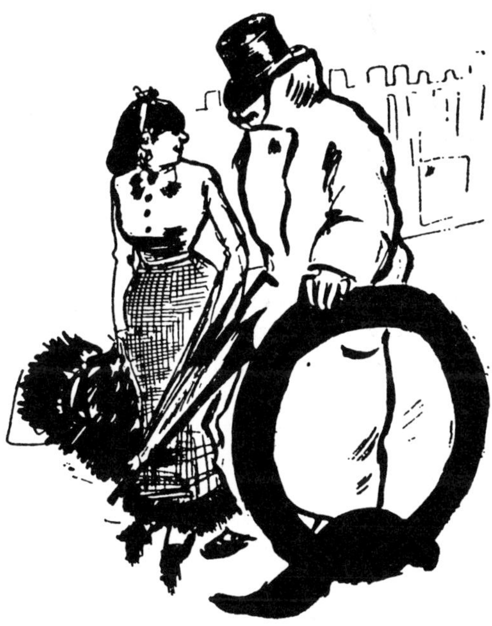

98 Jean-Louis Forain,
Nana und ihr Liebhaber,
Vignette aus ›La Vie moderne‹
vom 18. Oktober 1879

Bergerat an Manet schätzt und für die er sein Publikum leichter gewinnen zu können glaubt als für Zolas epische Ausführlichkeit. Er bittet schließlich Manet um eine Zeichnung der *Nana* und verbindet damit das verlockende Angebot einer Einzelausstellung in der Galerie seiner Zeitschrift. Ein weiterer Brief soll jeden Zweifel beseitigen: »Ich erbitte Ihre Nana nicht, um Zola damit zu illustrieren ... Übrigens veröffentliche ich nicht Zolas Nana, ich will Ihre veröffentlichen – das ist ein Unterschied. Wenn Sie also keine anderen Argumente gegen meinen Wunsch haben, machen Sie uns die Zeichnung!« Es scheint, daß Manet kein Bedürfnis verspürte, mit einer Zeichnung zum ohnedies beträchtlichen Skandalerfolg des Romans beizutragen. Setzte ihn nicht Bergerats Angebot der Gefahr aus, daß man ihn als Illustrator von Zolas berühmterer ›Nana‹ einstufte und die Priorität seines Bildes vergaß? Manet hatte damals, im Herbst 1879, allen Anlaß, sich von Zola zu distanzieren. Im Sommer des Jahres hatte Zola in einem seiner ›Pariser Briefe‹, die er seit 1875 regelmäßig für den Petersburger ›Vestnik Evropi‹ (Der europäische Bote) schrieb, den Impressionisten und Manet vorgeworfen, ihre Werke seien skizzenhaft und nicht ausgereift: »Alle diese Maler geben sich zu schnell mit dem Erreichten zufrieden.«[24] Journalistisch dramatisiert – ›Zola bricht mit Manet‹ – kam die Nachricht von Zolas Kritik nach Paris, wo sie vom konservativen Lager mit hämischer Genugtuung aufgenommen wurde. Der Dichter zog sich diplomatisch ausweichend aus der peinlichen Situation. Er schrieb Manet, er stehe nach wie vor in fester Sympathie zu seinem Werk, die russische Übersetzung sei ungenau und vergröbere seine Gedanken[25].

Daß Manet wenig Lust hatte, seine ›Skizzenhaftigkeit‹ an einer Gestalt zu demonstrieren, die zur gleichen Zeit von Zola episch durchgeformt wurde, ist durchaus verständlich, darf aber nicht als Abneigung gegen ›La Vie moderne‹ gedeutet werden. Das geht aus einer Reihe von Fakten hervor, die überdies zeigen, wie sehr ihm an Bergerats Publikum lag. 1879 beteiligte er sich mit bemalten Tamburinen an einer Ausstellung zugunsten der Hochwasseropfer von Murcia. Auch im folgenden Jahr fehlte er nicht, als Bergerat zu Ostern den Einfall hatte, von Künstlern bemalte Straußeneier zu zeigen. Manets Gelegenheitsprodukt, ein Pulcinell, befand sich in der Gesellschaft von Detaille, Rops, Forain und – Sarah Bernhardt. Unmittelbar danach fand im April 1880 die von Bergerat angeregte Einzelausstellung statt, sie umfaßte zehn Gemälde und fünfzehn Pastelle. Gleichzeitig erschienen in ›La Vie moderne‹ drei Zeichnungen Manets.

La Vie moderne – das war das große, umfassende Thema, das Manet sich vorgenommen hatte, als er sich für die Ausschmückung des neuen Pariser Rathauses anbot. Arbeit, Geschäft und Vergnügen sollten sich zu einem Panorama des großstädtischen Lebens vereinen. Dieses Projekt war an der Gleichgültigkeit der Kunstbürokraten gescheitert. In seiner Ausstellung bei Bergerat griff Manet nun einen Teilbereich heraus, der genau jene Seiten der ›vie moderne‹ veranschaulichte, mit denen sich Bergerats Zeitschrift befaßte: er zeigte dieses moderne Leben aus der Sicht der Müßiggänger, für die jeder Tag ein Feiertag ist. Im Mittelpunkt der Ausstellung steht die Frau und ihr Tageslauf. Wir sehen sie bei der Toilette, vor dem Spiegel, wie sie sich vorlesen läßt, im Café-Concert und als Eisläuferin. *Nana* fehlt in der Auswahl, dafür zeigt Manet ihre Vorläuferin, die Frau vor dem Spiegel (Ft. 4). Zu den Flaneusen gesellen sich verschiedene Flaneurtypen: der anonyme Biertrinker und die beobachtenden Künstler, Bildnisse von Constantin Guys und George Moore.

6 Manets Kokottenporträts

Damals porträtierte Manet auch einige Stars der mondänen Gesellschaft. Sie stellen das Typensubstrat und das authentische Anschauungsmaterial dar, aus dem seine und Zolas Nana hervorgingen. Auch diese Erfahrungsschicht gehört in den Horizont der kunst- und literaturgeschichtlichen Analyse. Manet hatte einen unproblematischen Kontakt zu der Welt der Schauspielerinnen und Salonlöwinnen, er scheint sich in diesem Milieu freier und gewandter bewegt zu haben als der emsig protokollierende Zola. Der Maler wahrt beobachtende Distanz, der Dichter scheut nicht die brutale Entblößung.

Das Pastell von *Valtesse de la Bigne* (Abb. 99) war vielleicht in der Ausstellung bei Bergerat zu sehen. Die Laufbahn dieser Dame stimmt in manchen Details mit der Nanas überein[26] (Abb. 100). 1866 debütierte sie als Hebe in Offenbachs ›Orpheus in der Unterwelt‹, doch ihre eigentliche Karriere vollzog sich auf der Bühne der Salons, in denen Künstler und Kokotten die Komödie des modernen Lebens spielten. Gervex war ihr Geliebter, am meisten bewunderte sie Detaille, nach dem sie ihren Hund benannte. Von den Berühmtheiten des Tages hofiert – man nannte ihr Haus am Boulevard Malesherbes ›L'Union des Artistes‹ –, wollte sie ihren Ruf als geistreiche Kurtisane literarisch untermauern. 1876 erschien ihr autobiographischer Roman ›Isola‹. Dieses Produkt der Tagesliteratur beschreibt nicht den Mythos des Kurtisanenlebens, sondern – aus erster Hand – dessen Wirklichkeit. Einmal sind wir Zeugen eines Besuches, den Graf Horace de Kerhouët seiner »schönen Sünderin« in deren Boudoir abstattet. Isola sitzt vor dem Spiegel und wird frisiert, sie tut so, als beachte sie den Grafen nicht … Ähnliches könnte sich in Zolas Roman abspielen, und den psychologischen Kunstgriff der Nichtbeachtung des Mannes kennen wir aus Manets *Nana*. An den Rand der ›Unmoralischen Geschichten‹ von Petrus

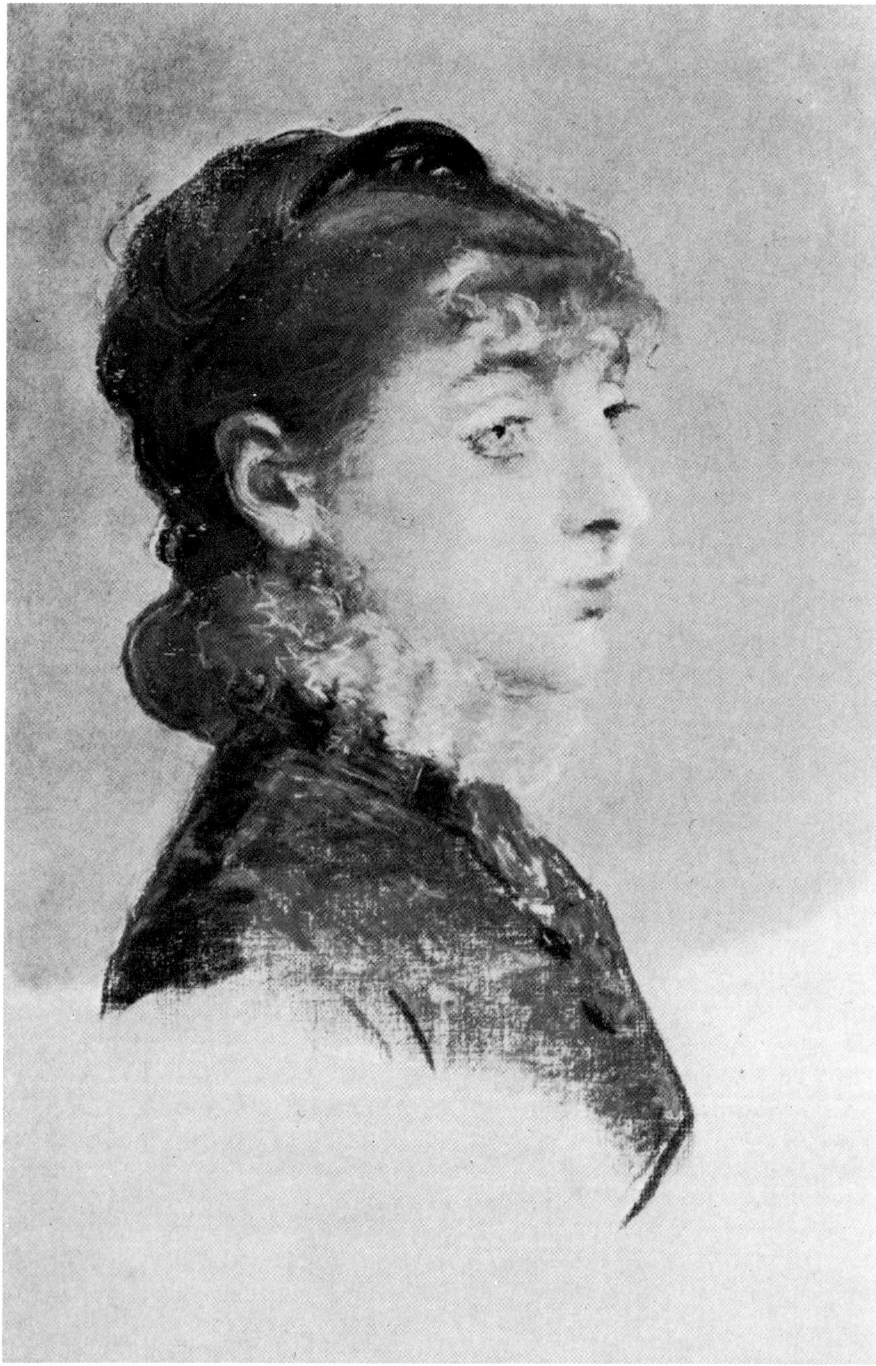

100 Valtesse de la Bigne. Um 1870

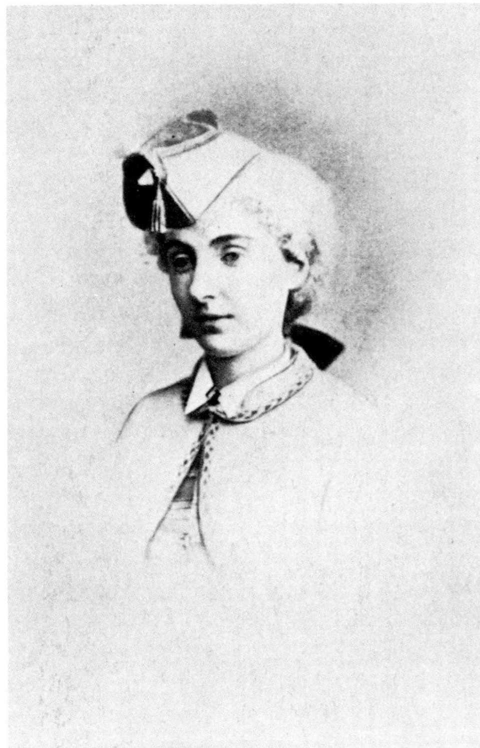

Borel, die sie ihrem Freund schickt, schreibt Isola die Maxime: »Man muß der großen Komödie als blasierter Zuschauer beiwohnen« – das Wort könnte unter der *Bar aux Folies-Bergère* stehen. Am Ende des Romans stirbt Isola an Schwindsucht. Wir sehen, daß die gefeierte Kokotte für ihre Selbstdarstellung die Motive verwendet, mit denen später der Maler und der Dichter der ›Nana‹ arbeiten. Haben Manet und Zola den Roman gelesen?

Valtesse de la Bigne reagierte auf Manets Pastell entzückt und geschmeichelt[27]. Gewiß war der Maler gewandter mit ihr umgegangen als Zola, der ihr Haus wie den Käfig eines exotischen Tieres gemustert haben dürfte. Als sie ihr luxuriöses Schlafzimmer im 10. Kapitel der ›Nana‹ wiedererkannte, machte sie ihrem Ärger mit der Bemerkung Luft, Zolas Nana sei dumm, der Dichter habe nicht begrif-

◁ 99 Edouard Manet, *Louise Valtesse de la Bigne.* 1879

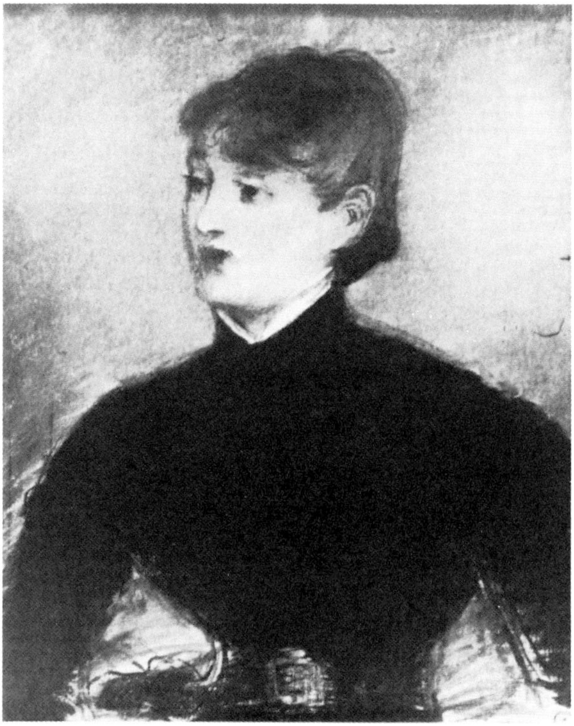

101 Edouard Manet, *Léontine Massin*. 1880–81

fen, daß eine Frau, wenn sie triumphieren will, eine gewisse Intelligenz benötige. Das Gerücht, sie wolle in der Bühnenfassung des Romans auftreten, ließ sie entrüstet dementieren. Am 28. Januar 1881 fand die Premiere des Stückes statt. Die Titelrolle spielte Léontine Massin[28]. Wir kennen ihre Züge aus einem wohl kurz zuvor entstandenen Pastell von Manet (Abb. 101). Es heißt, die Schauspielerin habe sich völlig mit ihrer Rolle identifiziert. Das ist gut möglich, denn als Nana spielte sie zugleich Teile ihres eigenen Lebens. Sie hatte ihre Laufbahn im Zweiten Kaiserreich als Mätresse reicher Lebemänner begonnen. Ihren Beziehungen, nicht ihrer Begabung verdankte sie es, daß sie vor dem kaiserlichen Hof in Compiègne auftreten durfte. In den ersten Jahren der Republik verschwendete sie ihr Vermögen und lebte schließlich in bescheidenen Verhältnissen. Die ›Nana‹ sollte ihr zu einem Comeback verhelfen, doch blieb der Erfolg aus. Später sagte man ihr ein Verhältnis mit ihrem Diener nach. Ein Theaterdirektor soll ihretwegen Selbstmord begangen haben. Jedem, der es hören wollte, stellte sie sich als Männerfresserin vor. 1901 starb sie im Irrenhaus von Charenton.

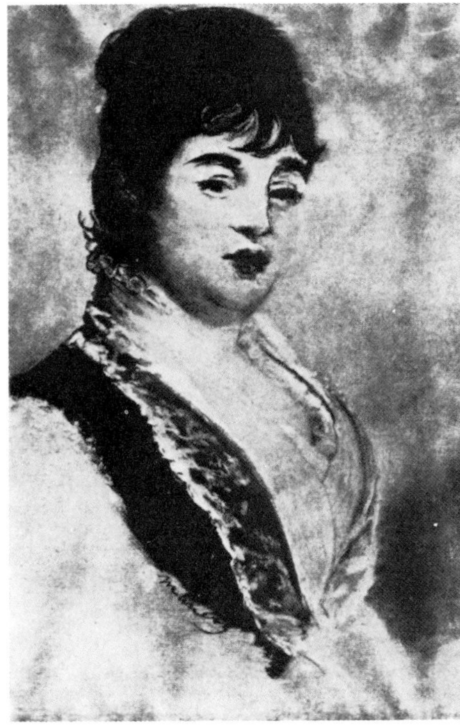

102 Edouard Manet, *Marie Colombier*. 1879–80

Unter den Pastellen der Ausstellung bei Bergerat war das Bildnis der Marie Colombier[29] (Abb. 102). Auch diese Salonlöwin hatte, wie Zolas ›Nana‹, mit der freizügigen Schaustellung ihrer Reize begonnen. 1883 machte sie durch fiktive ›Memoiren der Sarah Bernhardt‹ von sich reden, eine schmutzige Intimchronik, mit der sie die berühmte Rivalin vernichten wollte. Verfasser war der Schüler eines Zola-Schülers, ihr junger Freund Paul Adam, der sie einmal als Zauberin Circe anschwärmte.

Neben diesen Regentinnen der Kokottokratie hat uns Manet die Züge vieler anderer Frauen überliefert, die zwischen Boudoir und Bohème, zwischen Halbwelt und Geldaristokratie ihre schillernde Tagesberühmtheit genossen: die schöne Ellen Andrée, Malermodell und Schauspielerin, die Sängerin Ambre, die Tänzerin Rosita Mauri, die Künstlermuse Méry Laurent (die Freundin Mallarmés), die blaustrümpfige Nina de Callias, die Wienerin Irma Brunner und schließlich Henriette Hauser, die zu den kleinen Sternen dieses Firmaments zählte. Dazu kommen die Damen aus Manets bürgerlichem Bekanntenkreis, Isabelle Lemonnier, Madame du Paty ... Das sind nur einige aus der langen Reihe der Bildnisse jenes Jahrzehnts, deren Mehrzahl keinen Namen trägt. Oft schwanken wir bei der Frage, ob das Modell eine respektable Dame der Gesellschaft oder eine Kokotte gewesen sein mag. Fast jede dieser Damen hätte für die *Nana* posieren können oder wenigstens, falls Manet sie gemalt hätte, für die Gräfin Muffat, die im Urteil Zolas auf der gleichen Stufe steht wie die Dirne Nana. Manets Bildnisse wandeln in der Frau der siebziger Jahre den Prototyp der Kokotte ab. Das ist sein diskreter Beitrag zu einem Thema, das seit der Jahrhundertmitte Künstler und Gesellschaftskritiker beschäftigt.

Für Marx ist die Prostitution nur ein besonderer Ausdruck der allgemeinen Prostitution des Arbeiters, für die bürgerlichen Kritiker ist sie nicht das Stigma einer Klasse, sondern *aller* menschlichen Tätigkeiten, Verhaltensweisen und Wunschbilder. Baudelaire hat das als erster ausgesprochen: die Liebe ist Prostitution, die Kunst ebenfalls, Gott ist das am meisten prostituierte Wesen[30]. Das sind Metaphern der totalen Kommerzialisierung, die den Menschen in die Selbstpreisgabe treibt. Seine Identität fällt von ihm ab und er wird zum Rollenträger, über den die Marktverhältnisse gebieten. Baudelaire ist davon zutiefst betroffen. Die herrschende Klasse hingegen genießt den Triumph der Warenhauswelt, sie richtet sich in den Schaufenstern des Als-ob ein, in denen die Zweideutigkeit regiert. Die exhibitionistische Szene erlaubt ihr jede Verwandlung, jeden Rollentausch. Das Stück, das hier gespielt wird, ist die zynische Parodie der Vision, von der Marx das Ende der Arbeitsteilung erhoffte. Der Philosoph sah eine Gesellschaft kommen, »wo jeder nicht einen ausschließlichen Kreis der Tätigkeit hat, sondern sich in jedem beliebigen Zweige ausbilden kann«[31]. Das pervertierte Recht auf Selbstverwirklichung nahm schon Robert Macaire in Anspruch. Auf den schurkischen Scharlatan folgt im Zweiten Kaiserreich das Heer der Spekulanten und Parasiten, das der zunächst staunenden, später verbitterten Menge das Welttheater der unbegrenzten Möglichkeiten vorspielt. Wer es sich leisten kann, kann sich auf dieser Bühne alles leisten. Die Entfremdung wird als schillernde Farce, der Identitätsverlust als Gauklertrick inszeniert – Fleisch und Geld regieren. Ein Bastard usurpiert den Thron, einer der höchsten Würdenträger des Reiches komponiert Operetten, eine Wäscherin wird Prinzessin, eine Fürstin spielt die Dirne[32]. Die gefeierten Schauspielerinnen sind für die Goncourts die Huren der Salons, diese wieder fühlen sich im Theater wie zu Hause, denn das Theater ist ein Bordell. Der Triumph des Journalisten über das Buch wird dem der Dirne über die anständige Frau verglichen. Die Fürstin Metternich sieht wie eine falsche Lorette aus, beim Opernball glaubt man sich in einem Lupanar. In Offenbachs Operette ›La vie parisienne‹ (1866) scherzt die Baronin Gondremarck, sie könne eine adelige

Dame nicht von einer Kokotte unterscheiden. Nach der Niederlage von 1870 klagt Flaubert: alles war Lüge, die Armee, die Politik, die Literatur, der Kredit, selbst die Kurtisanen; man nannte die Huren ›Marquisen‹, indes die großen Damen sich familiär als ›cochonnettes‹ apostrophierten[33]. Fazit: eine Gesellschaft, in der alles zur Ware und die Ware zum Inbegriff der geschminkten Scheinexistenz wird, stilisiert die Dirne zur Allegorie und die Prostitution zur anschaulichen Metapher der Käuflichkeit. Beide bilden den gemeinsamen Nenner aller gesellschaftlichen Beziehungen: alles führt zur Prostitution, die Prostitution führt überall hin.

Davon handelt auch Zolas ›Nana‹. Man hat nachgewiesen, daß der um Echtheit bemühte Dichter die Vorbilder seiner Romanfiguren aus der Pariser Gesellschaft seiner Zeit bezog. Für die Titelheldin verwendete er vornehmlich drei Modelle: Hortense Schneider, die gefeierte Offenbach-Interpretin der letzten Jahre des Kaiserreichs, ihre Rivalin Blanche d'Antigny (Abb. 103) und Valtesse de la Bigne (Abb. 100). Als Hortense Schneider (Abb. 104) 1867 in der Rolle der Großherzogin von Gerolstein triumphierte, huldigte ihr die große Welt wie einer wahren Landesfürstin. Dem frivolen Rollentausch ließ Zola die demaskie-

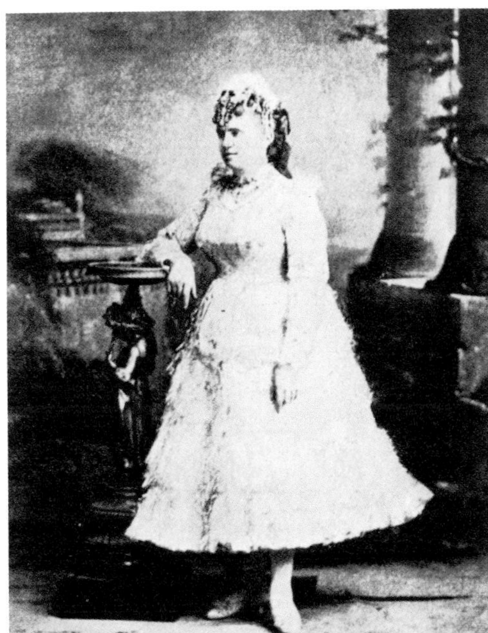

103 Blanche d'Antigny im Palais Royal. 1869

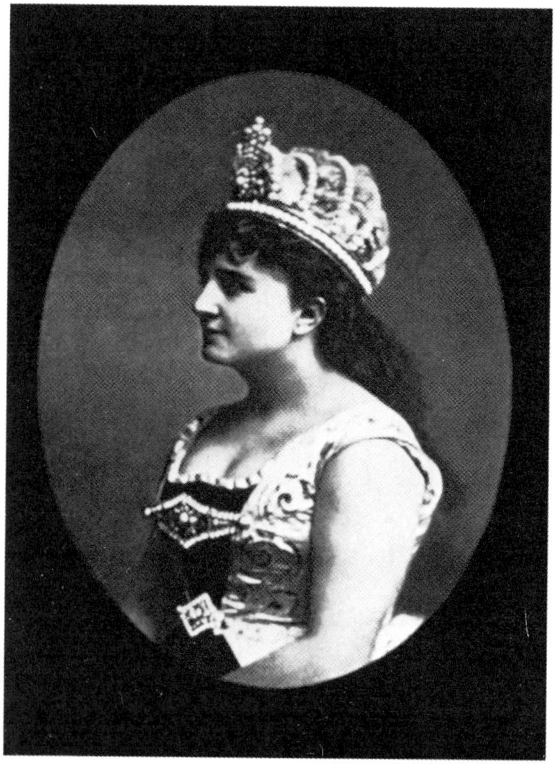

104 Hortense Schneider als Großherzogin. Um 1868

rende Klassennivellierung folgen. Er stellte Nana, die aus der Gosse emporsteigt, auf die gleiche Stufe wie ihre Gegenspielerin, die Gräfin Muffat. Der Schmutz von oben ist nicht besser als der Schmutz von unten, keine Frau ist besser als die andere. Solche und andere Zynismen wirft Nana ihrem gräflichen Hampelmann ins Gesicht, als sie ihm erzählt, daß seine Frau ihn betrügt. Deutlich erhöht Zola seine Heldin zu einer depravierten Idealistin, zur puritas impuritatis, die dem Materialismus, von dem sie lebt, innerlich nicht verfallen ist. Diese Distanz macht ihre Überlegenheit aus. Nana entzieht sich den Gesetzen der Warenwelt: sie verspottet das Geld, mit dem man sie kaufen will, sie weigert sich, den Männern zu gehören, die sie bezahlen. Wir erkennen darin Zolas geheimen Idealismus und seinen Klassenstandpunkt. Er stilisiert den Prototyp der Käuflichkeit zur Rächerin der entrechteten Klasse, die das heuchlerische Moralgeschwätz durchschaut: sie allein weiß, was gespielt wird, die Gesellschaft, deren Zerfall sie herbeiführt, sagt nur Rollen auf.

7 Fazit

> Alle festen, eingerosteten Verhältnisse mit ihrem Gefolge von altehrwürdigen Vorstellungen und Anschauungen werden aufgelöst, alle neugebildeten veralten, ehe sie verknöchern können. Alles Ständische und Stehende verdampft, alles Heilige wird entweiht, und die Menschen sind endlich gezwungen, ihre Lebensstellung, ihre gegenseitigen Beziehungen mit nüchternen Augen anzusehen.
>
> (Marx, ›Kommunistisches Manifest‹, 1848)

Manet gelang es, *die Dirne zu malen*, sagt Huysmans. Auf die hohe Kunst und auf die Tageskunst bezogen, bedeutet das ein doppeltes Wagnis. Wir sahen im V. Abschnitt, daß Manet das Thema der käuflichen Liebe aus der allegorischen Würdesphäre der hohen Kunst herunterholte und versachlichte. Die Dirne ist für ihn weder eine Maria Magdalena (Abb. 106) noch die Große Babylon (Abb. 105). Manet tat also, was auch die demaskierende Tageskunst, die Sittenchronik und die Satire tun: er zeigte, wie es wirklich ist. Dazu bediente er

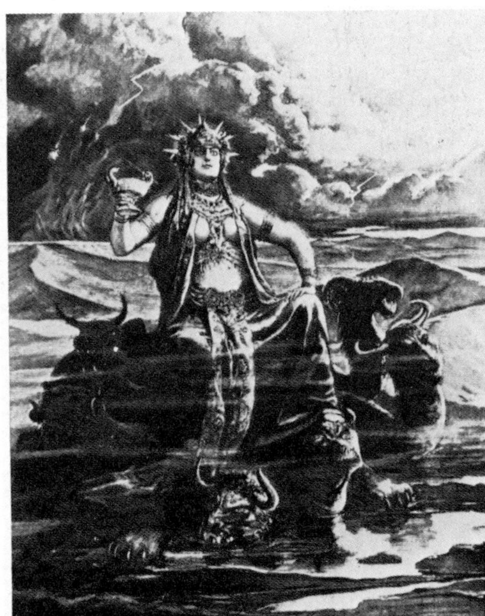

105 Georges Rochegrosse, *Göttin und Chimäre*

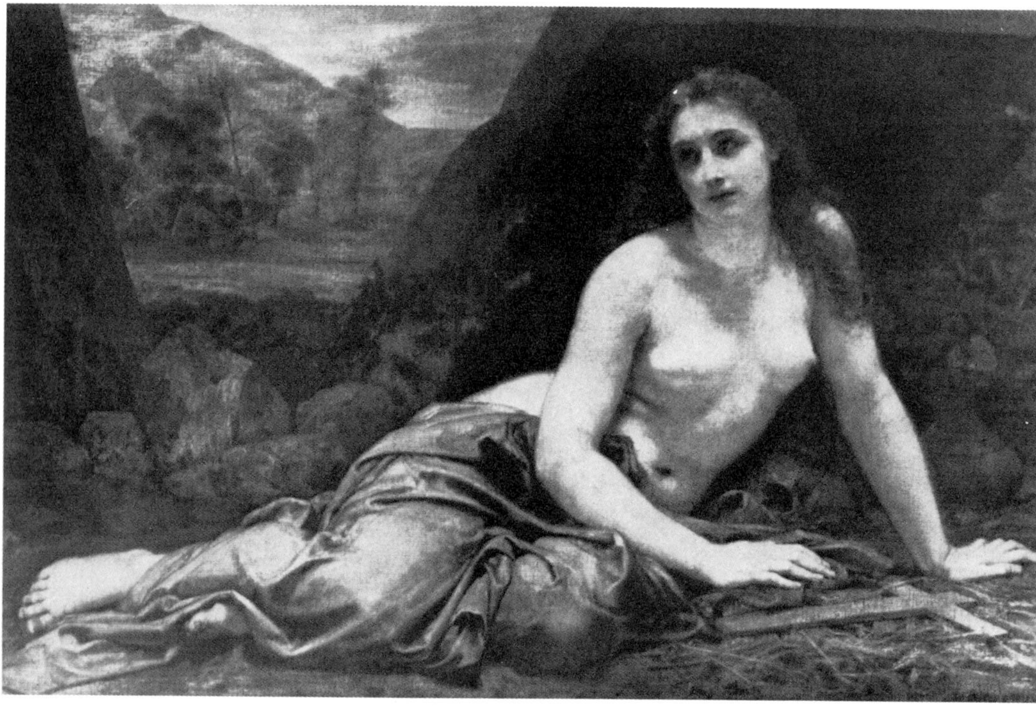

106 Paul Baudry, *Blanche d'Antigny als Maria Magdalena.* 1858

sich aber der Mittel und des hohen formalen Anspruchs der Malerei. Das bedeutet, daß er dem Thema mehr Würde und Ansehen zubilligte als die Tageskunst. Mußte Manets *Nana* für jeden, der am traditionellen Wertgebäude der Kunstwürde festhielt, einen Akt der Profanierung und Herabsetzung ›altehrwürdiger Vorstellungen‹ bedeuten, so stellte sie sich aus der Sicht der ephemeren Tageskunst als das Gegenteil dar, nämlich als Versuch, einen banalen Vorgang zu überhöhen und zu monumentalisieren. Der Stellenwert des Bildes wechselt mit dem jeweiligen Kontext, dem Bedeutungsverlust antwortet Bedeutungsgewinn. Während die allegorische Tradition der Hochkunst an Würde verliert und alltäglich wird, gewinnt das alltägliche Thema der Sittenchronisten an Würde und wird paradigmatisch gesehen. Die eine Bildtradition wird vulgarisiert, die andere nobilitiert. Manets Bildgestalt weist nach beiden Richtungen – die Zeitgenossen waren davon verwirrt, heute sehen wir, daß diese Mehrdeutigkeit dem Bild seinen exemplarischen Rang gibt.

VII Der Heroismus des modernen Lebens

1 Die alten Muster und die Modernität

»Die Tradition aller toten Geschlechter lastet wie ein Alp auf dem Gehirn der Lebenden. Und wenn sie eben damit beschäftigt scheinen, sich und die Dinge umzuwälzen, noch nicht Dagewesenes zu schaffen, gerade in solchen Epochen revolutionärer Krise beschwören sie ängstlich die Geister der Vergangenheit zu ihrem Dienste herauf, entlehnen ihnen Namen, Schlachtparole, Kostüme, um in dieser altehrwürdigen Verkleidung und mit dieser erborgten Sprache die neue Weltgeschichtsszene aufzuführen. So maskierte sich Luther als Apostel Paulus, die Revolution von 1789–1814 drapierte sich abwechselnd als Römische Republik und als römisches Kaisertum, und die Revolution von 1848 wußte nichts Besseres zu tun, als hier 1789, dort die revolutionäre Überlieferung von 1793–95 zu parodieren. So übersetzt der Anfänger, der eine neue Sprache erlernt hat, sie immer zurück in seine Muttersprache, aber den Geist der neuen Sprache hat er sich nur angeeignet, und frei in ihr zu produzieren vermag er nur, sobald er sich ohne Rückerinnerung in ihr bewegt und die ihm angestammte Sprache in ihr vergißt.«

Marx zielt mit diesen Gedanken weit über den unmittelbaren Anlaß, den ›18. Brumaire des Louis Bonaparte‹[1] hinaus. Als Historiker zeichnet er den ersten Entwurf einer umfassenden Strukturanalyse des menschlichen Handelns auf der Basis sprachlicher Vereinbarungen, als Zeitkritiker ruft er seine Epoche zur Selbstbestimmung auf. Er sieht die gesellschaftlichen Prozesse im Widerstreit zwischen erborgten historischen Mustern (Alibis) und ihrem eigensprachlichen Duktus. Für ihn ist die bisherige Geschichte eine Kette von ideologischen Fälschungs- und Bemäntelungsversuchen, und er will mit dieser Praxis brechen: jede Gegenwart soll mit sich selbst identisch sein. Diese Forderung steht auf der Basis des Geschichts- und Gegenwartsbewußtseins, das die Philosophen des Historismus im 18. Jahrhundert erarbeitet hatten. Die gesamte Geschichte wurde damals säkularisiert und aus der christlichen Heilslehre, die sowohl Geborgenheit wie Bevormundung bedeutete, herausgelöst. Zugleich traten Vergangenheit und Gegenwart distinkt auseinander. Allein, so sieht es Löwith, »erst die französische Revolution hat durch die Zerstörung der Tradition auf das Bewußtsein der Zeitgenossen die historisierende Wirkung gehabt, daß sich von da ab die gegenwärtige Zeit, im Gegensatz zur ganzen ›bisherigen‹, nun ausdrücklich zeitgeschichtlich und im Blick auf die Zukunft begreift«.[2] Das ist die Position, aus der die im ›18. Brumaire‹ dargelegte Problematik resultiert. Auf der politisch-ökonomischen Ebene ist für Marx das Dilemma längst entschieden. Der Entschluß zum radikalen Bruch steht schon in seiner Dissertation (1841) fest. Bezeichnend ist jedoch, daß der junge Marx die Abkehr von der Tradition mit der ›Rückerinnerung‹ an ein antikes Vorbild veranschaulicht. Als Athen Verwüstung bedrohte, bewog Themistokles die Bevölkerung, »es vollends zu verlassen und zur See, auf einem anderen Elemente, ein neues Athen zu gründen«[3]. Wir folgen der Textinterpretation von Karl Löwith: Marx ist Themistokles, Athen die Philosophie, das andere Element ist das der politischen und ökonomischen Praxis, das neue Athen ist eine ganz neue Art von Philosophie[4].

Marx sieht sein Jahrhundert als den Schauplatz ungeheurer gesellschaftlicher Umwälzungen. In künstlerischen Dingen konservativ eingestellt, will er nicht wahrhaben, daß sich aus diesen Umbrüchen Konsequenzen für das Sprachgefüge des ›Überbaues‹ ergeben. Zwar riskiert er 1857 die entscheidende Frage – »ist Achilles möglich mit Pulver und Blei?« –, doch in der Antwort schließt er einen Kompromiß mit seiner persönlichen Bewunderung für das Altertum. Die »gesellschaftlichen Entwicklungsformen«, aus denen die griechische Kunst und das Epos hervorgegangen waren, gibt es nicht mehr, dennoch (darin erblickt Marx »die Schwierigkeit«) gewähren uns diese Kunstformen noch Genuß und gelten »in gewisser Beziehung als Norm und unerreichbare Muster«[5]. Die Maler und Bildhauer dürfen also weiterhin die Geister der Vergangenheit beschwören und in der Stilmaske der Antike auftreten. Marx übersieht, daß die Gültigkeit der klassischen Norm von vielen Künstlern seiner Zeit längst nicht mehr akzeptiert wird. Bei diesen Zeitgenossen liegt die Antwort auf die Frage: Wie ist es um die künstlerische Selbstbestimmung des 19. Jahrhunderts bestellt? Gab es ein Bewußtsein von der spezifischen, erst- und einmaligen Problemlage des modernen Menschen? Erschließen die künstlerischen Bahnbrecher neue Bedeutungsdimensionen oder ist die ›Modernität‹ nur eine neue Verkleidung der alten, seit eh und je tradierten Muster? Manet und Zola geben exemplarische Antworten auf diese Fragen, Antworten, in denen sich ihr künstlerischer Gegensatz enthüllt.

2 Nana: Mythos und Wirklichkeit

Jede Frau hätte für Manets Bild Modell stehen können, denn wenn keine mehr wert ist als die andere, wie Nana sagt, ist jede eine potentielle Dirne. Manets Sachlichkeit deckt sich mit diesem Wort, sie gibt einen Kommentar zur Sittenchronik der Zeit, der nicht kritisiert, sondern feststellt. Seine *Nana* ist ganz und gar Zeitgenossin, die mit beiden Beinen in der gesellschaftlichen Wirklichkeit steht. Ein attraktives Dutzendgeschöpf blickt uns an, und man könnte vermuten, Manet habe einfach die erstbeste gemalt, die ihm über den Weg lief. Genau diesen Anschein der Beliebigkeit wollten ja die künstlerischen Entdecker des Alltäglichen erwecken: »Der erste Mensch, der vorübergeht, reicht zum Helden aus«, entschied Zola[6]. Sein Roman widerspricht hingegen nicht nur diesem Grundsatz, er schränkt auch das zynische Wort seiner Titelheldin ein, denn diese Nana ist kein alltägliches Geschöpf, darüber waren Bewunderer und Kritiker sich sofort einig. Was immer ihr Umriß nachweislich zeitgenössischen Vorbildern verdanken mag – er zeichnet nicht eine empirische Person, sondern verdichtet Erfahrenes und Erfundenes zu einer dämonisierten, übermenschlichen Gestalt. Erinnern wir uns der Bemerkung Flauberts: Nana ist eine babylonische Schöpfung, Mythos und wirkliche Frau in einem. In Malerei und Graphik gibt es dafür kaum anschauliche Äquivalente, am ehesten noch im Werk von Félicien Rops (Abb. 45, 51). Beardsleys *Salome* (Abb. 107) geht bei ihrer modernen Kollegin in die Schule (Zolas Roman steht in ihrer Boudoirbibliothek), aber sie ist abstraktes Lineament, keine wirkliche Frau.

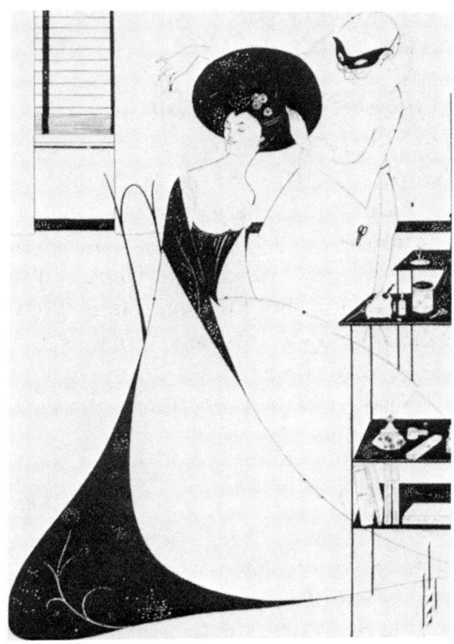

107 Aubrey Beardsley, *Die Toilette der Salome II.* 1893

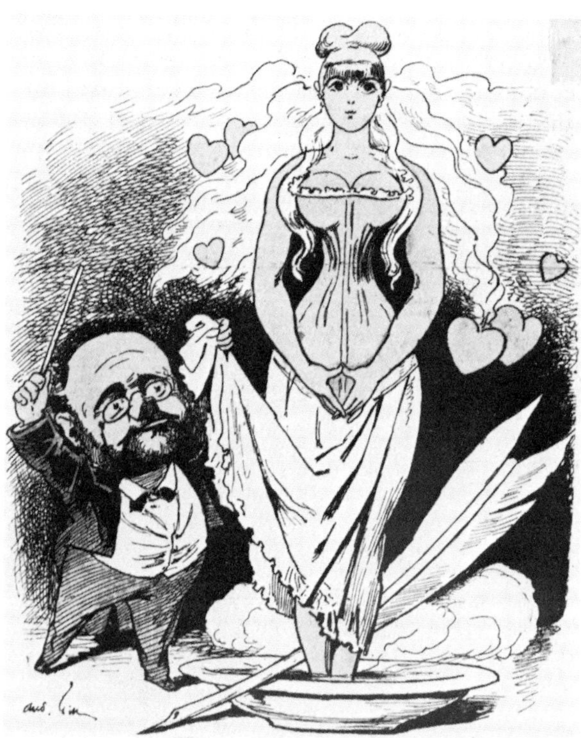

108 André Gill, *Die Geburt der Nana-Venus.* 1879

Ähnlich ist es um die Gestalten von Moreau (Abb. 36, 55, 56) und Rochegrosse (Abb. 105) bestellt. In seiner *Nana-Venus* (Abb. 108), einem Seitenhieb auf die blasse Salonerotik Bouguereaus, kombiniert André Gill die Frontalität des Idols – man denke an die Venus von Willendorf! – mit der Leblosigkeit einer dümmlichen Schießbudenfigur. Gewiß treffen hier zwei weit auseinanderliegende Vorstellungsebenen zusammen, aber ein Zwitter aus wirklicher Frau und babylonischer Schöpfung wird nicht angestrebt.

Auch Manets *Nana*, bescheidener dimensioniert, verkörpert einen Prototyp. Sie ist eines von den vielen Mädchen – in den 70er Jahren sind es 33 000[7] –, die sich in einer bestimmten Abteilung der Warenhauswelt, dem Liebesmarkt, anbieten. Was Marx von den Arbeitern sagt, »die sich stückweise verkaufen müssen«, gilt auch für dieses anonyme Großstadtgeschöpf: Nana ist »eine Ware wie jeder andere Handelsartikel und daher gleichmäßig allen Wechselfällen der Konkurrenz, allen Schwankungen des Marktes ausgesetzt«[8]. Manet ist weder der Maler der Größe noch des Elends der Menschen. Sein Bild berichtet von einer exemplarischen Situation des Dirnengewerbes, aber nicht von dessen Wechselfällen. Zwei beliebige Partner, vom Zufall zusammengeführt, sind handelseinig geworden. Auf der geschäftlichen Basis von Angebot und Nachfrage geregelt, pervertiert die Mann-Frau-Beziehung zum Inbegriff der Verfügbarkeit und Beliebigkeit, zur Metapher der Entfremdung. Als ›Allégorie réelle‹ gesehen, ist Manets Nana kein über den Zeiten schwebendes Abstraktum etwa des ›Lasters‹ oder der ›Luxuria‹, sie ist eine Allegorie der konkreten gesellschaftlichen und ökonomischen Wirklichkeit der bürgerlich-kapitalistischen Epoche. Das eben unterscheidet sie von Zolas Romanfigur. Beide sind Kollektivsymbole. Auf seine Erfahrungen als Maler und Flaneur gestützt, zieht Manet bloß eine zeitgenössische Quersumme aus den Frauen seiner Zeit. Zola ist ehrgeiziger, er verbindet die Quersumme mit einer Längssumme; er gibt seiner Nana einen Stammbaum, der alle negativen Verkörperungen des Weiblichen von der Astarte, der Sphinx, der babylonischen Hure und der Frau Welt bis zur romantischen Femme fatale umfaßt. Manet macht aus einem Stück Bodensatz der banalen, alltäglichen Konsumwirklichkeit eine ›Allégorie réelle‹, indes Zola die Allegorie der Männerfresserin aus ihren fernen babylonischen Ursprüngen in die Wirklichkeit des Zweiten Kaiserreiches versetzt. Mit dieser Behauptung modifizieren wir Flauberts Wort in einem entscheidenden Punkt, denn wir sehen nicht die wirkliche Dirne in den Mythos hineinragen, sondern den mythischen Prototyp zeitgenössische Wirklichkeit werden.

3 Zola: der vermenschlichte Mythos

Damit sind wir bei der Frage nach den Merkmalen der ›Modernität‹ angelangt. 1866 verdeutlichte Zola das Problem mit einem aufschlußreichen journalistischen Einfall. Wie würde, so fragt er sich, Flaubert sein Schaffen erläutern, wenn er auf den Gedanken käme, für die Académie française zu kandidieren? In einem imaginären Dialog legt Zola dem von einem der Unsterblichen verhörten Dichter folgende Erklärung in den Mund: »Ich will nicht verhehlen, daß Salammbô niemand anderer ist als Madame Bovary im Kostüm einer Karthagerin. Die verschiedenen Zivilisationen haben verschiedene Laster. Man stelle Salammbô zwischen den Apotheker Homais und Charles Bovary, den armen Landarzt, und anstatt sich in das Zelt von Matho, dem Anführer der Söldner, zu begeben, wird sie dem Schreiber Léon folgen. Ich bin nur ein einfacher Anatomist, der Menschen und Dinge auseinandernimmt; das Fleisch ist oft das gleiche, ich habe mir nur darin gefallen, es mit verschiedenen Stoffen zu bedecken.«[9]

Interpreten der wechselseitigen Erhellung arbeiten oft mit solchen Aperçus, um diachrone Konstanten ans Licht zu holen, d. h. um nachzuweisen, daß Kunstwerke, mögen sie formal und inhaltlich verschieden anmuten, auf gemeinsamen, sowohl ›durch die Zeit gehenden‹ wie ›zeitgleichen‹ Strukturen beruhen können. Nietzsche schreibt 1888 über Wagner: »Würden Sie es glauben, daß die Wagnerschen Heroinen samt und sonders, sobald man nur erst den heroischen Balg abgestreift hat, zum Verwechseln Madame Bovary ähnlich sehn! – wie man umgekehrt auch begreift, daß es Flaubert *freistand*, seine Heldin ins Skandinavische oder Karthagische zu übersetzen und sie dann, mythologisiert, Wagner als Textbuch anzubieten. Ja, ins Große gerechnet, scheint Wagner sich für keine andern Probleme interessiert zu haben, als die, welche heute die kleinen Pariser décadents interessieren. Immer fünf Schritte weit vom Hospital! Lauter ganz moderne, ganz *großstädtische* Probleme!«[10] Ein Jahrzehnt später vergleicht Shaw[11] die Herrschaft Alberichs mit der Phase des »ungeregelten industriellen Kapitalismus«, den Friedrich Engels 1844 in seiner Untersuchung über ›Die Lage der arbeitenden Klassen in England‹ beschrieb, und schließlich stellt Thomas Mann, Nietzsche folgend, die Rougon-Macquarts in Parallele zum ›Ring des Nibelungen‹ und nennt Nana die »Astarte des Zweiten Kaiserreiches«[12].

Der Vergleich ist keineswegs so originell, wie sein Autor, der Flauberts Briefe offenbar nicht kannte, anzunehmen schien, und er ist schon gar nicht abwegig. »Wer wollte in Zolas Epik den Symbolismus und den mythischen Hang verkennen, der seine Figuren ins Überwirkliche hebt?«, fragt Thomas Mann. Die Zola-Forschung will nichts dergleichen. Sie erinnert uns nachdrücklich daran, daß Zola leitmotivisch komponierte[13], und daß er schon als Zwanzigjähriger ein Epos in drei Gesängen plante – ›La Chaîne des Etres‹ –, das »die Entstehung der Welt, wie sie von den Naturwissenschaften gelehrt werde, die Geschichte der Menschheit von ihrem Urzustand und, nach dem Aussterben dieser gegenwärtigen Menschheit, das Dasein neuer, vollkommenerer Geschöpfe darstellen sollte«[14]. Die beiden Leitgedanken des Entwurfs – zyklische Themenverkettung und Fortschrittsoptimismus – erhellen bereits das zentrale Strukturprinzip, auf dem Zola später sein dichterisches Weltbild errichten wird. Dieses Prinzip heißt Zusammenfassung. Zola selbst hielt sich, in der Nachfolge Stendhals, für einen kühlen, konstatierenden Chirurgen, der das Ganze in seine Teile zerlegt: heute sehen wir, daß seine Stärke die Synthese war.

Um formal wirksam zu werden, setzt dieses Prinzip stoffliche Breite und Fülle voraus, denn das Zusammenfassen lohnt nur, wenn weitläufige Zusammenhänge nach ihm verlangen. Anders als Manet ist Zola nicht an isolierten Phänomenen interessiert. Nicht Zuständliches fesselt ihn, sondern das Geschehen und die Triebkräfte, die es in Gang bringen, nicht der Mensch als Einzelheit, sondern in seinen mannigfachen sozialen Bindungen, in seiner Abhängigkeit von Erbfaktoren und Milieu. Wie dieser Mensch in die Masse eingebettet ist, sich ihrer bedient oder in ihr behauptet, wie das Öffentliche das Private durchwirkt, wie in jedem Rollenträger ein Netz von Beziehungen sich verknotet, wie jeder Teil an einem Ganzen beteiligt, jedes Ganze wieder auf übergeordnete Komplexe bezogen ist – das sind die dynamischen Konflikte, aus denen Zola seine Themen schöpft. Wenn eine solche Optik sich nicht verlieren und im Detail verausgaben soll, muß sie das breite, tragende Gewebe der Fakten vertikal gliedern, mit Symbolgestalten und -handlungen durchsetzen, also auf Synthesen hinarbeiten. Zolas zyklisches Kompositionsverfahren greift in die Breite, während seine leitmotivischen Konstanten straffen und zusammenfassen. Das epische Gedicht ›La Chaîne des Etres‹ sollte die Menschheitsentwicklung auf das optimistische Leitmotiv der totalen zukünftigen Erneuerung bringen. Dieser heroische Grundgedanke, die Befreiung des Menschen zu sich selbst, wird Zola immer wieder beschäftigen. In seinem Hauptwerk, den zwanzig Bänden der Rougon-Macquarts, faßt er seine Gegenwart mit Hilfe dreier Blickachsen zusammen. Jede Achse ist ein Teilganzes, miteinander verflochten ergeben sie ein mehrdimensionales, umfassendes Gesellschaftspanorama. Die erste unterrichtet über eine weitverzweigte, aus Prototypen bestehende Familie, die zweite – an Hand dieser Familie – über die Klassenhierarchie der französischen Gesellschaft, die dritte über die Geschichte Frankreichs während des Zweiten Kaiserreiches. Aus dem Roman ›Lourdes‹ (1894) entwickelte sich die Trilogie der drei Städte (›Rom‹ 1895, ›Paris‹ 1897). In den ›Vier Evangelien‹ verbindet Zola gegen Ende seines Lebens nochmals die zyklische Komposition mit parallel geführten leitmotivischen Konstanten (Fruchtbarkeit – Arbeit – Wahrheit – Gerechtigkeit.) Aus dem ›verspäteten Romantiker‹ ist ein Messias geworden, der dem 20. Jahrhundert seine etwas verschwommenen Verheißungen predigt.

Der späte Zola mißt sich mit Wagner. Dieser Vergleich hat eine lange Vorgeschichte. Schon 1868 ergreift Zola, vielleicht aus politischen Gründen, für den ausgepfiffenen Revolutionär und gegen Offenbach – »un chansonnier« – Partei[15]. 1874 – die ersten vier Bände Rougon-Macquarts waren eben erschienen – vergleicht er sein Vorhaben mit einer »ungeheuren Arche«, welche die gesamte Menschheit zusammenfassen soll[16]. Zweimal taucht dieselbe Metapher in ›L'Œuvre‹ (1886) auf: einmal umschreibt der Schriftsteller Sandoz, der Zolas Züge trägt, mit diesem Bild seine literarischen Ambitionen, das andere Mal wird es auf Wagners Gesamtkunstwerk bezogen, »das alle Künste in sich vereint«. Er baue seine Romane wie Komponisten ihre Symphonien, meint Zola

1882[17]. In seinen letzten Jahren geht er weiter. Er will das Wagnersche Musikdrama übertreffen, dessen genialen Grundgedanken – »la formule« – beibehalten, aber aus dem mythisch-mystizistischen Nebel in das Licht der wahren Humanität tragen. Sein »lateinisches Blut« (!) revoltiert gegen die »perversions fatales«, gegen den todbringenden Eros und die Religion der Entsagung: »Ich bin für die gebärende Liebe, für die Mutter, nicht für die Jungfrau ... gegen die perversen Nebel des Nordens und für menschliche Helden, die im Licht und in der Wahrheit stehen.«[18]

Ganz und gar von seiner Messias-Rolle erfüllt, verdrängt Zola, daß er selbst zum Literaturkapitel der »fatalen Perversionen« einiges beigesteuert hat. Der verspätete Romantiker, dem die Menschheit das atavistische Schauspiel von Instinkt, Begierde und Gewalttat bietet, und der schwärmerische Heilsbringer – das sind zwei Seiten von Zolas Persönlichkeit, die einander von Anfang an ergänzen. 1866 bekennt er seinen »depravierten Geschmack«, dem die krankhafte Sensibiltät dekadenter Werke mehr zusagt als die üppige Gesundheit klassischer Epochen[19]. Doch fast zur gleichen Zeit begeistert er sich für Michelets erhabene Vision der »großen Mutter«, sieht das Epos der Zukunft als Verherrlichung der harmonisch zusammenwirkenden Lebenskräfte und träumt von einem neuen, geläuterten Menschengeschlecht, dessen Dichtung sich von der Wissenschaft leiten lassen wird[20].

Diese Spannung zwischen der heute noch herrschenden Unfreiheit und der künftigen freien Entfaltung des Menschen wird synthetisch polarisiert. Darwinismus, Vererbungs- und Milieutheorie bieten jeweils die wissenschaftlichen Alibis. Zusammenfassen heißt demnach für Zola, Folgerichtigkeit und Zwangsläufigkeit aufdecken. Wo sein Chirurgenblick Krankheit und Laster entdeckt, beruft Zola sich auf die Vererbungstheorie, deren biologischer Determinismus die Rolle übernimmt, die in der antiken Tragödie dem Schicksal zukam. Da der Mensch seiner Bestimmung nicht entrinnen kann, ist sein Leben ein unteilbares Ganzes, ein kontinuierlicher Zusammenhang – eine Strukturkonsonante also. Zola ist aber nicht nur Determinist, wenn er das individuelle Verhängnis darstellt. Aufs Ganze gesehen, steht er im Lager der Fortschrittsgläubigen und weiß die Menschheit zur Vollkommenheit unterwegs. Auch dieser Prozeß verläuft kontinuierlich und zwangsläufig, in vorgezeichneten Bahnen. Der Dualismus seines Weltbildes zwingt Zola zum Brillenwechsel. Einmal sieht er die Menschen in dumpfer, kreatürlicher Verstrickung, das andere Mal die Menschheit, von den Wissenschaften gelenkt, im siegreichen Vormarsch auf das ideale Gemeinwesen der Zukunft. Dieses darwinistische Entwicklungsbild beginnt im Dunkel und verliert sich in einer strahlenden Utopie. Es ist mythische Vision und zugleich Heilsbotschaft.

4 Zolas erste ›femme fatale‹

Aus der mythischen Dimension kommt auch Zolas Menschenbild. Der guten Mutter, die Leben spendet und das organische Wachstum betreut, steht die zerstörende ›femme fatale‹ gegenüber, in deren steriler Umarmung der Tod wartet. In der Polarität von lebensfreundlichen und lebensfeindlichen Kräften erblickt Zola zwei menschheitliche (diachronische) Konstanten, für die er in seinen Romangestalten verschiedene Verkörperungen erfindet – oder ›Verkleidungen‹ im Sinne seines Vergleiches von Salammbô und Emma Bovary. Zuerst stellt sich seinem synthetischen Blick der übermenschliche Archetyp dar, dann macht er daraus eine Individualität aus Fleisch und Blut. Auch Nana ist ein solches Produkt der Vermenschlichung, das seinen mythischen Ursprung deutlich zu erkennen gibt. Das läßt sich beweisen. Zolas allererste ›femme fatale‹ war kein Werk des empirischen Menschengestalters, kein leibhaftiges Geschöpf, sondern Fiktion – eine Allegorie der Kunst. Ihr Auftritt fand 1867 in dem großen Aufsatz über Manet statt. Zola berichtet über die bürgerliche Herkunft und die Jugend des Malers. Die Eltern wollen von der Künstlerlaufbahn nichts wissen, eine Mätresse würden sie dem jungen Mann konzedieren, aber die Kunst – »das ist für sie die ›große Unreine‹ von Babylon, die Kurtisane, die es ewig nach Menschenfleisch gelüstet und die das Blut ihrer Kinder trinken wird, um sie zuckend an ihrem unersättlichen Busen sich winden zu lassen«. Zola schaudert und gelüstet es zugleich: »Das ist die Orgie ohne Gnade, die Verführung ohne Entrinnen – das blutige Gespenst, das sich manchmal inmitten der Familien aufrichtet und den häuslichen Frieden zerstört.« Auf der Fahrt nach Rio de Janeiro ist es um den jungen Manet geschehen: »Sie wendete sich an sein Fleisch, sie wiegte vor ihm die glänzenden Linien der Horizonte sie sprach ihm von der Leidenschaft in der süßen und kräftigen Sprache der Farben. Bei der Rückkehr gehörte Manet ganz und gar der Verruchten an«.[21]

5 Manet: der Mensch als Zuschauer und Schauspieler

Was mag Manet empfunden haben, als er diese Zeilen las? Sicher machten sie ihm den Unterschied zwischen seiner Welt und der des Dichters bewußt. Betrifft dieser Unterschied nur die Sprachhöhe und die Metaphernwahl oder die Blickrichtung überhaupt? Sah Manet die drei Gestalten seines *Frühstücks im Freien* nur als zeitgemäße, modische ›Verkleidungen‹ der antiken Flußgötter und seine *Olympia* als Reinkarnation des klassischen Kurtisanentyps à la Tizian?

Oder löste er seine Gestalten bewußt von den alten Typenkonstanten ab, um sie auf einen neuen Bedeutungsinhalt zu verpflichten? Letzteres scheint der Fall gewesen zu sein. Wir vermuten, daß Manet den Vergleich seines Barmädchens mit einer Kore der Akropolis abgelehnt hätte – gleichwie der nüchterne Flaubert nicht einverstanden war, als Sainte-Beuve (vor Zola) meinte, Salammbô gleiche Emma Bovary. »Die menschliche Seele«, gibt er zu bedenken, »ist keinesfalls überall die gleiche«[22]. Das meinte auch Baudelaire, als er den Maler seiner Zeit warnte, bei Tizian oder Raffael die Vorbilder für die moderne Kurtisane zu suchen: »Das Studium des Meisterwerkes jener Zeit wird ihn weder Haltung noch Blick, weder Mienenspiel noch Lebensart eines jener Geschöpfe lehren, welche das Wörterbuch der Mode nacheinander unter rohen und spöttischen Stichworten verzeichnet ...«

In seinen Briefen und den uns überlieferten Aussprüchen gibt Manet nur wenig von sich preis. Ein Wort, geschrieben während der Belagerung von Paris (die er als Offizier der Nationalgarde mitmachte), läßt ausnahmsweise tiefer blicken: »... ich glaube, wir werden als Schauspieler etwas ganz Schrecklichem beiwohnen, es bedeutet Tod, Brand, Plünderung, Blutbad ...«.[23] Ein *Schauspieler*, der sich als *Zuschauer* versteht – hat Manet nachlässig oder mit Bedacht formuliert? Diese Frage zu entscheiden ist unmöglich und letztlich für unser Problem auch belanglos, denn Manets Äußerung hätte in keinem Fall Gewicht, wenn das gemalte Werk sie dementierte. Das Gegenteil ist jedoch der Fall. Unsere Bildanalysen haben erbracht, daß die Menschen dieses Malers Zuschauer sind, die sich zur Schau stellen. Diese Tatsache erschließt den grundsätzlichen Unterschied zwischen Manet und Zola.

Zola gestaltet »die Geschichte des kämpferischen und siegreichen Willens«[24], der sich durch das gesellschaftliche Chaos seinen Weg bahnt. Er setzt alles in äußere Handlung und Konflikt um, seine Gestalten sind entweder Opfer oder Täter. Manet malt Zustände, seine Menschen verharren in der Vereinzelung, sie lassen keine Handlungsimpulse erkennen. Sie stehen weder bewirkend noch erleidend vor uns. In ihre Gegenwart ist etwas Unnahbares eingelassen, das sie abwesend und verwunschen erscheinen läßt. Das Sichvorzeigen geschieht nicht unbefangen, sondern wissend distanziert, als Frage, nicht als Behauptung.

Wir erblicken in der Vereinzelung eine radikal unromantische Bewußtseinslage, die sich vom Pathos der Einsamkeit unterscheidet. Diese verspricht abstrakten Weltgewinn auf der Basis des elitären Entschlusses zur Absonderung. Der vereinzelte Mensch ist kein Fluchtmensch, er setzt keinen Willensakt, deshalb ist er der subjektiven Totalität des Einsamen nicht teilhaftig. Seine Existenz, ein prekärer Schwebezustand, resultiert aus dem Zerfall zwischenmenschlicher Beziehungen. Der Vereinzelte behauptet sich als abgelöster Teil, den kein Ganzes hält, der aber auch nicht die Energie aufbringt, sich zur abgerundeten, privaten Ganzheit zu stilisieren.

Vereinzelung ereignet sich nicht in Rückzugswelten, sondern im gesellschaftlichen Spannungsfeld, genauer und auf Manet bezogen: auf der Szene der Großstadt. Ihre Rollenträger sind die Flaneure und Flaneusen – Menschen, deren einzige Tätigkeit darin besteht, daß sie sich als Akteure und Zuschauer auf der Bühne des Alltäglichen einfinden. Das Rätselhafte und Vieldeutige ihrer Haltungen, das Aneinandervorbeischauen und die Leere ihres Beisammenseins – alle diese Gesten der Vereinzelung, die von den Zeitgenossen in Manets Bildern wahrgenommen, aber als formale Mängel und Ungeschicklichkeiten mißverstanden wurden, sind Metaphern der Fremdheit, die das großstädtische Ambiente den Menschen aufprägt. Man kann, wie Zola, die große Stadt als Chaos, als gebärendes und verschlingendes Wesen auffassen. Die Extreme heißen dann Sündenbabel und Neues Jerusalem. Manets feststellender, isolierender Blick beschwört weder organische Kollektivprozesse noch die bunte Oberfläche des öffentlichen Lebens und Treibens. Gewiß, im offenkundigen Wettstreit mit Zola wollte er ein zyklisches zeitgenössisches Panorama für das neue Pariser Rathaus malen. Wäre ihm ein zusammenfassender Bildgedanke gelungen, breit angelegt und leitmotivisch durchdacht, um die große Stadt und ihre Bewohner zu einem anschaulichen Konsensus von individuellen und kollektiven Energien zu vereinen? Man muß es bezweifeln. Manet beklagte das stillose Durcheinander der großstädtischen Szenerie, und er bewunderte die harmonisch geschlossenen Stadtbilder von Nürnberg und Toledo, aber gerade seine Redlichkeit hätte es ihm verboten, das Paris der siebziger Jahre zur Stilharmonie zu verfälschen. Schon in der *Musik in den Tuilerien* (Abb. 9) und in der Kulissenlandschaft der *Weltausstellung von 1867* (Abb. 81) erkannte er die Stadt als Konglomerat architektonischer Einzelheiten und ihre Bewohner als vereinzelte, zerstreute Existenzen – beide als Zusammenhänge von Zusammenhanglosem.

Der künstlerische Ertrag, den Manet aus diesem Blickpunkt gewinnt, ist grundsätzlich anders beschaffen als die alles überschauende Gesamtvision eines Zola, die eines ins andere fügt und zum Gestaltmuster verbindet. Disponibilität, nicht Zwangsläufigkeit, regiert die Großstadt und ihre Menschen, wenn man, wie Manet, beide als Konstellationen auffaßt: bei-läufig, willkürlich, vom Zufall zusammengewürfelt, nicht organisch gewachsen und gegliedert, sondern künstlich hergestellt. Die Metapher der Großstadt ist das endlose, ausweglose und undurchschaubare Labyrinth. Solcherart wird das großstädtische Leben zu einer Summe von Fragmenten, Ausschnitten, Einzelheiten, zugleich aber zu einem unerschöpflichen Experimentierfeld der flanierenden Wahrnehmung, das alles möglich macht, auf dem sich die seltsamsten Paarungen und Begegnungen zutragen können. Alltägliches mutet dann unbegreiflich, Ungewohntes alltäglich an, Abruptes entpuppt sich als die banale Plattform, auf der alles mit allem zusammentreffen kann. Das in der Vereinzelung gefangene Für-sich-Sein schlägt in diesem Kontext um in ein Nebeneinander, das die Beziehung des Beziehungslosen vorführt. Derlei ereignet sich auf den Plakatwänden und den Annonceseiten der Zeitungen, die neben einem neuen Roman ein Mittel gegen Zahnschmerzen anpreisen – worüber Gautier sich im Vorwort zu seiner ›Mademoiselle de Maupin‹ (1834) lustig machte[25]; oder wenn ein Selbstmörder, mit einem Pflasterstein um den Hals, sich in die Seine fallen läßt, während am andern Ufer ein satter Bürger auf seine Angel starrt – Daumier schreibt unter diese Szene *Das letzte Bad*[26]; oder wenn im Bezirksamt ein Brautpaar mit einer Lorette zusammentrifft – die Goncourts nennen das »die Ellbogenstöße des Lebens«.[27]

Die Poesie des Heterogenen und Inkommensurablen ist die Poesie der Großstadt par excellence. In Manets Bildern wird sie anders aufgezeigt als in den angeführten Beispielen von Gautier, Daumier und den Brüdern Goncourt. Witzige Pointen oder überraschende Koppelungen sucht man vergeblich, es sei denn, man hält die schwarze Dienerin der *Olympia* (Ft. 3), Schwert und Helm auf dem *Frühstück im Atelier* (Abb. 14) und den toten Löwen in einem Pariser Hintergarten (*Der Löwenjäger*, 1880/81) für zentrale Metaphern des Inkommensurablen. Sie sind es nicht. Die Spannungen, um die es in Manets Bildern geht, spielen sich zwischen den Menschen ab. Die Poesie des Heterogenen ist nicht an Requisiten abzulesen, sie wird in Zuständlichkeit umgesetzt, in stumme, regungslose Gesten zurückgenommen: so entstehen Menschen, denen der antwortende Partner fehlt. Manet erfindet, anknüpfend an Courbets *Atelier* (Abb. 10), Pathosformeln der Vereinzelung, deren Dichte und Verhaltenheit in der Malerei des 19. Jahrhunderts nicht ihresgleichen haben. Um sie wahrzunehmen, muß unser Blick die Stille, die zwischen diesen verwunschenen Gestalten steht, als innere, unüberbrückbare Distanz erkennen, die ihre Unvereinbarkeit besiegelt und aus der keiner der Partner entweichen kann. Exemplarisch ist diese Entfremdung, weil sie nicht bloß privaten, persönlichen Beziehungen das diskrete Zeichen der Beziehungslosigkeit aufprägt, sondern gleichzeitig den gesellschaftlichen Bewußtseinsprozeß des bürgerlichen Menschen signalisiert, der in die Desintegration und die Isolierung führt.

Das ist der Heroismus des modernen Lebens, von einem Bürger erkannt und für Bürger gedeutet. Der Klassenstandpunkt Manets legt die Grenzen dieses Befundes fest, eben darin unterscheidet sich diese gelassene präzise Analyse von den ausschweifenden Zukunftsvisionen des Dichters. Zola träumt von der

Überwindung der Klassengesellschaft in einer menschheitlichen Synthese – Manet versagt sich solche Perspektiven. Analog seiner Hoffnung auf eine gesellschaftliche Ganzheit fordert Zola Künstlerkollektive und die Durchdringung von Malerei und Architektur in einem neuen Gesamtkunstwerk[28] – Manet hat dazu nichts beigesteuert, das trug ihm Zolas Vorwurf der Skizzenhaftigkeit ein. Für den Dichter ist der Heroismus des modernen Lebens ein kollektiver, von der Wissenschaft rationalisierter Willensakt, der seinen doppelten Ursprung in der Aufklärung und in der Revolution von 1789 hat. Dieser zielstrebigen Dynamik setzt Manets Werk den in der Vereinzelung wissend und skeptisch gewordenen Heroismus des Zuschauers entgegen. Zola gestaltet Tatmenschen, Manet malt Beobachter, die am Rande stehen.

Manets Haltung hat eine romantische Vorgeschichte, die kurz in Erinnerung zu bringen ist. Der gelassene Beobachter, der sich als Rollenspieler erkennt, ist das versachlichte, zum Protokoll neutralisierte Destillat des Ungenügens, das die Romantiker Weltschmerz und ›ennui‹ nannten. Aus der Konfrontation dieses tragischen Distanzerlebnisses mit antiken Verhaltensmustern wird die erste Selbstbestimmung der Modernität gewonnen. In Stendhals Geschichte der Malerei in Italien (1817) finden wir die Frage erörtert, warum das Altertum keine Dichtung wie ›Les Caprices de Marianne‹ von Marivaux kenne. Die moderne Liebe erfährt im höfischen Leben ihren Höhepunkt, meint Stendhal, doch verläuft sie ganz anders als die der Alten, die das »sentiment d'isolement« nicht kannten. In diesem Zusammenhang fällt das Wort von der »grausamen Abgeschiedenheit in einer Menschenwüste«[29]. Baudelaire greift dieses Bild in seinem Aufsatz über Constantin Guys (1859) auf und überträgt es aus der Psychologie des höfischen Eros auf den bürgerlichen Erfahrungshorizont der Großstadt. Des tragischen Beigeschmacks entledigt, wird die Vereinzelung in der Menge zur Voraussetzung umgedeutet, deren die äquidistante Gelassenheit des Beobachter-Menschen bedarf. Wir erkennen darin »the calm but inquisitive interest in everything« von Poes ›Man of the Crowd‹. Baudelaire nennt den Beobachter einen Fürsten inkognito[30]. Er kann also in verschiedenen Rollen auftreten. Nicht anders sah Manet den Beobachter: anonym und auf keine der Rollen des bürgerlichen Repertoires eindeutig festgelegt. Guys war für Baudelaire *der* Maler des modernen Lebens. Das stimmt, wenn wir Leben mit Ereignis gleichsetzen. Dieses Leben hat Guys an allen seinen öffentlichen und verschwiegenen Schauplätzen aufgesucht und als unersättlicher Augenzeuge festgehalten (Abb. 109). Das tat Manet nicht. Hätte er sich bloß als fleißiger Reporter betätigt, wäre er einer der Chronisten des zeitgenössischen Geschehens, wäre er ein Aktualitätsfanatiker geworden und seine Kunst bewiese nichts anderes, als daß auch der Mensch in Krawatte und Lackstiefeln darstel-

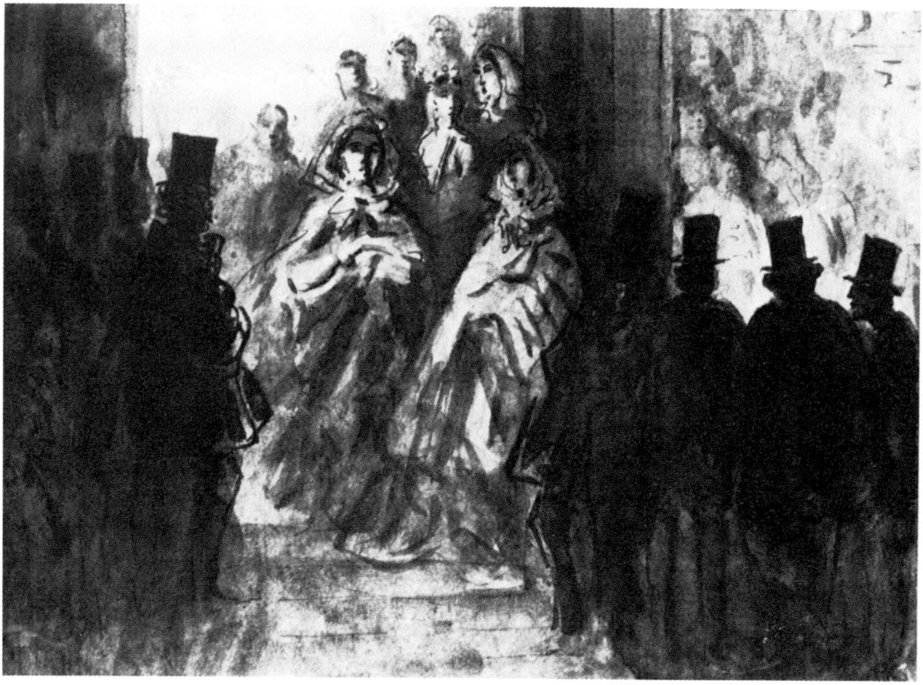

109 Constantin Guys, *Theaterausgang*

lungswürdig ist. Manets Blick ging tiefer. Im Gegensatz zu Guys hielt er nicht die Inhalte der pausenlos reportierenden Beobachtung fest, sondern thematisierte den Beobachter als anschauliche Metapher der psychologisch reflektierten Ereignislosigkeit. Der unbeteiligte Zuschauer, dem alles gleich-gültig ist, wird solcherart zum Kronzeugen der bürgerlichen Selbstdarstellung. »Der *wirkliche Mensch* ist der *Privatmensch* der jetzigen Staatsverfassung«, heißt es in der ›Kritik der Hegelschen Staatsphilosophie‹. Und: »Statt daß die einzelne Funktion Funktion der Sozietät wäre, macht sie vielmehr die einzelne Funktion zu einer Sozietät für sich.«[31]

Manet malte exemplarische Privatmenschen, deren Gesten die Vereinzelung und das Für-sich-Sein vorzeigen. Diese Gesten kommen aus dem romantischen ›ennui‹, das nun zur Signatur bürgerlicher Respektabilität wird. Die düsteren Gestalten des Frühwerkes – der Absinthtrinker[32], der alte Musikant, die Straßensängerin – waren deklassierte Randfiguren in der Nähe des Lumpenproletariats. Ihre Passivität kündigte Resignation, nicht Empörung an. Das ist im Ansatz die Haltung des Flaneurs: Distanz zu allem, was sich zuträgt, Gleichmut, unbeteiligtes Geschehenlassen. Manet verfeinerte die desillusionierte Dumpfheit der Enterbten zur ›sérénité mélancolique‹ des wissenden Flaneurs, der keine materielle Not zur Schau stellt und der »nichts an sich herankommen läßt, was berauscht«. So sehen die Goncourts[33] den Beobachter, so erfahren mehrere Generationen europäischer Dichter die Ausgeschlossenheit des spätbürgerlichen Menschen[34], so versteht eine kluge Kurtisane wie Valtesse de la Bigne ihre Rolle[35]. Übrigens ist die Dirne eine Schlüsselfigur dieses Befindens, denn sie übt ihren Beruf als unbeteiligte Zuschauerin aus, die sich zur Schau stellt.

Manets Menschen zeigen sich unberührt von den Wahrnehmungsreizen, mit denen die Impressionisten locken, sie vergaffen sich nicht in die »transitorische, flüchtige Schönheit unseres gegenwärtigen Lebens«, die für Baudelaire der Inbegriff der Modernität war. Zur Schau gestellte Zuschauer, vereinen sie die beiden Hälften, aus denen dieser Dichter die Kunst hervorgehen sah[36]: das Vergängliche, Vorübergehende einer beiläufigen, banalen Situation und das Bleibende – doch dieses nicht als abstrakter Ewigkeitswert, sondern als die spezifisch moderne Empfindungskonstante der Indifferenz. Ohne seine Gestalten in jene zeitlos allgemeine Menschlichkeit zu entrücken, die dem Idealisten den Blick für die konkrete gesellschaftliche Situation vernebelt, hebt sie Manet von der ephemeren Ereignisfolie ab und monumentalisiert ihre Alltäglichkeit, indem er sie in eine Aura der Würde und Unnahbarkeit stellt. Die spätromantische Sicht stufte den Flaneur und die Flaneuse als abenteuerliche Außenseiter ein. Manet holt sie aus ihrem Niemandsland in das Zentrum der bürgerlichen Gesellschaft und macht sie zu deren Repräsentanten. Die Sonntagsmenschen und Müßiggänger, die er in den siebziger Jahren malt, sind verbürgerlichte Flaneure und Flaneusen – Menschen, die vom Erworbenen leben, die konsumieren, nicht produzieren.

Diese Integration – sprich Klassenverschiebung – hat zwei Seiten. Indem Manet den Außenseiter verbürgerlicht, deckt er die Außenseiterrolle des Bürgers auf. In der Gestalt des Beobachter-Menschen überträgt sich die Abgeschiedenheit, welche frei macht und zugleich gefangen hält, auf die gesamte bürgerliche Gesellschaft. Eine Endphase kündigt sich an, der Akt nämlich, in dem diese Klasse – in der Rolle des gelassen in der Selbstdarstellung verharrenden Zuschauers – von der weltgeschichtlichen Bühne abtritt.

Editorische Notiz des Verlages

Verlag und Autor verständigten sich dahingehend, in der Neuausgabe dieses Buches das Thema auf das 19. Jahrhundert zu konzentrieren, weshalb der Beitrag, den Joachim Heusinger von Waldegg für die erste Fassung schrieb, *Zur Ikonographie von Manets ›Nana‹*, weggelassen wurde.

Anmerkungen

I. Kapitel (Seite 11–16)

1 Über die niederländische Genremalerei, in: Jacob Burckhardt, Kulturgeschichtliche Vorträge, Stuttgart 1959, S. 41

2 Emile Zola, Erstabdruck in der Revue du XIXe siècle, 1. 1. 1867. Wir zitieren diesen und die anderen kunstkritischen Aufsätze Zolas nach der Ausgabe, die Antoinette Ehrard für Garnier-Flammarion besorgte: E. Z., Mon Salon – Manet – Ecrits sur l'Art, Paris 1970, S. 102

3 Kurt Badt, Die Kunst Cézannes, München 1956, S. 195

4 A. a. O., S. 102

5 Für Odilon Redon war Manets *Bildnis Emile Zola* (Abb. 24) eher ein Stilleben als ein Porträt, ähnlich urteilte Paul Mantz (George H. Hamilton, Manet and his critics, New Haven 1954, S. 129, 136). Raymond Mortimer, Un Bar aux Folies-Bergère, London 1944, behauptet, »Manet zeige an den Flaschen gerade so viel Interesse wie an dem Mädchen«. Mit dieser Auffassung setzte sich Günter Busch in seiner Werkmonographie über ›Un Bar ...‹, Stuttgart 1956, S. 8, auseinander.

6 Carl Justi, Spanische Reisebriefe, Bonn 1923, S. 28

7 A. a. O., S. 109ff.

8 A. a. O., S. 80

9 A. a. O., S. 115

10 A. a. O., S. 110

11 A. a. O., S. 101. Auch Antonin Proust stellt Baudelaires Einfluß auf Manet in Abrede und meint, dem Maler sei »die Rolle des Beeinflussenden zugefallen«. (A. P., Edouard Manet, veröffentlicht von A. Barthélemy, Berlin 1917, S. 35)

12 »Un maître, un créateur« lautete schon 1868 Zolas Urteil über Wagner. (L'Atelier de Zola, Textes de Journaux 1865–70, hrsg. v. Martin Kanes, Genf 1963, S. 82)

13 A. a. O., S. 109, 111

14 Burckhardt, a. a. O., S. 81, 192

15 A. a. O., S. 196

16 Le Naturalisme au Salon (1880), Mon Salon, a. a. O., S. 337

17 Proust, a. a. O., S. 83

18 William S. Heckscher, Rembrandts Anatomy of Dr. Nicholaas Tulp, New York 1958 – Charles de Tolnay, Velázquez' *Las Hilanderas* and *Las Meninas*, Gazette des Beaux-Arts, 1949, 1. Halbband, S. 21f.

19 Vgl. die Arbeiten von Sandblad und Reff, auf die wir uns mehrmals beziehen werden.

20 W. H., Das Irdische Paradies. Kunst im 19. Jahrhundert, München 1960 (2. Aufl. 1974)

21 Vgl. W. H., Fragen der Strukturanalyse, Zeitschrift für Ästhetik und allgemeine Kunstwissenschaft, XVII, 2, 1972. Wiederabgedruckt in: W. H., Bruchlinien, Aufsätze zur Kunst des 19. Jahrhunderts, München 1979, S. 70ff.

II. Kapitel (S. 25–34)

1 Hamilton, a. a. O., S. 121 (Mantz), 123 (Castagnary), 137 (Castagnary), 255 (Houssaye), 261 (Come). Vgl. Alan Bowness, A Note on ›Manets Compositional Difficulties‹, The Burlington Magazine, 1961, S. 276f.

2 Christian Zervos, A propos de Manet, Cahiers d'Art, 1932, S. 309f.

3 Vgl. Gisela Hopp, Edouard Manet – Farbe und Bildgestalt, Berlin 1968. Hopps Untersuchung zieht alle Gestaltungsmittel heran, »damit sich am Ende das ganze Wirkungsgewebe der Bilder offenbare«. Dem Ziel der Arbeit, das Verhältnis der Farbe im Bildzusammenhang zu klären, wird Zwangsläufigkeit zuerkannt, ebenso den »Andeutungen zum Sinngehalt der Bilder«. Die Gestaltungselemente sind nach dieser Auffassung ganzheitlich geprägt, »eng ineinander verwachsen«, so daß eines »unmittelbar im Zusammenhang mit dem anderen« sich ergibt. (S. 2f.)

4 Vgl. W. H., Fragen der Strukturanalyse, a. a. O.

5 Edmond Bazire, Manet, Paris 1884, S. 100f. Adolphe Tabarant, Manet et ses œuvres, Paris 1947, S. 300

6 Manchmal kehrt Manet die Seiten um (z. B. H. 6, 7, 12, 16, 24, 30), manchmal nicht (H. 51, 52, 54, 55). H. = Jean Harris, Edouard Manet: Graphic Works, New York 1970

7 A. a. O., S. 299

8 Proust, a. a. O., S. 69

9 La nouvelle peinture, neu herausgegeben von Marcel Guerin, Paris 1946

10 Übersetzung von Goethe (Diderots Versuch über die Mahlerei, Ges. Werke, Weimar 1900, Band 45, S. 253)

11 Beispiele: *La Femme aux Chrysanthèmes* (Lemoisne 125), *Place de la Concorde* (L. 368), *L'Absinthe* (L. 393) (Abb. 58)

12 Der Befund der Bildfläche läßt erkennen, daß Manet das Rot des Sofas zunächst bis an den Bildrand führte, bevor er den Herrn darüber malte.

13 Proust, a. a. O., S. 36

13a Die Frau zwischen einem jüngeren und einem älteren Liebhaber, ein Thema der Commedia dell'Arte, beschäftigte schon die französische Kunst des späten 16. Jahrhunderts (Kat. der Ausstellung ›L'Ecole de Fontainebleau‹, Paris 1972, Nr. 247, 248).

14 Vgl. Alfred Neumeyer, Der Blick aus dem Bilde, Berlin 1964

15 Col tempo (Mit der Zeit) steht auf dem Schriftband, das Giorgiones *Alte Frau* (Accademia, Venedig) dem Betrachter vorzeigt.

16 Tabarant, S. 305. Für diese Reaktion konnten keine Belege ermittelt werden. Die Kunstkritiker der Pariser Zeitungen erwähnen Manets Bild nicht. Auch in den Archiven der Pariser Polizeipräfektur findet sich kein Hinweis auf den ›Skandal‹.

17 Das Schaufenster war die jedermann zugängliche Galerie der Straße – in Paris (vgl. Daumiers Lithographie D. 419) ebenso wie etwa in Sankt Petersburg (Gogol, Die Nase).

18 Joris-Karl Huysmans, L'Art Moderne, Paris 1883, S. 120

19 Kanes, a. a. O., S. 186

20 Auriant, Les Lionnes du Second Empire, Paris 1935, S. 117

21 Theodore Reff, The Meaning of Manets Olympia, Gazette des Beaux-Arts, 1964, 2. Halbband, S. 121. Am 13. Mai 1877 erschien in ›Le Tintamarre‹ ein Manet gewidmetes Gedicht, als dessen Verfasser ›Un Impressionniste‹ zeichnete. Darin heißt es: »Certes, elle est cent fois infâme, cette grue ...«

22 Der eine oder andere Flaneur mag in der Halbweltdame auch das Modell wiedererkannt haben. Henriette Hauser, deren ›réputation galante‹ gegen Ende des Zweiten Kaiserreiches ihren Höhepunkt erreicht hatte, trat im Théâtre de la Gaité und im Théâtre Cluny in kleineren Rollen auf (Tabarant, S. 299).

III. Kapitel (S. 35–47)

1 Auriant, La véritable histoire de ›Nana‹, Paris 1943, S. 7

2 Der erste, im Winter 1868/69 gefaßte Plan zielt bereits auf gesellschaftliche Prototypen ab. Unter den Gestalten, deren Darstellung Zola sich vornimmt, findet sich auch die Dirne. Gemeinsam mit dem Priester, dem Mörder und dem Künstler wird sie dem ›monde à part‹, der abseitigen Welt zugerechnet. (Henri Mitterand, Histoire indiscrète d'une œuvre, in: Emile Zola, Paris 1969, Sammlung Génies et Réalités, S. 107. Vgl. F. W. J. Hemmings, Emile Zola, Oxford 1966, S. 54). Baudelaires Wort, der Mensch sei nur groß im Dichter, im Priester und im Soldaten (Mon cœur mis à nu, Œuvres complètes, hrsg. von Y.-G. Le Dantec, Paris 1956, S. 1220), enthält zwei von Zolas Außenseitertypen. Die Dirne Nana ist übrigens die Halbschwester des Malers Claude (L'Œuvre) und des Mörders Jacques (La Bête humaine).

3 Henri Mitterand und Armand Lanoux, in: Les Rougon-Macquart, II, Paris 1961, S. 1663

4 Der Brieftext wurde mir freundlicherweise von Prof. Mitterand zugänglich gemacht.

5 Edmond u. Jules de Goncourt, Journal – Mémoires de la vie littéraire, hrsg. v. Robert Ricatte, III, Paris 1956, S. 8

6 Mes Haines (1866), Œuvres complètes, 40, Paris 1928, S. 31

7 Mon Salon, a. a. O., S. 56

8 A. a. O., S. 57, 60, 79

9 A. a. O., S. 117. Vgl. Nils Gösta Sandblad, Manet – Three Studies in Artistic Conception, Lund 1954, S. 157

10 Dieselben Argumente führt Huysmans zehn Jahre später in seinem Aufsatz ›Emile Zola et L'Assommoir‹ zur Verteidigung des Dichters an. (Œuvres complètes, II, Paris 1928, S. 153f.)

11 Über den Zeitpunkt des von Zola (Mon Salon, a. a. O., S. 68) erwähnten ersten Zusammentreffens herrscht Unklarheit. Manets Brief vom 7. Mai lautet: »Lieber Herr Zola, ich weiß nicht, wo ich Sie treffen kann, um Ihnen die Hand zu drücken und Ihnen zu sagen, wie glücklich ich bin, daß ich von einem Mann von Ihrem Talent verteidigt werde. Welch schöner Artikel! Tausend Dank. Ihr vorletzter Artikel (Der künstlerische Moment) war ganz hervorragend und tat große Wirkung. – Ich möchte Sie um eine Auskunft bitten. Wo könnte ich Sie treffen? Wenn es Ihnen paßt, ich bin alle Tage im ›Café de Bade‹, Boulevard des Italiens 26, von halb sechs bis halb sieben Uhr. Auf bald, lieber Herr, empfangen Sie bitte die Versicherung meiner lebhaften Sympathie. Womit ich bin Ihr dankbar verbundener Edouard Manet.« (E. M., Briefe, hrsg. v. Hans Graber, Basel 1933, S. 57). Die angeblich von Guillemet und Duranty herbeigeführte erste Begegnung soll im Februar stattgefunden haben (Tabarant, a. a. O., S. 118). John Rewald (The History of Impressionism, New York 1946, S. 124, Dt. Ausgabe, Köln 1965, S. 103) verlegt sie in die Tage, als Zola seine Artikelserie zu schreiben begann, Henri Mitterand auf den 7. Mai 1866 (Zola journaliste, Paris 1962, S. 70)

12 Rewald, a. a. O., S. 169

13 Mon Salon, a. a. O., S. 91f.

14 Hemmings, a. a. O., S. 36

15 Ima N. Ebin, Manet and Zola, Gazette des Beaux-Arts, 1945, S. 364f.

16 Vgl. Erik Forssman, Venedig in der Kunst und im Kunsturteil des 19. Jahrhunderts, Stockholm 1971, S. 163

17 Michel Florisoone, Manet, Monaco 1947 (Hinweis bei Hopp, a. a. O., S. 97)

18 Theodore Reff, The Meaning of Manets ›Olympia‹, Gazette des Beaux-Arts, 1964, 2. Halbband, S. 114

19 Edgar Wind, Pagan Mysteries in the Renaissance, London 1958, S. 75 Dt. Ausgabe: Heidnische Mysterien in der Renaissance, Frankfurt am Main 1981, S. 94

20 Vollständig abgedruckt bei Julius Meier-Graefe, Edouard Manet, München 1912, S. 134

21 Thomas Bodkin, Manet, Dumas, Goya and Titian, The Burlington Magazine, 1927, S. 166. Theodore Reff, a. a. O., S. 120

22 Le Voltaire, 28. 10. 1899. Vgl. Rougon-Macquart II, Paris 1961, S. 1686

23 Kanes, a. a. O., S. 88f.

24 Dahinter stehen Balzac (Hemmings, a. a. O., S. 33) und Stendhal (»Il y a une manière d'émouvoir qui est de montrer les *faits*, les *choses*, sans en dire l'effet.« Journal, 5. Februar 1805, Œuvres intimes, Paris 1961, S. 579)

25 Vorwort zu William Busnach, Trois pièces – L'Assommoir, Nana, Pot-bouille, Paris 1884, S. 198

26 John C. Lapp, Zola before the Rougon-Macquart, University of Toronto Press 1964, S. 127

27 Kanes, a. a. O., S. 184

28 Zola kannte die Stelle aus Taines Histoire de la littérature anglaise, Paris 1864 (Hemmings, a. a. O., S. 136)

29 Goncourt, Journal, a. a. O., II, S. 476
30 Briefe, a. a. O., S. 88
31 Es überrascht, daß die Karikaturisten 1877 von Manets Bild kaum Notiz nahmen. Wir konnten in der Pariser Presse nur einige einzige Karikatur finden (Abb. 73)

IV. Kapitel (S. 48–84)

1 Ein Beispiel für viele: die Vision einer kommunistischen Gesellschaft, »wo jeder nicht einen ausschließlichen Kreis der Tätigkeit hat, sondern sich in jedem beliebigen Zweige ausbilden kann, die Gesellschaft, die allgemeine Produktion regelt und mir eben dadurch möglich macht, heute dies, morgen jenes zu tun ... wie ich gerade Lust habe«. (Karl Marx, Die deutsche Ideologie, 1845/46, Die Frühschriften, hrsg. von Siegfried Landshut, Stuttgart 1953, S. 361)
2 Theodore Reff, The Meaning of Titian's Venus of Urbino, Pantheon, 1963, S. 359
3 Das Rollenspiel gilt auch umgekehrt: Stendhal vergleicht eine schöne Dirne mit Tizians *Venus*, die er, gemäß der romantischen Tradition, für ein Bildnis der Herzogin von Urbino hält (Journal de l'Egotisme, 3. Kapitel).
4 Alain de Leiris, Manet's ›Christ scourged‹ and the problem of his religious paintings, The Art Bulletin, 1959, S. 198f.
5 Erwin Panofsky, Problems in Titian, mostly iconographic, London 1969, S. 93
6 Hamilton, a. a. O., S. 137f., 255
7 Crowe und Cavalcascelle, Tizian – Leben und Werke, Leipzig 1877, S. 306
8 Die Formulierung ist Baudelaire entlehnt (Salon de 1846, Œuvres complètes, hrsg. von Y.-G. Le Dantec, Paris 1956, S. 677.) Vgl. Walter Benjamin, Charles Baudelaire, ein Lyriker im Zeitalter des Hochkapitalismus, Frankfurt am Main 1969, S. 80f., 99f.
9 A. a. O., S. 894. Vgl. Forssman, a. a. O., S. 163
10 Sehr differenziert wird diese Frage von Sandblad, a. a. O., S. 55f., untersucht und zugunsten Baudelaires entschieden.
11 Plastik. Einige Wahrnehmungen über Form und Gestalt aus Pygmalions bildendem Traume (1778), Sämtliche Werke, hrsg. v. B. Suphan, VIII, Berlin 1892, S. 63
12 Goethe, Die Preisaufgabe betreffend, 1801, Gesammelte Werke, 48, Weimar 1898, S. 23
13 Gemäldeausstellung von 1831 (Abschnitt über L. Robert)
14 Histoire de la peinture en Italie, II, Paris 1825, S. 186
15 A. a. O., S. 596. Unsere Übersetzung stammt aus: Georges Poulet, Wer war Baudelaire?, Genf 1969, S. 43
16 Journal, hrsg. v. André Joubin, III, Paris 1950, S. 24 (13. 1. 1857)
17 Die verschiedenen Bedeutungsgeschichten hat Sandblad in seinem monographischen Aufsatz beispielhaft dargelegt.
18 Zur Identifizierung: Martin Davies, National Gallery Catalogues: French School, London 1970, S. 91
19 Davies hält das Bild für unvollendet. In einer Pinselzeichnung (Abb.: Kurt Martin, E. Manet – Aquarelle und Pastelle, Basel 1958, Taf. 2) ist die Mittelgruppe – sitzende Dame und Zylinderherr – deutlicher akzentuiert als im Gemälde.

20 Vgl. Manets *Löwenjäger* (1880/81) mit einer Photographie Erzherzog Rudolphs bei der Bärenjagd, 1879 (Abb.: Michel Braive, The era of the photograph, London 1966, S. 154)

21 Mon Salon, a. a. O., S. 106

22 Fritz Bley in der Zeitschrift für bildende Kunst, 1884, S. 245

23 Ernest Chesneau, L'Art et les artistes modernes en France et en Angleterre, Paris 1864, S. 190. Gustav Pauli war Chesneaus Hinweis unbekannt, als er dieselbe Entdeckung noch einmal machte (Raffael und Manet, Monatshefte für Kunstwissenschaft, I, 1908, S. 53f.). Wußte der Karikaturist Cham von Manets ›Anleihe‹ bei Raffael, als er am Vorabend des Salons von 1877 im Charivari eine Zeichnung unter dem Titel ›Manet wird von einem Impressionisten beleidigt‹ veröffentlichte? Die Beleidigung steckt in dem verächtlichen Zuruf: »Eh! va donc, Raphaël!« (Hamilton, a. a. O., S. 205)

24 Lucien Leuwen, XLIX. Kapitel

25 Mit dieser Formel des Justus Lipsius charakterisiert Huysmans das *Weibliche Brustbildnis des Bartolomeo da Venezia* im Frankfurter Städel (Trois Primitifs, 1904). Vgl. Georg Swarzenski, Bartolomeo Veneto und Lucrezia Borgia, Städel-Jahrbuch, 1922, S. 63ff.

26 Die halbnackte Frau mit dem Spiegel leitet sich von Ingres' *Odaliske* ab. Dieselbe Haltung taucht 1847 in Coutures *Romains de la Décadence* (Abb. 22) wieder auf.

27 A. a. O., S. 563

28 Burckhardt, a. a. O., S. 92

29 Auriant, Les Lionnes du Second Empire, Paris 1935, S. 196f.

30 Théodore Duret, Histoire de Edouard Manet et de son œuvre, Paris 1902, S. 107

31 Vgl. W. H., Seltsame Paare, in: Ein Geschmack wird untersucht. Die C. G. Schwabe Stiftung, Hamburger Kunsthalle 1970, S. 48. Vgl. W. H., Bruchlinien, a. a. O., S. 152

32 Knud Togeby, L'Œuvre de Maupassant, Paris 1954, S. 43

33 Auriant, Les Lionnes ..., a. a. O., S. 145f.

34 Œuvres complètes, VIII, Paris 1929

35 L'Art Moderne, Paris 1883, S. 271f.

36 Etwa Günter Busch in seiner eindringlichen Werkmonographie, Stuttgart 1956

37 Salon de 1846, a. a. O., S. 677. Der Gedanke wird im Aufsatz über Guys (S. 883) wiederaufgenommen.

V. Kapitel (S. 85–134)

1 Vgl. S. 81. Die Übertragung stammt von Hermann Bahr (Studien zur Kritik der Moderne, Frankfurt am Main 1894)

2 Einige Beispiele: John C. Lapp, The Watcher Betrayed and the Fatal Woman: some recurring patterns in Zola, PMLA, 1959, S. 276 – ders., Zola before the Rougon-Macquart, University of Toronto Press 1964 – Stephan Max, Les Métamorphoses de la grande ville dans les Rougon-Macquart, Paris 1966 – Frances Mc Neely Leonard, ›Nana‹, symbol and action, Modern Fiction Studies, 1963, S. 149 – Hellmuth Petriconi, Das Reich des Untergangs, Hamburg 1958, S. 37ff. (La Débâcle).

3 Œuvres Complètes, Correspondance IV (1877 bis 1880), Paris 1925, S. 249 (Brief an Zola vom 15. 2. 1880)

4 Mallarmé, Un spectacle interrompu (1875), Œuvres complètes, hrsg. v. Henri Mondor und G. Jean-Aubry, Paris 1950, S. 276
5 Crayonné au théâtre (1887), a. a. O., S. 345
6 Michel Florisoone, Manet, Monaco 1947 (Hinweis bei Hopp, a. a. O., S. 97)
7 Jean-Louis Vaudoyer, Manet, Paris 1955 (Hinweis bei Busch, a. a. O., S. 28)
8 Gotthard Jedlicka, Edouard Manet, Zürich 1941, S. 191
9 Nationalökonomie und Philosophie (Pariser Manuskripte), 1844, in: Frühschriften, a. a. O., S. 237
10 Manifest der kommunistischen Partei, Frühschriften, a. a. O., S. 532
11 Nationalökonomie und Philosophie, a. a. O., S. 259
12 Manifest ..., a. a. O., S. 544. Um 1850 prophezeit Baudelaire dem Bürger: »Ton épouse ..., gardienne vigilante et amoureuse de ton coffre-fort, ne sera plus que l'idéal parfait de la femme entretenue. Ta fille, avec une nubilité enfantine rêvera, dans son berceau, qu'elle se vend un million.« (Fusées, a. a. O., S. 1204)
13 A. a. O., II, S. 176 (8. 7. 1865)
14 Karl Marx und Friedrich Engels, Die Heilige Familie und andere philosophische Frühschriften, Berlin 1953, S. 117
15 Robert Tucker, Karl Marx – Die Entwicklung seines Denkens von der Philosophie zum Mythos, München 1963, S. 292, 283
16 Zu Marx' ›eschatologischer Botschaft‹: Karl Löwith, Weltgeschichte als Heilsgeschehen, Stuttgart 1953, S. 42f.
17 Einleitung zur Kritik der Politischen Ökonomie (1857), in: Karl Marx und Friedrich Engels, Über Kunst und Literatur, I, Berlin 1967, S. 125
18 Die deutsche Ideologie, Frühschriften, a. a. O., S. 346, 349
19 Zum folgenden: William S. Heckscher, ›Recorded from Dark Recollection‹, in: De Artibus Opuscula XL, Essays in Honor of Erwin Panofsky, New York 1961, S. 187ff.
20 Georges Levitine, Girodets New Danae: The Iconography of a Scandal, The Minneapolis Institute of Arts Bulletin, 1969, S. 69ff.
21 Die zur Danae erhöhte Dirne behandelt Rossettis Gedicht ›Jenny‹ (David Sonstroem, Rossetti and the Fair Lady, Middletown 1970, S. 58)
22 Vgl. Maria Bonaparte, Edgar Allan Poe, II, Paris 1933, S. 579 – Erich Neumann, Die Große Mutter, Zürich 1956, S. 206f.
23 Jean Palhadilhe u. José Pierre, Gustave Moreau, Paris 1971, S. 97
24 Einleitung zum ›Buch der Lieder‹. Vgl. Ragnar von Holten, L'Art fantastique de Gustave Moreau, Paris 1960, S. 6f.
25 Abb.: Camille Lemonnier, Alfred Stevens et son œuvre, Brüssel 1906, Taf. XXIII – M. G. Dortu, Toulouse-Lautrec et son Œuvre, III, Paris 1971, S. 665
26 Abb.: Katalog ›Weltkulturen und moderne Kunst‹, München 1972, S. 32
27 A. a. O., S. 109, 124, 139
28 A. a. O., S. 237
29 Stendhal (De l'Amour) könnte ihn dazu angeregt haben.
30 Frühschriften, a. a. O., S. 12f. Er meint die Epikureer, Stoiker u. Skeptiker. Vgl. Löwith, a. a. O., S. 38f.
31 Jean Seznec, The Romans of the Decadence and their historic significance, Gazette des Beaux-Arts, 1943, 2. Halbband, S. 221f.

32 A. a. O., S. 58 (›Pour avoir des souliers ...‹). Vgl. Walter Benjamin, Charles Baudelaire, Frankfurt am Main 1969, S. 34

33 Abb.: L'Autographe au Salon de 1865, S. 7

34 Journal, hrsg. von André Joubin, I, Paris 1950, S. 225 (7. 5. 1847)

35 Karl Rosenkranz, Ästhetik des Häßlichen, Königsberg 1835 (Neuausgabe Stuttgart-Bad Cannstatt 1968), S. 281

36 A. a. O., S. 382

37 Für Rosenkranz ist Robert Macaire die Verkörperung »des allgemein organisierten Betruges« (a. a. O., S. 423).

38 Vgl. E. von Kraemer, Le type du faux mendiant dans les littératures romanes depuis le Moyen-Age jusqu'au XVIIe siècle, Helsingfors 1944

39 Vgl. Georges Doutrepont, Les types populaires de la littérature française, Académie Royale de Belgique, XXII, 2, Brüssel 1926, S. 463f.

40 James Rousseau, Physiologie du Robert Macaire, Paris 1842 (Hinweis bei Doutrepont, a. a. O., S. 488)

41 »Man verkauft sich der Regierung, welche für Schrifsteller von oppositioneller Färbung stets liebreich offene Bank hält«, berichtet Burckhardt 1843 aus Paris (Unbekannte Aufsätze J. Burckhardts aus Paris, Rom und Mailand, hrsg. von Josef Oswald, Basel 1922, S. 62)

42 A. a. O., I, S. 1068 (April 1862)

43 Karl Marx, Die Klassenkämpfe in Frankreich 1848–50, Berlin 1951, S. 32

44 Karl Marx, Der Bürgerkrieg in Frankreich, Berlin 1952, S. 81

45 Abb.: Adrien Chappuis, Cézanne dessinateur: copies et illustrations, Gazette des Beaux-Arts, 1965, 2. Halbband, S. 301

46 Briefe, hrsg. u. übertragen von John Rewald, Zürich 1962, S. 175

47 Venturi 882. Kurt Badt, Die Kunst Cézannes, München 1956, S. 267

48 A. a. O., II, S. 142 (1865). In veränderter Form wurde die Stelle in die ›Ideen und Impressionen‹ aufgenommen, nach deren deutscher Ausgabe (Leipzig 1904, S. 203f.) wir zitieren.

49 Briefe, a. a. O., S. 43f., 49f. Vgl. Meyer Schapiro, Les pommes de Cézanne, in: La Revue de l'Art, Nr. 1–2, 1968, S. 73f. Deutsch in: Meyer Schapiro, Moderne Kunst. 19. und 20. Jahrhundert. Ausgewählte Aufsätze, Köln 1982, S. 7ff.

50 Ein Teil der ›Versuchung‹, der Auftritt der Königin von Saba, erschien bereits 1857 (Vgl. Flaubert, Œuvres, hrsg. v. A. Thibaudet und R. Dumesnil, I, Paris 1958, S. 80f., 185, 187f.) Baudelaires Gedichte ›Danse macabre‹ und ›Le Masque‹ wurden im März bzw. November 1859 in der Revue contemporaine veröffentlicht. Beide waren dem Bildhauer E. Christophe gewidmet, über dessen *Totentanz* der ›Salon de 1859‹ einen Absatz enthält. (Œuvres complètes, a. a. O., S. 98, 168, 829f.) Chappuis (a. a. O., S. 305) erwähnt, daß Cézanne häufig Baudelaires ›Une charogne‹ rezitierte.

51 Gerstle Mack, La Vie de Paul Cézanne, Paris 1938, S. 167

52 Œuvres, I, a. a. O., S. 151

53 Vgl. John C. Lapp, The Watcher Betrayed ..., a. a. O., S. 281

54 Briefe, a. a. O., S. 160

55 Briefe, a. a. O., S. 161

56 Briefe, a. a. O., S. 138

57 Bibliothèque Nationale, Paris, Ms., nouv. acquisitions françaises, Inv. 10313, S.191–193, 207–208

58 Alan Bowness, Courbet's early subject-matter, in: French 19th century painting and literature, hrsg. v. Ulrich Finke, Manchester 1972, S. 117
59 Du Principe de l'Art et de sa destination sociale (1865), Œuvres complètes, Paris 1939, XI, S. 249, 200f.
60 Mon Salon, a. a. O., S. 86, 126, 167, 170, 179
61 A. a. O., S. 413ff.
62 Enfantin war der namhafteste Apostel des Saint-Simonismus (Jean Pierre Alem, Enfantin, Paris 1963)
63 Vgl. Ragnar von Holten, Gustave Moreau, Symbolist, Stockholm 1965
64 Paladilhe u. Pierre, a. a. O., S. 134
65 Correspondance, II, Paris 1894, S. 73 (Brief vom 1. 2. 1852)
66 A. a. O., S. 460
67 Antonin Proust, a. a. O., S. 77
68 Hinweis bei Paul Lafargue, ›Das Geld‹ von Zola (1891–92), in: Vom Ursprung der Ideen. Ausgewählte Schriften, Dresden 1970, S. 212. Vgl. Goncourt, a. a. O., I, S. 1213
69 Zit. nach Duranty, La nouvelle Peinture, hrsg. v. Marcel Guérin, Paris 1946, S. 23, Anm. 1
70 Lettres de Degas, hrsg. v. Marcel Guerin, Paris 1945, S. 168 (Brief vom 13. 10. 1890)
71 Auch ›Les Malheurs de la Ville d'Orléans‹ (1865, L. 124) nehmen dieses ›Rahmenthema‹ vorweg.
72 Pierre Cabanne, Edgar Degas, München 1958, S. 15
73 Paladilhe u. Pierre, a. a. O., S. 113
74 Paladilhe u. Pierre, a. a. O., S. 44
75 J. M. Lhôte, Les mots de Degas, Paris 1967, S. 41
76 Theodore Reff, Degas' ›Tableau de genre‹, The Art Bulletin, 1972, S. 316ff., schlägt eine neue Quelle vor: Zolas ›Thérèse Raquin‹.
77 L'Artiste dans son Atelier (Lemoisne 326) Vgl. W. H., Degas et le drame de la peinture, Gazette des Beaux-Arts 1988, S. 119f.
78 Zola zählt 1875 eine Reihe solcher Titel auf, darunter ›A bout d'arguments‹ (Mon Salon, a. a. O., S. 233)
79 Vgl. W. H., Das Irdische Paradies, München 1960, S. 11ff.
80 Aus einem Gedicht im ›Salon de 1868‹ der Zeitschrift ›Le Tintamarre‹
81 F. Ferticault, Salon de 1877 – Causeries d'un flaneur, Paris 1877
82 Abb. der angeführten Beispiele in: Le Salon de 1877, hrsg. v. Goupil et Cie., Paris 1877, 2 Bände

VI. Kapitel (S. 135–176)

1 Welchem Impressionisten war das *vor* Manet gelungen? Keinem, auch nicht Degas, an den Huysmans gedacht haben dürfte, denn *L'Absinthe* (L. 393, 1876/77) und *Femmes devant un Café* (L. 419, 1877) entstanden gleichzeitig mit Manets Bild.
2 Huysmans, L'Art moderne, Paris 1883, S. 5f.
3 A. a. O., S. 49, 151f.

4 Vgl. W. H., Fragen der Strukturanalyse, Zeitschrift für Ästhetik und allgemeine Kunstwissenschaft, 1972

5 Arthur Rimbaud, Das dichterische Gesamtwerk, hrsg. u. übertragen von Felix von Rexroth, Wiesbaden 1954, S. 247 (»Depuis longtemps je me vantais de posséder tous les paysages possibles, et trouvais dérisoires les célébrités de la peinture et de la poésie moderne. J'aimais les peintures idiotes, dessus de portes, décors, toiles de saltimbanques, enseignes, enluminures populaires; la littérature démodée, latin d'église, livres érotiques sans orthographe, romans de nos aïeules, contes de fés, petits livres de l'enfance, opéras vieux, refrains niais, rhythmes naïfs.«)

6 Stéphane Mallarmé, Dix-neuf lettres à Emile Zola, Paris 1929, S. 21

7 Mon Salon, a. a. O., S. 232, 241

8 A. a. O., S. 23

9 Gerald M. Ackerman, Gérôme and Manet, Gazette des Beaux-Arts, 1967, 2. Halbband, S. 163f.

10 Erica Tietze-Conrat, What Degas learned from Mantegna, Gazette des Beaux-Arts, 1944, S. 413

11 Beispiele: In Toepffers ›Histoire d'Albert‹ (Genf 1845) schließt »jede neue Phase dieses mißratenen Sohnes mit einem Tritt vor den Hintern ..., den ihm sein Vater ertheilt, wobei man nur den Fuß des Einen und die Posteriora des andern sieht«. (Vischer, 1846, zit. bei Rosenkranz, a. a. O., S. 462). Grandvilles Gulliver-Illustrationen (Paris 1838), in: Das gesamte Werk, I, München 1969, S. 629, 630. Daumier ›L'Orchestre pendant qu'on joue une tragédie‹ (1852, D. 2243)

12 Erstmals wurde diese Fragestellung systematisch an Courbet erprobt: Meyer Schapiro, Courbet and popular imagery, The Journal of the Warburg and Courtauld Inst., 1940/41, S. 164f. Vgl. Meyer Schapiro, Moderne Kunst, a. a. O., S. 58 ff. Schon Sandblad erkannte die vorwegnehmende Rolle der Tageskunst (›journalistic art‹, a. a. O., S. 49). Allgemeine Hinweise gibt W. H., Das Irdische Paradies, a. a. O., S. 123f. Vgl. Anne Coffin Hanson, Manet's Subject Matter and a Source of Popular Imagery, in: Museums Studies, The Art Institute of Chicago, 1968, S. 64f., und Popular Imagery and the Work of Edouard Manet, in: French 19th century painting and literature, hrsg. v. Ulrich Finke, Manchester, 1972, S. 133f. Beide Aufsätze bringen viel Material, im zweiten werden m. E. Manet zu viele Einflußquellen unterstellt. In diesem Zusammenhang sei an eine kurze Untersuchung erinnert, die der Manet-Forschung entgangen zu sein scheint: Carl Neumann vermutete in einer französischen Buchillustration – die Erschießung Charettes – die Quelle von Manets *Maximilian* (C. N., Drei merkwürdige künstlerische Anregungen bei Runge, Manet, Goya. Sitz. ber. d. Heidelberger Akademie d. Wissenschaften, phil.-hist. Kl., 1916, S. 9)

13 Auch die konservative Kritik spürte Manets Affinität zur ›Straßenkunst‹, sah darin aber ein Merkmal künstlerischer Minderwertigkeit. 1874 verglich Duvergier de Hauranne die Bilder Manets mit Laden- und Kneipenschildern (Hamilton, a. a. O., S. 179)

14 Ein Blatt von Dorés *Ménagerie parisienne* (1854) zeigt ein Wäscherinnenkollektiv. Cézannes *Kartenspieler* findet man bei Gavarni, Masques et Visages, Paris 1868, S. 328

15 Huysmans behauptet, man habe den in Brüssel gedruckten Roman an der Grenze beschlagnahmt, doch gibt es dafür keine Beweise (Goncourt, a. a. O., II, S. 1148). »Ich soll die schmutzigste Pornographie geschrieben haben«, bemerkt Edmond de Goncourt zu den Angriffen, denen ›La Fille Elisa‹ ausgesetzt war (a. a. O., S. 1182). Die Bühnenfassung des Romans wurde 1891 verboten (a. a. O., IV, S. 20).

16 Auch die Szene zwischen Nana und dem Grafen sollte gestrichen werden. (Zola im Vorwort zu William Busnach, Trois pièces – L'Assommoir, Nana, Pot-Bouille, Paris 1884, S. 202)

17 Karl Rosenkranz, Ästhetik des Häßlichen, Königsberg 1853 (Neuausgabe Stuttgart-Bad Cannstatt 1968), S. 416

18 Die deutsche Ideologie, 1845–46, in: Frühschriften, a. a. O., S. 346

19 Vgl. Dwight Miller, Street Criers and itinerant tradesmen in European prints, Stanford Art Book 11, 1970

20 Jean Adhemar, Gazette des Beaux-Arts, 1971, 2. Halbband, Chronique des Arts, S. 31. Nur eine der Originalzeichnungen ist erhalten (John Rewald, Renoir drawings, New York 1946, Nr. 4)

21 A. a. O., II, S. 1268, vgl. II, S. 892, 898 und IV, S. 163

22 Flaubert war über die Art, wie Bergerat seinen Text illustrieren ließ, nicht glücklich. (Correspondance, IV, Paris 1893, S. 367)

23 Nouvelles de l'Estampe, 1965, S. 234

24 Mon Salon, S. 320. Im russischen Text betraf diese Bemerkung Monet und die Impressionisten, der Korrespondent des ›Figaro‹ bezog sie – absichtlich oder unachtsam – auf Manet. Dieses Mißverständnis spricht jedoch Zola nicht von dem Vorwurf der Kritik an Manet frei, denn im vorhergehenden Absatz wird dessen Irrtum, manche Bilder unvollendet zu lassen, nachdrücklich bemängelt. Käme Manets technischer Ausdruck der Wahrheit seiner Eindrücke gleich, meint Zola, wäre er der große Maler der zweiten Jahrhunderthälfte.

25 Tabarant, a. a. O., S. 351

26 Auriant, Les Lionnes du Second Empire, Paris 1935, S. 171ff.

27 Der Brief befindet sich im Cabinet des Estampes der Bibliothèque Nationale

28 Auriant, a. a. O., S. 85f.

29 Auriant, a. a. O., S. 143f.

30 A. a. O., S. 1189, 1190, 1220

31 Frühschriften, a. a. O., S. 361

32 Goncourt, a. a. O., I, S. 141, 228, 408, 471, 494, 563; 972; II, S. 23, 25, 72. Siegfried Kracauer, Pariser Leben – Jacques Offenbach und seine Zeit, München 1962, S. 104, 167, 201, 223, 242

33 Correspondance, IV, S. 57

VII. Kapitel (S. 177–191)

1 Der 18. Brumaire des Louis Bonaparte (1852), Frankfurt am Main 1965, S. 9

2 Karl Löwith, Von Hegel bis Nietzsche, Zürich/New York 1941, S. 269

3 Frühschriften, a. a. O., S. 214

4 Karl Löwith, Weltgeschichte und Heilsgeschehen, Stuttgart 1953, S. 39

5 Einleitung zur Kritik der politischen Ökonomie (1857), in: Karl Marx und Friedrich Engels, Über Kunst und Literatur, I, Berlin 1967, S. 125

6 Zit. nach Hemmings, a. a. O., S. 34

7 Léo Taxil, La corruption fin-de-siècle, Paris 1894, S. 278, 282

8 Manifest der kommunistischen Partei (1848), Frühschriften, a. a. O., S. 532

9 Kanes, a. a. O., S. 52

10 Nietzsche, Der Fall Wagner, Werke, hrsg. von Karl Schlechta, II, München 1955, S. 922

11 George Bernard Shaw, The Perfect Wagnerite (1898), New York 1967, S. XVII, 90

12 Leiden und Größe Richard Wagners (1933), in: Wagner und unsere Zeit, Frankfurt 1963, S. 64

13 Hans Schröder, Leitmotive in den Werken Emile Zolas, Dissertation, Hamburg 1950. – John C. Lapp, The Watcher Betrayed and the Fatal Woman: some recurring patterns in Zola, PMLA 1959, S. 276f.

14 Hellmuth Petriconi, Das Reich des Untergangs. Bemerkungen über ein mythologisches Thema. Hamburg 1958, S. 39

15 Kanes, a. a. O., S. 82

16 Patrick Brady, ›L'Œuvre‹ d'Emile Zola, Genf 1968, S. 346

17 Brief an Giuseppe Giacosa (Hemmings, a. a. O., S. 88)

18 Vgl. Lawson A. Carter, Zola and the theater, New Haven/Paris 1963, S. 184, 192

19 Über ›Germinie Lacerteux‹ von E. und J. de Goncourt, in: Mes Haines, Œuvres complètes, 40, Paris 1928, S. 55

20 Kanes, a. a. O., S. 157, 180

21 Mon Salon, a. a. O., S. 93f. (Deutsche Übertragung: Emile Zola, Malerei, Berlin 1903, S. 106). Auf die Bedeutung dieser Stelle hat schon Lapp hingewiesen (The Watcher Betrayed, a. a. O., S. 284). Mitterand scheint den Gestaltungsprozeß ähnlich zu sehen. Er bemerkt über das Rougon-Macquart-Konzept: »Pour chaque ›classe‹, un personnage et un roman. Ce sont les personnages et leur appartenance sociale qui avaient défini les sujets, et non l'inverse.« (Zola, Collection ›Génies et Réalités‹, Paris 1969, S. 107)

22 Œuvres, hrsg. v. A. Thibaudet und R. Dumesnil, I, Paris 1951, S. 1037

23 Briefe, a. a. O., S. 67

24 Taine in einem Brief an Zola nach der Veröffentlichung von ›Madeleine Férat‹. (Hemmings, a. a. O., S. 49).

25 »... une annonce de trois lignes dans les Débats et le Courrier français, entre les ceintures élastiques, les cols en crinoline, les biberons en tétine incorruptile, la pâte de Regnault et les recettes contre le mal de dents.«

26 Vgl. Baudelaires Kommentar in ›Quelques caricaturistes français‹, a. a. O., S. 738

27 A. a. O., II, S. 165 (22. Mai 1865)

28 Mon Salon, a. a. O., S. 62, 171, 177, 206, 355

29 Histoire de la Peinture en Italie, II, Paris 1825, S. 154

30 Baudelaire bezieht sich auf Poe, ohne ihn zu nennen (a. a. O., S. 887)

31 Marx, Frühschriften, a. a. O., S. 98

32 Es ist ein Irrtum anzunehmen, Couture hätte diese Gestalt in römischer Kleidung akzeptiert. (Diese Auffassung vertritt Albert Boime, The Academy and French Painting in the 19th century, London 1971, S. 66). Manet malte nicht einen modern verkleideten ›Römer der Verfallszeit‹, sondern eben einen Absinthtrinker.

33 »Tous les observateurs sont tristes. C'est tout simple: ils voient vivre les autres et eux-mêmes. Ils ne sont pas des acteurs dans la vie, mais des témoins. De tout, ils ne prennent rien de ce qui grise. Leur état normal est la sérénité mélancolique.« (A. a. O., II, S. 180, August 1865)

34 Vgl. Walther Rehm, Experimentum medietatis, München 1947

35 »Il faut assister en spectateur blasé à la grande comédie qui se joue ...« (Auriant, Les Lionnes du Second Empire, Paris 1935, S. 176)

36 A. a. O., S. 892. Vgl. Kap. IV, Anm. 37

Verzeichnis der Schwarzweißabbildungen

Ist bei den Tafelbildern keine Technik angegeben, handelt es sich um Öl auf Leinwand.

1 Tizian, *Venus vom Pardo*. 196 × 385 cm. Musée du Louvre, Paris
2 Tizian, *Venus von Urbino*. 1538. 165 × 198 cm. Uffizien, Florenz
3 Edouard Manet, Kopie nach Tizians *Venus von Urbino*. 1856. 24 × 37 cm. Privatbesitz
4 Edouard Manet, Kopie nach Rembrandts *Anatomie des Dr. Tulp*. 1856. 25 × 39 cm. Privatbesitz
5 Tizian, *Allegorie des d'Avalos*. Um 1532. 121 × 107 cm. Musée du Louvre, Paris
6 Tizian, *Junge Frau bei der Toilette*. 96 × 76 cm. Musée du Louvre, Paris
7 Edouard Manet, *Frau mit Spiegel*. Zeichnung nach einem italienischen Meister. 1852–58. Bleistift und Aquarell. 29,5 × 17 cm. Musée du Louvre (Cabinet des Dessins), Paris
8 Edouard Manet, *Überraschte Nymphe*. 1861. 144,5 × 112 cm. Museo Nacional de Bellas Artes, Buenos Aires
9 Edouard Manet, *Musik in den Tuilerien*. 1861. 76 × 119 cm. National Gallery, London
10 Gustave Courbet, *Das Atelier*. 1855. 196 × 361 cm. Musée d'Orsay, Paris
11 Edouard Manet, *Der Absinthtrinker*. 1858–59. 181 × 106 cm. Ny Carlsberg Glyptotek, Kopenhagen
12 Edouard Manet. *Ein Spaziergänger*. 1878. 24 × 20 cm. Privatbesitz
13 Edouard Manet, *Alter Musikant*. 1862. 188 × 248 cm. National Gallery, Washington (Chester Dale Collection)
14 Edouard Manet, *Das Frühstück im Atelier*. 1868. 120 × 154 cm. Neue Pinakothek, Bayerische Staatsgemäldesammlungen, München
15 Edouard Manet, *Im Konzert-Café*. 1878. 47,5 × 39 cm. Walters Art Gallery, Baltimore
16 Edouard Manet, *Im Café*. 1878. 77 × 83 cm. Sammlung Oskar Reinhart ›Am Römerholz‹, Winterthur
17 Edouard Manet, *Bildnis des Dichters Stéphane Mallarmé*. 1876. 27,5 × 36 cm. Musée d'Orsay, Paris
18 Edouard Manet, *Mademoiselle Victorine Meurent im Kostüm eines Stierkämpfers*. 1862. 166 × 129 cm. The Metropolitan Museum of Art, New York (H. O. Havemeyer Collection)
19 Edouard Manet, *Straßensängerin*. 1862. 175 × 108,5 cm. Museum of Fine Arts, Boston
20 Photographie einer Ruderin. Um 1860
21 Marcantonio Raimondi, nach einer verlorengegangenen Zeichnung von Raffael, *Das Urteil des Paris*. Kupferstich (Detail). Um 1525–30
22 Thomas Couture, *Die Römer der Verfallszeit*. 1847. 466 × 775 cm. Musée d'Orsay, Paris
23 Edouard Manet, *Bildnis des Dichters Zacharie Astruc*. 1863. 89 × 116 cm. Kunsthalle, Bremen
24 Edouard Manet, *Bildnis Emile Zola*. 1867–68. 146 × 114 cm. Musée d'Orsay, Paris
25 Edouard Manet, *Der Balkon*. 1868–69. 170 × 124,5 cm. Musée d'Orsay, Paris
26 Edouard Manet, *Die Lektüre (Léon Koëlla liest der Gattin des Künstlers vor)*. Nach 1865. 60,5 × 73,5 cm. Musée d'Orsay, Paris
27 Edouard Manet, *Argenteuil*. 1874. 149 × 131 cm. Musée des Beaux-Arts, Tournai
28 Edouard Manet, *Im Boot (Die Bootspartie)*. 1874. 96 × 130 cm. The Metropolitan Museum of Art, New York (H. O. Havemeyer Collection)
29 Edouard Manet, *Beim Père Lathuille*. 1879. 93 × 112 cm. Musée des Beaux-Arts, Tournai

30 Pierre Auguste Renoir, *Liebespaar (Les Amants)*. 1875. 175,5 × 130 cm. Národní Galerie, Prag

31 Edouard Manet, *Im Gewächshaus*. 1879. 115 × 150 cm. Staatliche Museen zu Berlin – Preußischer Kulturbesitz, Nationalgalerie

32 Edouard Manet, *Eine Bar in den Folies-Bergère*. 1881–82. 96 × 130 cm. The Courtauld Institute Galleries, London

33 Edouard Manet, *Maskenball in der Oper*. 1873. 60 × 73 cm. National Gallery of Art, Washington D. C.

34 Anne-Louis Girodet de Roucy-Trioson, *Mlle. Lange als Danae*. 1799. 64,5 × 54 cm. Minneapolis Institute of Arts

35 Jean Auguste Dominique Ingres, *Oedipus und die Sphinx*. 1808. 189 × 144 cm. Musée du Louvre, Paris

36 Gustave Moreau, *Oedipus und die Sphinx*. 1864. 206 × 105 cm. The Metropolitan Museum of Art, New York

37 Alfred Stevens, *Pariser Sphinx*. 1869. 72 × 53 cm. Koninklijk Museum voor Schone Kunsten, Antwerpen

38 Jean Auguste Dominique Ingres, *Das Goldene Zeitalter*. 1862. 48 × 62 cm. Fogg Art Museum, Cambridge (Massachusetts)

39 G. Haussoullier, *Der Jungbrunnen*. 1843. 135 × 186 cm. Privatbesitz

40 Thomas Couture, *L'Amour de l'Or*. 1844. Musée des Beaux-Arts, Toulouse

41 Thomas Couture, *Die moderne Kurtisane*. 1873. Pennsylvania Academy of Fine Arts, Philadelphia

42 Pierre Auguste Lamy, Lithographie nach Eugène Delacroix, *Die Toilette (Le Lever)*. 1850. Privatbesitz

43 Anne-Louis Girodet de Roucy-Trioson, *Die Maitresse,* aus der Serie von Illustrationen zu den Oden Anakreons, gestochen von H. G. Chatillon. Paris 1825 (posthum erschienen), Kupferstich

44 Charles J. Traviès, *Ein Familienvater ...* 1830. Lithographie aus der Folge ›Les Mayeux‹

45 Félicien Rops, *Diebstahl und Prostitution regieren die Welt*. Radierung

46 Léon Roze, Titelblatt der angeblichen ›Memoiren der Marguerite Bellanger‹, Maitresse Napoleons III.

47 Paul Cézanne, *Die Toilette*. 1875–77. 31,5 × 25,5 cm. Barnes Foundation, Merion (Pennsylvania)

48 Paul Cézanne, *Olympia*. 1875–77. Aquarell. 25 × 27 cm. Privatbesitz

49 Paul Cézanne, *Der Tanz*. 1871 oder 1877. Kreidezeichnung. Verbleib unbekannt

50 Paul Cézanne, *Das Ewig Weibliche (L'Eternel Féminin)*. Um 1875. 43 × 53 cm. Privatbesitz

51 Félicien Rops, *Diaboli Virtus in Lombis!* Radierung

52 Schule von Verona, *Triumph der Venus*. Um 1420. Hochzeitsplatte. Musée du Louvre, Paris

53 Gustave Moreau, *Herkules und die Töchter des Thespios*. 1852. 258 × 255 cm. Musée Gustave Moreau, Paris

54 Edgar Degas, *Im Salon*. Um 1879–80. Monotypie. 15,9 × 21,6 cm. Privatbesitz

55 Gustave Moreau. *Die Einhörner*. Um 1887. 115 × 90 cm. Musée Gustave Moreau, Paris

56 Gustave Moreau, *Die Erscheinung (Salome)*. Um 1876. Aquarell. 106 × 72 cm. Musée du Louvre (Cabinet des Dessins), Paris

57 Edgar Degas, *La Bouderie*. 1873–75. 32,4 × 46,4 cm. The Metropolitan Museum of Art, New York

58 Edgar Degas, *Der Absinth*. 1876. 92 × 68 cm. Musée d'Orsay, Paris

59 Jean-Louis Forain, *Vielleicht gehst Du wieder zu Deiner Frau zurück,* aus ›Les joies de l'adultère‹, Paris

60 Edgar Degas, *Nackte Frau sich kämmend*. Monotypie. Um 1877–79. 21,5 × 16,1 cm. Ittleson Collection, New York

Verzeichnis der Schwarzweißabbildungen

61 Edgar Degas, *Intimität.* Monotypie. Um 1877–80. 11,8 × 16,1 cm. Statens Museum for Kunst, Königliche Kupferstichsammlung, Kopenhagen

62 Henri Toulouse-Lautrec, Titelblatt der Folge ›Elles‹. 1896. Farblithographie

63 Henri Toulouse-Lautrec, *Frau im Korsett (La Conquête de Passage).* Blatt 10 der Folge ›Elles‹. 1896. Farblithographie

64 Paul Gauguin, *Misères humaines,* 1889. Monotypie. 28,5 × 23,0 cm. Museum of Fine Arts, Boston

65 Théophile-Alexandre Steinlen, Buchumschlag zu Abel Hermants ›Nathalie Madoré‹, Paris 1895

66 William Holman Hunt, *Das erwachende Gewissen.* 1853. 76,5 × 55,9 cm. Tate Gallery, London

67 Max Beckmann, *Garderobe (Die Anprobe),* 1928. 81 × 60,5 cm, Sammlung Ahlers

68 Adolphe Joseph Huot, Reproduktionsstich nach Charles Marchal, ›Phryne‹. 1868 (Original verschollen)

69 Henri Gervex, *Rolla.* 1878. 175 × 220 cm. Musée des Beaux-Arts, Bordeaux

70 Alexandre Cabanel, *Lucretia und Sextus Tarquinius.* 1877. Ehemals Privatbesitz, New York

71 Alfred Grévin, *Fantasia,* aus ›Petit Journal pour Rire‹, Nr. 329, 1881–82 (Titelblatt)

72 Alfred Grévin, *Pariser Mode,* aus ›Almanach des Parisiennes‹, S. 32, Paris 1876

73 Robida, Nana-Karikatur, aus ›La Vie parisienne‹ vom 12. 5. 1877

74 H. Scott, *Laden zu vermieten (Boutique à louer – L'Avenue de l'Opéra),* aus ›La Vie moderne‹. 1879

75 Félix Elie Regamey, *Der Morgenempfang (Le Lever d'une petite Dame),* aus ›L'Eclipse‹ vom 7. 3. 1879 (Titelblatt)

76 Adrien Marie, *Nana in der Rolle der blonden Venus,* aus ›La Vie moderne‹ vom 5. 2. 1881 (Titelblatt)

77 Bertall, *Die kleine Nana,* aus ›La Comédie de notre temps‹, Paris 1874

78 Bertall, *Confidences,* aus ›La Comédie de notre temps‹, Paris 1874

79 Octave Tassaert, *So wird er Dich sehen!,* aus der Folge ›Les premiers moments de la toilette‹. 1830. Lithographie

80 Nicolas-Eustache Maurin, *Wie wunderbar mir das steht! Du wirst heute mit mir in die Oper gehen!* 1832. Lithographie

81 Edouard Manet, *Ansicht der Weltausstellung, Paris.* 1867. 108 × 196 cm. Nasjonalgalleriet, Oslo

82 Menut-Alophe, *Die Schuhe der Pariserin,* aus Taxile Delord, ›Physiologie de la Parisienne‹, S. 36, Paris 1840

83 Bertall, *Elegante Schuhe,* aus ›La Comédie de notre temps‹, Paris 1874

84 Edouard Manet, *Frauenbeine.* Um 1879–83. Pinselzeichnung. 20 × 12,4 cm. Musée du Louvre (Cabinet des Dessins), Paris

85 Unbekannter Zeichner, *Die Orgie,* aus Arago, ›Physiologie de la femme entretenue par moi‹, S. 39, Paris 1840

86 Paul Gavarni, *Das Korsett,* aus E. de Neufville, ›Physiologie de la femme‹, S. 18, Paris 1842

87 Georges Bellenger, *Rose Mignon et Mignon,* aus der ersten illustrierten Ausgabe von Emile Zolas ›Nana‹, Paris 1881

88 André Gill, *Nana,* aus ›L'Assommoir‹, Paris 1878

89 André Gill, *Nanas alter Liebhaber,* aus ›L'Assommoir‹, Paris 1878

90 Georges-Jules-Victor Clairin, *Nanas Loge,* aus der ersten illustrierten Ausgabe von Emile Zolas ›Nana‹, Paris 1881

91 Jean-Louis Forain, *Toilettenszene.* Um 1880. Feder- und Pinselzeichnung

92 Edvard Munch, *Die Gasse (Carmen),* 1895. Lithographie

93 Octave Tassaert, *Vor dem Spiegel,* aus der Serie ›Les Préludes de la toilette‹. Um 1830. Lithographie

94 Georges Bellenger, *Nana vor dem Spiegel,* aus der ersten illustrierten Ausgabe von Emile Zolas ›Nana‹, Paris 1881

95 Georges Bellenger, *Muffat als Pferd,* aus der ersten illustrierten Ausgabe von Emile Zolas ›Nana‹. Paris 1881

96 Georges Bellenger, *Nana und Muffat,* aus der ersten illustrierten Ausgabe von Emile Zolas ›Nana‹, Paris 1881

97 Pierre Auguste Renoir, *Konzertszene,* aus der ersten illustrierten Ausgabe von Emile Zolas ›L'Assommoir‹, Paris 1878

98 Jean-Louis Forain, *Nana und ihr Liebhaber,* Vignette aus ›La Vie moderne‹ vom 18. Oktober 1879

99 Edouard Manet, *Louise Valtesse de la Bigne.* 1879. Pastell. 55 × 33,5 cm. The Metropolitan Museum of Art, New York (H. O. Havemeyer Collection)

100 Valtesse de la Bigne. Um 1870. Photographie

101 Edouard Manet, *Léontine Massin.* 1880–81. Pastell. 56 × 46 cm. Privatbesitz

102 Edouard Manet, *Marie Colombier.* 1879–80. Pastell. 53 × 34 cm. Glasgow Museums (The Burrell Collection)

103 Blanche d'Antigny im Palais Royal. 1869. Photographie

104 Hortense Schneider als Großherzogin. Um 1868. Zeitgenössische Photographie

105 Georges Rochegrosse, *Göttin und Chimäre.* Gouache. Bibliothèque Nationale, Paris

106 Paul Baudry, *Blanche d'Antigny als Maria Magdalena.* 1858. 94 × 147 cm. Musée des Beaux-Arts, Nantes

107 Aubrey Beardsley, *Die Toilette der Salome II.* Illustration zu Oscar Wildes ›Salome‹. 1893. Federzeichnung. British Museum, London

108 André Gill, *Die Geburt der Nana-Venus,* aus ›La Lune Rousse‹ vom 19. 10. 1879

109 Constantin Guys, *Theaterausgang.* Pinselzeichnung. Musée du Louvre (Cabinet des Dessins), Paris

Verzeichnis der Farbtafeln

Ft. 1 Edouard Manet, *Nana.* 1877. 150 × 116 cm.
Hamburger Kunsthalle
Ft. 2 Edouard Manet, *Das Frühstück im Freien.* 1863. 208 × 264,5 cm.
Musée d'Orsay, Paris
Ft. 3 Edouard Manet, *Olympia.* 1863. 130,5 × 190 cm.
Musée d'Orsay, Paris
Ft. 4 Edouard Manet, *Frau vor dem Spiegel.* 1876. 92,1 x 71,4 cm.
Solomon R. Guggenheim Museum, New York, Thannhauser Collection, Gift, Justin K. Thannhauser, 1978
Ft. 5 Paul Cézanne, *Eine moderne Olympia.* 1872–73. 46 × 55,5 cm.
Musée d'Orsay, Paris
Ft. 6 Gustave Courbet, *Demoiselles am Ufer der Seine.* 1856. 173 × 205 cm.
Musée du Petit-Palais, Paris
Ft. 7 Henri Toulouse-Lautrec, *Artillerist und Frau.* 1886. 57,8 × 46,2 cm.
Musée Toulouse-Lautrec, Albi
Ft. 8 Edgar Degas, *Intérieur (Le Viol).* 1868–69. 32 × 45 cm.
Philadelphia Museum of Art, The Henry P. McIlhenny Collection in memory of Frances P. McIlhenny

Photonachweis

Albi, Musée Toulouse-Lautrec Ft. 7
Boston (Mass.), Museum of Fine Arts Abb. 19
Bremen, Stickelmann Abb. 23, 44
Brüssel, A. C. L. Abb. 37
Buenos Aires, G. Stern Abb. 8
Hamburg, © Elke Walford Ft. 1 u. Umschlagabb.
Köln, Archiv DuMont Buchverlag Abb. 14, 15, 21, 24, 64, 66, 67, 69
Köln, Jacques Offenbach Archiv Abb. 104
Kopenhagen, Ny Carlsberg Glyptotek Abb. 11
London, National Gallery Abb. 9
Marburg, Bildarchiv Foto Marburg Abb. 29, 31
Merion (Pennsylvania), The Barnes Foundation Abb. 47
Minneapolis, The Institute of Arts Abb. 34
New York, © The Solomon R. Guggenheim Foundation (FN 78.2514 T27) Foto: David Heald Ft. 4
New York, The Metropolitan Museum of Art Abb. 18, 28, 36, 57, 99
Oslo, O. Vaering Abb. 81
Paris, Bibliothèque Nationale Abb. 20, 43, 45, 51, 65, 68, 71, 75, 79, 93, 100, 103, 108
Paris, Bulloz Abb. 53
Paris, Foundation Wildenstein Abb. 3, 50, 101
Paris, Giraudon Abb. 1, 2, 5, 6, 10, 17, 25, 26, 32, 35, 38, 42, 55, 56, 58, 74, 84
Paris, © Photothèque de la Ville de Paris, Pierrain Ft. 6
Paris, RMN Ft. 2, (Hervé Lewandowski) Ft. 3, 5
Paris, Service de Documentation Photographique Abb. 7, 22, 52, 106, 109
Philadelphia, Philadelphia Museum of Art Ft. 8
Prag, Národní Galerie Abb. 30
Tournai, Jules Messiaen Abb. 27
Washington, National Gallery of Art Abb. 10
Zürich, Walter Dräyer Abb. 16

Alle übrigen hier nicht aufgeführten Abbildungen wurden vom Autor zur Verfügung gestellt.

Personenregister

Adam, Paul 171
Ambre, Emilie 171
Anakreon 99
Andrée, Ellen 78, 171
Arago, Jacques 153; Abb. S. 153
Astruc, Zacharie 40, 43, 70f., 72; Abb. S. 70
Auriant 35

Balzac, Honoré de 68
Baudelaire, Charles 13, 14, 55, 56, 57, 58, 59, 68, 69, 84, 87, 90, 96, 107, 141, 147, 150, 172, 186, 189, 191
Baudry, Paul Abb. S. 176
Bauer, Bruno 95
Bazille, Jean-Frédéric 40
Bazire, Edmond 30
Beardsley, Aubrey 179; Abb. S. 179
Beauregard, Leuthrop 89
Beckmann, Max 129, 130; Abb. S. 129
Behrens, Th. 7, 8
Bellenger, Georges 155, 166; Abb. S. 155, 162, 163
Bergerat, Emile 164, 165, 166, 167, 171
Bernhardt, Sarah 166, 171
Bertall (Charles Albert d'Anoux) 144, 146, 147, 148, 151; Abb. S. 142, 143, 151
Bonnat, Léon 164
Bonnetain (Schriftsteller) 79
Borel, Petrus 167f.
Bouguereau, Adolphe William 180
Bracquemond, Félix 40, 42
Brunner, Irma 171
Burckhardt, Jacob 11, 12, 13ff., 69, 192

Cabanel, Alexandre 39, 133, 140; Abb. S. 134
Callias, Nina de 171
Cassirer, Paul 7
Castagnary, Jules Antoine 53
Castiglione Colonna, Herzogin von 36
Cavalcascelle, Giovanni Battista 54
Cézanne, Paul 38, 40, 45, 74, 103ff., 116, 130, 140; Abb. S. 104, 105, 106, 107; Ft. 5
Champfleury, Jules 149
Charpentier, Georges 165
Christophe, Ernest 107
Clairin, Georges-Jules-Victor 155, 161; Abb. S. 158
Colombier, Marie 79, 171; Abb. S. 171
Comte, Jules 53
Courbet, Gustave 9, 38, 58, 60, 68, 87, 111ff., 130, 133, 140, 162; Abb. S. 46; Ft. 6
Couture, Thomas 48, 65, 67, 92, 93, 95, 96, 113, 164; Abb. S. 68, 96, 97
Crowe, Sir Joseph Archer 53

Dante, Alighieri 90, 149
D'Antigny, Blanche 173; Abb. S. 173, 176
Daumier, Honoré 87, 102, 138, 150, 188
David, Jacques-Louis 88
Debucourt, Philibert-Louis 59
Degas, Edgar 29, 33, 40, 80, 113ff., 127, 129, 130, 131, 135, 138, 140, 151, 159, 162; Abb. S. 115, 121, 122, 124, 125; Ft. 8
Delacroix, Eugène 58, 68, 95, 97ff., 103, 112, 113, 129; Abb. S. 98
Delord, Taxile 151, 152; Abb. S. 151
Desboutin, Gilbert-Marcellin 26, 60
Detaille, Edouard 164, 166, 167
Diderot, Denis 28, 152
Doré, Gustave 38, 116
Dumas, Alexandre (fils) 43, 44, 144
Durand-Ruel, Paul 28
Duranty, Edmond 26, 28ff., 31, 33, 34, 40, 43, 44, 80, 117, 120, 138, 151, 152
Duret, Théodore 40, 46. 60, 76
Duval, Jeanne 147

Engels, Friedrich 87, 182

Fantin-Latour, Henri 40
Faure, Jean-Baptiste 7, 114, 131
Ferticault, F. 133
Feuerbach, Ludwig 95

Fiquet, Hortense 110
Flammarion, Camille 155
Flaubert, Gustave 8, 107, 109, 117, 128, 129, 141, 165, 173, 179, 181, 182, 186
Fontane, Theodor 8
Forain, Jean-Louis 123, 124, 141, 159, 164, 166; Abb. S. 123, 159, 165
Fromentin, Eugène 118, 138

Garnier, Charles 155
Gauguin, Paul 126, 127; Abb. S. 127
Gautier, Théophile 31, 59, 90, 95, 164, 188
Gavarni, Paul (Sulpice Chevalier) 146, 150, 154
Gérôme, Jean-Léon 138
Gervex, Henri 133, 167; Abb. S. 132
Gill, André 155, 188; Abb. S. 156, 157, 180
Giorgione 66, 68
Girodet de Roucy-Trioson, Anne-Louis 87ff., 98; Abb. S. 88, 99
Giroux, Alphonse 33, 35, 104, 109
Glaize, Achille 96
Goethe, Johann Wolfgang von 57, 87, 106
Goldschmidt, Adolph 8
Goncourt, Edmond de 86, 103, 113, 122, 141, 153, 164, 165, 172, 188, 191
Goncourt, Jules de 86, 103, 113, 172, 191
Goya, Francisco 43
Grandville (Jean-Ignace-Isidore Gérard) 138, 150
Grévin, Alfred 135, 144; Abb. S. 136
Guillemet, Antoine und Jules 80
Guys, Constantin 55, 105, 167, 189, 190; Abb. S. 190

Hals, Frans 13
Hatvany (Baron) 7
Hauser, Henriette 30, 171
Haussoullier, Guillaume 68, 92, 94; Abb. S. 94
Heckscher, William S. 16
Heine, Heinrich 57, 90
Herder, Johann Gottfried von 57
Hermant, Abel 127; Abb. S. 127
Hoffmann, E. T. A. 43
Hopp, Gisela 26
Horaz 88
Hugo, Victor 8, 112
Hunt, William Holman 128, 129; Abb. S. 129
Huot, Adolphe Joseph Abb. S. 131
Huysmans, Joris-Karl 7, 14, 33, 34, 37, 81, 82, 85, 131, 135, 141, 153, 175

Ingres, Jean Auguste Dominique 87, 90, 92ff., 95; Abb. S. 89, 93

Janin, Jules 147, 150
Jeanniot, Pierre 119
Jedlicka, Gotthard 85
Justi, Carl 12, 14
Juvenal 95

Koëlla-Leenhoff, Léon 60, 75; Abb. S. 75
Krogmann 8, 9

La Bruyère, Jean 149
Lacroix, A. de 41, 150
Lamy, Pierre Auguste 103; Abb. S. 98
Lange, Mlle. 88, 89; Abb. S. 88
Lanoux, Armand 36
Laurent, Méry 26, 27, 29, 171
Le Nain (Gebrüder) 149
Legros, Alphonse 138
Lemonnier, Isabelle 172
Leppien, Helmut R. 10
Lichtwark, Alfred 7
Liebermann, Max 8
Lippmann 8
Lola de Valence 64, 65
Louis Bonaparte s. Napoléon III.
Louis Philippe 103
Löwith, Karl 177, 178

Macaire, Robert 101, 102, 103, 113, 172
Makart, Hans 164
Mallarmé, Stéphane 14, 60, 85, 135, 140, 171; Abb. S. 64
Malthus, Thomas Robert 112
Mann, Thomas 182
Mantegna, Andrea 138
Marchal, Charles 138; Abb. S. 131
Marie, Adrien Abb. S. 141

Marpon 155
Martial 88
Marivaux (Pierre Carlet de Chamblain de) 189
Marx, Karl 85ff., 93, 94, 95, 96, 103, 112, 150, 175, 177, 178, 180
Massin, Léontine 170; Abb. S. 170
Maupassant, Guy de 79
Mauri, Rosita 171
Maurin, Nicolas-Eustache Abb. S. 146
Meier-Graefe, Julius 8
Meissonier, Ernest 164
Menut-Alophe Abb. S. 151
Meurent, Victorine 41, 64, 66; Abb. S. 65
Michelangelo 13, 116
Mitterand, Henri 36
Monet, Claude 40
Monnier, Henry 150
Moore, George 60, 167
Moreau, Gustave 87, 90, 92, 113ff., 132, 180; Abb. S. 91, 114, 116, 118
Moreau-Christophe, M. 147
Morisot, Berthe 119
Müller, Carl Theodor 90
Munch, Edvard 127, 159; Abb. S. 160
Musset, Alfred de 133

Napoleon III. 103, 113, 177
Neufville, E. de Abb. S. 154
Nietzsche, Friedrich 182

Offenbach, Jacques 45, 59, 167, 172, 183
Otway, Thomas 45
Ovid 88

Panofsky, Erwin 52
Paty, Madame du 172
Pauli, Gustav 8
Pellerin 7
Petersen 8
Pissarro, Camille 40
Poe, Edgar Allan 189
Poussin, Nicolas 95
Proudhon, Pierre Joseph 8, 38, 111,112, 117, 133
Proust, Antonin 27, 56

Raffael 27, 55, 66, 69, 138, 186; Abb. S. 67
Raimondi, Marcantonio Abb. S. 67
Reff, Theodore 42, 44
Regamey, Félix Elie Abb. S. 141
Rembrandt 12, 13, 14, 15, 51, 55; Abb. S. 51
Renoir, Pierre Auguste 40, 78, 130, 161, 164; Abb. S. 79, 164
Rimbaud, Arthur 135
Robida, Albert 7, 135, 144; Abb. S. 136
Rochegrosse, Georges Antoine 164, 180; Abb. S. 175
Rodin, Auguste 116, 162
Rops, Félicien 101, 108, 116, 166, 179; Abb. S. 101, 108
Rosenkranz, Karl 98, 99, 100
Roze, Leon Abb. S. 102
Rubens, Peter Paul 49, 95

Sainte-Beuve, Charles-Augustin 186
Saintin, Jules 133, 134
Saint-Simon (Claude Henry de Rouvroy) 112
Sandoz 183
Schadow, Johann Gottfried 57
Scheffler, Karl 8
Schneider, Hortense 173, 174
Schnitzler, Arthur 128
Schuster, Peter-Klaus 8
Scott, H. Abb. S. 139
Shakespeare, William 45, 87, 96
Shaw, George Bernard 182
Silvestre, Armand 164
Sisley, Alfred 40
Steinlen, Théophile-Alexandre 127; Abb. S. 128
Stendhal 44, 58, 68, 182, 189
Stevens, Alfred 90; Abb. S. 92
Stirner, Max 95

Tabarant, Adolphe 26, 30, 35, 36
Tassaert, Octave Abb. S. 145, 161
Thode, Henry 8
Tiepolo, Giovanni Battista 95
Tizian 13, 28, 42, 48ff., 66, 69, 138, 186; Abb. S. 48, 49, 52, 53
Toepffer, Rodolphe 138
Tolnay, Charles de 16

Toulouse-Lautrec, Henri 90, 105, 124, 125f., 129; Abb. S. 126; Ft. 7
Traviès, Charles J. 101, 145; Abb. S. 100
Tschudi, Hugo von 7

Ulbach, Louis 41

Valtesse de la Bigne, Louise 72, 167, 169, 173, 191; Abb. S. 168, 169
Velazquez, Diego Rodriguez 12, 16, 42, 60, 138
Venturi, Lionello 109
Veronese, Paolo 95

Wagner, Richard 14, 165, 182, 183
Waldmann, Emil 8
Warburg, Aby 9, 135
Watteau, Jean-Antoine 50

Zervos, Christian 25
Zola, Emile 12, 13ff., 25, 33, 34, 35ff., 56, 65, 68, 72, 84, 85, 89, 92, 100, 104, 106, 107, 108, 110, 111, 112, 117, 120, 121, 124, 127, 131, 137, 138, 140, 144, 150, 151, 153, 161, 165, 166, 167, 169, 172, 173, 174, 178, 179, 181ff., 187, 188, 189, 192; Abb. S. 71

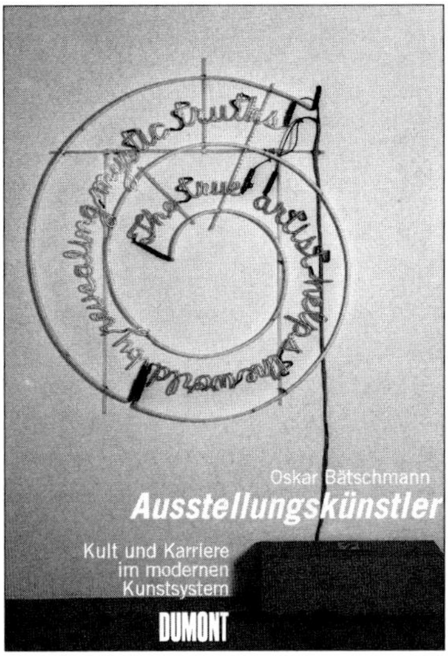

Oskar Bätschmann

AUSSTELLUNGSKÜNSTLER

Kult und Karriere im modernen Kunstsystem

336 Seiten mit 158 einfarbigen Abbildungen, Bibliografie, Register, kartoniert

Seit der zweiten Hälfte des 18. Jahrhunderts ist die öffentliche Präsentation in Ausstellungen das Forum für die Akzeptanz oder Verwerfung von Kunstwerken. Die bis dahin maßgeblichen Künstlertypen – Hofkünstler und Unternehmerkünstler – wurden abgelöst. Als neuer dominanter Typus entstand der Ausstellungskünstler: die Adressaten seiner Kunst sind das Publikum und die Kritik. Das brisante Zusammenspiel zwischen Kunstproduktion und Kunstrezeption verfolgt Oskar Bätschmann von seinen Anfängen bis in unsere aktuelle Gegenwart hinein.

»Oskar Bätschmann folgt mit seiner Darstellung den Entwicklungslinien des modernen Ausstellungswesens, wobei er den einzelnen Künstler und sein Verhältnis zu den Ritualen des Ausstellungswesens in den Mittelpunkt stellt.«

Die Welt

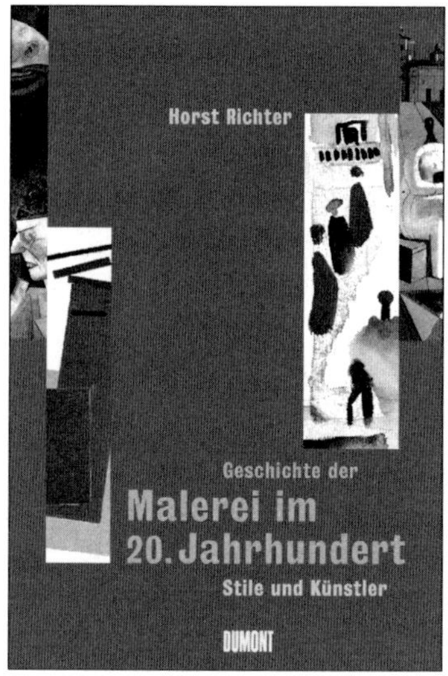

Horst Richter

GESCHICHTE DER MALEREI IM 20. JAHRHUNDERT

Stile und Künstler

330 Seiten mit 40 farbigen und 140 einfarbigen Abbildungen, Zeittafel, Bibliografie, kartoniert

Die Kunst des 20. Jahrhunderts ist geprägt durch eine Fülle ganz unterschiedlicher Bewegungen. Dieses Buch beschäftigt sich mit den wichtigsten Aspekten der Malerei des 20. Jahrhunderts in chronologischer Abfolge und bietet dabei klare Definitionen der bedeutendsten Strömungen.
Zahlreiche Bildbeispiele führen die oft sehr verschiedenen Erscheinungsformen der zeitgenössischen Malerei vor Augen. Besonders interessant ist dabei der internationale Blickwinkel des Autors, der auch die Entwicklung in den osteuropäischen Staaten in seine Betrachtung miteinbezieht.

»Es gelingt Richter (...), den Leser in sämtliche Richtungen, Bewegungen und Ismen dieses Jahrhunderts grundlegend einzuführen. Es ist ein idealer Band für all jene, die immer wieder feststellen, daß sie von der neuen Malerei nichts verstünden.«
Basler Nachrichten